LA CHIRURGIE

ET

LE PANSEMENT ANTISEPTIQUE

EN ALLEMAGNE ET EN ANGLETERRE

LETTRES ADRESSÉES A M. LE PROFESSEUR VAN DEN CORPUT

PAR

LE DR GASTON DU PRÉ

Ancien Interne des hôpitaux
et Médecin de la Société Française de Bienfaisance de Bruxelles
(sous le patronage de la Légation de France)
Membre effectif de la Société des sciences médicales et naturelles de Bruxelles
Membre correspondant de la Société de Médecine de Strasbourg, etc.

« *Res, non verba.* »

CLINIQUES DE BERLIN, STRASBOURG, BONN, LEIPZIG, HALLE
VIENNE, WURZBOURG, LONDRES ET ÉDIMBOURG

PARIS
V. ADRIEN DELAHAYE ET Cie, ÉDITEURS
PLACE DE L'ÉCOLE DE MÉDECINE
1879

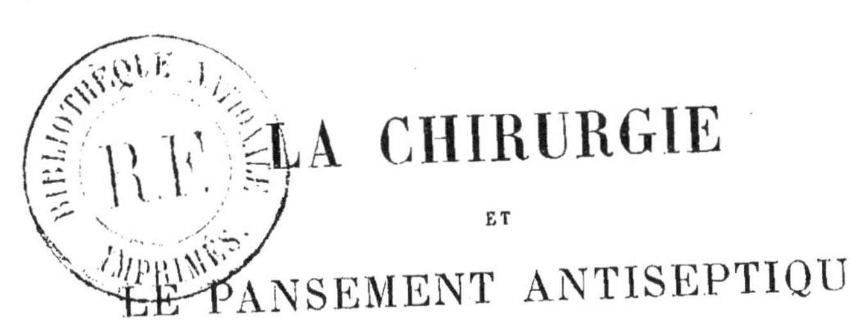

LA CHIRURGIE

ET

LE PANSEMENT ANTISEPTIQUE

EN ALLEMAGNE ET EN ANGLETERRE

PARIS. — IMPRIMERIE ÉMILE MARTINET, RUE MIGNON, 2.

LA CHIRURGIE

ET

LE PANSEMENT ANTISEPTIQUE

EN ALLEMAGNE ET EN ANGLETERRE

LETTRES ADRESSÉES A M. LE PROFESSEUR VAN DEN CORPUT

PAR

LE DR GASTON DU PRÉ

Ancien Interne des hôpitaux
et Médecin de la Société Française de Bienfaisance de Bruxelles
(sous le patronage de la Légation de France)
Membre effectif de la Société des sciences médicales et naturelles de Bruxelles
Membre correspondant de la Société de Médecine de Strasbourg, etc.

« *Res, non verba.* »

**CLINIQUES DE BERLIN, STRASBOURG, BONN, LEIPZIG, HALLE
VIENNE, WURZBOURG, LONDRES ET ÉDIMBOURG**

PARIS
V. ADRIEN DELAHAYE ET Cie, ÉDITEURS
PLACE DE L'ÉCOLE DE MÉDECINE
1879

PRÉFACE

Les lettres que nous avons l'honneur de présenter au public médical ont été adressées à l'un de nos maîtres préférés, M. le Professeur van den Corput, pendant un voyage de deux ans fait à l'étranger et particulièrement en Allemagne; nous avons été reçu partout, dans ce dernier pays, avec la plus grande cordialité; tout médecin français est sûr d'un accueil courtois et empressé de la part des professeurs allemands, et nous ne saurions trop engager nos jeunes confrères à nous imiter; ils auront ainsi sur la médecine en général et la façon dont elle est pratiquée à l'étranger des idées larges qu'ils ne peuvent acquérir en restant chez eux, et c'est surtout pour un jeune médecin que, comme nous l'écrivait M. van den Corput, le proverbe anglais *Voyager c'est s'instruire* reçoit son application la plus vraie et la plus vaste. Nos confrères allemands sont des travailleurs, et nous avons pour notre part beaucoup appris dans leur société; sans avoir en général l'habileté et l'élégance des chirurgiens français, ils obtiennent pourtant dans leurs opérations au moins d'aussi bons résultats, comme on en pourra juger; ceci ne prouve qu'une chose, à savoir que le succès final d'une opération dépend en minime partie de la manière dont elle a été faite, en très grande partie de la façon dont la plaie a été traitée ultérieurement. Nous ne voulons apprendre par là rien de nouveau, mais si notre modeste travail pouvait concourir à répandre en France le goût et la pratique du pansement antiseptique, nous estimerions avoir contribué, pour notre petite part, à rendre à nos confrères et à leurs malades un service signalé. Les résultats de la méthode antiseptique, dont nous avons été témoin en Allemagne et en Angleterre sont si éclatants, et la puissance de la méthode si évidente, qu'il est impossible de les voir d'un œil impartial sans être bientôt convaincu.

Nous présentons notre travail comme un recueil d'observations faites *de visu* dans un but essentiellement *pratique;* c'est une suite de rapports très détaillés sur la façon dont chacun des principaux chirurgiens de l'Allemagne et de l'Angleterre met le pansement antiseptique en œuvre, avec les résultats obtenus en général par chacun d'eux. Nous avons eu soin de noter tous les perfectionnements de détail que nous avons pu constater dans le traitement d'affections diverses, telles que le mal de Pott, les tumeurs blanches et les pieds bots, et dans les détails techniques de la pratique journalière de la chirurgie. Nous avons touché, accessoirement, à ce que l'on pourrait appeler la médecine physique, c'est-à-dire à des sujets qui, bien que ne dépendant pas directement de la chirurgie, s'appliquent à une catégorie d'affections ou d'organes que les progrès de notre science permettent de traiter par des moyens physiques ou mécaniques : tels sont la pneumothérapie, la laryngoscopie, le traitement des gastrites chroniques par les lavages, etc.; nous avons aussi insisté sur les beaux résultats que donne le traitement de la syphilis par les injections sous-cutanées, d'après les progrès récents que cette méthode a faits en Allemagne et particulièrement à Vienne.

Ces lettres ont été publiées une première fois dans le *Journal de médecine* de Bruxelles, elles ont eu les honneurs de la traduction et de la reproduction dans plusieurs journaux allemands et italiens, elles ont été favorablement accueillies par la presse française; c'est ce qui nous a engagé à les réunir et à les publier en un volume.

Ces simples lettres n'ont aucune prétention; nous avons cherché, lorsque nous les avons écrites, à nous borner à l'exposé des *faits* dont nous étions témoin, en évitant autant que possible les appréciations (qui ressortiront d'elles-mêmes de la lecture de ces faits); elles sont le résumé des notes que nous avons prises aux cliniques étrangères, et ont été adressées familièrement à un maître indulgent; nous sollicitons la même indulgence du public en général, et de nos jeunes confrères auxquels elles sont particulièrement adressées.

Dr G. Du Pré.

Janvier 1879.

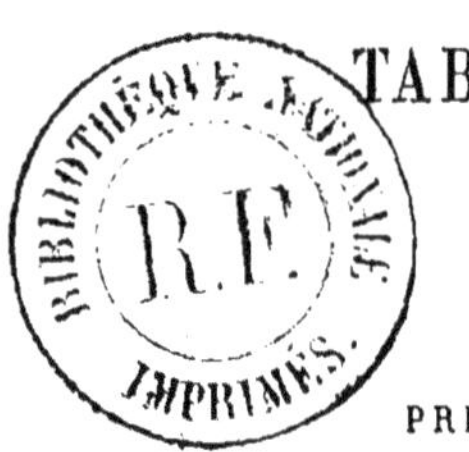

TABLE DES MATIÈRES

PREMIÈRE LETTRE. — BERLIN.

DEUXIÈME LETTRE. — BERLIN.

TROISIÈME LETTRE. — STRASBOURG.

CLINIQUES DES PROFESSEURS BŒCKEL ET LUCKE.

QUATRIÈME LETTRE. — BONN.

CINQUIÈME LETTRE. — LEIPZIG-HALLE.

SIXIÈME LETTRE. — VIENNE.

SEPTIÈME LETTRE. — WURZBOURG.

HUITIÈME LETTRE. — LONDRES.

NEUVIÈME LETTRE. — ÉDIMBOURG.

CLINIQUE DU PROFESSEUR LISTER.

FIN DE LA TABLE DES MATIÈRES.

PARIS. — IMPRIMERIE ÉMILE MARTINET, RUE MIGNON, 2.

LA CHIRURGIE

ET

LE PANSEMENT ANTISEPTIQUE

PREMIÈRE LETTRE

Berlin.

Permettez-moi de vous envoyer ces quelques notes prises aux cliniques de Berlin que je fréquente en ce moment; elle n'ont, en aucune façon, la prétention d'apprendre quelque chose de nouveau; elles n'ont pour but que de signaler quelques particularités qui m'ont paru intéressantes ou avantageuses, et de constater les soins minutieux et l'habileté que nos voisins apportent dans tout ce qui regarde la pratique de la chirurgie.

La salle où M. le professeur von Langenbeck donne ses leçons cliniques de médecine opératoire, est située dans un hôpital particulier (*Kœnigl. chirurgisches Polcylinicum*). — Un grand nombre de médecins, jeunes ou vieux, nationaux ou étrangers, viennent assister à ces leçons et profiter des avantages d'une clinique où se font journellement une dizaine d'opérations, grandes ou petites, pratiquées par un des maîtres de l'art.

Les pansements en général attirent tout d'abord l'attention : les instruments, au lieu d'être disposés à nu sur une table, trempent tous dans un baquet plein d'une solution d'acide phénique (*Carbolsœure*); on ne les en retire que un à un, au moment du besoin; l'eau phéniquée (2 1/2 à 5 p. 100) est aussi employée en irrigations, avant et après l'opération; enfin, pour compléter la façon de procéder de Lister, nous voyons quelquefois employer les pulvérisations d'eau phéniquée pendant l'opération elle-même, à l'aide du pulvérisateur de Richardson; toutefois, ces pulvérisations sont rarement mises en usage, l'acide phénique employé de cette manière, offrant le grand désavantage de durcir l'épiderme et de rendre ainsi les doigts de l'opérateur presque insensibles; nous avons souvent entendu le professeur se plaindre de ce désagrément; l'emploi de l'acide phénique présente deux autres inconvénients notables : cet agent détermine souvent au bout de quelques jours la production d'un érythème assez étendu tout autour de la plaie, avec desquamation épidermique; enfin, chez les enfants, l'acide phénique appliqué sur une plaie détermine très rapidement, comme on sait, des phénomènes d'intoxication générale, intoxication qui est immédiatement décelée par la couleur noirâtre des urines. — C'est en raison de ces inconvénients que l'acide phénique est très souvent remplacé dans les pansements par un autre antiseptique puissant, l'acide salicylique; ce pansement se pratique, comme le précédent, à l'aide d'une solution d'acide salicylique (*salicylsæure*, 30 centigr. pour 100 gr. d'eau), et d'*ouate salicylique* directement appliquée sur la plaie. Cette ouate (*Salicylsæure-watte*, 10 °/₀ *roth gefærbet. — Max Arnold in Chemnitz*) est d'une couleur d'un rouge violet, et dégage une odeur piquante qui attaque très vivement la muqueuse du nez et des bronches. — Le seul désavantage de la solution salicylique est de donner, au contact du sang, un dépôt assez abondant, noirâtre, qui salit la plaie mais qui heureusement n'y adhère pas.

Les ligatures d'artères se font au moyen de fils de matière animale trempés dans l'acide phénique pur (*Prof. Lister's Catgut*), quel que soit d'ailleurs le pansement employé; ces fils sont toujours coupés à ras du nœud, et la ligature laissée dans la plaie. Enfin, les points de suture à la peau se font exclusivement au moyen de fils de soie trempés aussi dans une solution phéniquée.

Les bandes sont en toile transparente ou en laine. Quand il s'agit de placer un appareil inamovible, c'est toujours le bandage plâtré qu'on emploie. Celui-ci s'applique d'une façon particulière : les bandes, légèrement plâtrées, sont, comme toutes celles qu'on emploie ici, en toile très fine; après avoir roulé une de ces bandes autour du membre, on gâche par-dessus du plâtre en pâte molle, et, à l'aide des mains, on couvre tout le membre d'une couche épaisse de plâtre; sur cette première couche on roule une seconde bande sur laquelle on gâche du plâtre de nouveau. On peut répéter une troisième fois ces applications successives; cette manière de faire est rapide, facile; les bandes fines s'imprégnant complètement de plâtre, le bandage est d'une très grande solidité.

Jamais on n'omet d'appliquer l'appareil d'Esmarch quand il s'agit d'opérer sur un membre; on connaît les services que rend cet appareil; entre autres, celui de rendre la plaie complètement exsangue est particulièrement précieux pour les résections. L'appareil qu'on emploie ici diffère un peu de celui que l'on voit chez nous; le tube cylindrique de caoutchouc, qui reste à demeure pendant l'opération, est remplacé par une large bande élastique, analogue à celle qui n'est employée que temporairement; on la fixe au moyen d'un petit constricteur formé de deux branches de laiton articulées; la première de ces branches se place sous les deux ou trois derniers tours de bande, et la seconde, directement sur l'extrémité de la bande; les deux branches sont alors serrées l'une contre l'autre à l'aide d'une vis. L'avantage de cette substitution est facile à saisir : la compression définitive se faisant sur une plus large étendue, les dangers de contusion que pourrait produire une constriction trop énergique, sont complètement écartés. Quand il s'agit d'un enfant, la bande élastique qui constitue l'appareil est beaucoup plus étroite.

Pour éponger, et afin d'éviter que leurs mains ne viennent cacher au chirurgien le champ de l'opération, les aides se servent d'instruments analogues au porte-aiguille de Roux; de petites éponges sont à l'avance fixées à l'extrémité de ce *porte-éponge;* l'emploi de cet instrument est tout à l'avantage des aides et du chirurgien lui-même.

Le chloroforme est employé dans tous les cas, pour faire les opérations les plus simples, comme une simple incision, ou même pour faire un pansement douloureux, comme celui d'une résection de l'articulation du coude. Nous l'avons vu employer chez des enfants de huit jours, pour faire la ténotomie du tendon d'Achille, et chez des vieillards chez lesquels on pouvait légitimement soupçonner une lésion cardiaque; hâtons-nous d'ajouter que nous n'avons jamais vu son administration être suivie du moindre accident; il y a plus : on prétend, grâce à son emploi chez les plus petits enfants, éviter toute réaction générale, même dans les cas de traumatisme relativement étendu; nous reviendrons plus tard sur ce point. On ne manque jamais de se servir du chloroforme dans les opérations de la face, telles que becs-de-lièvre, autoplastie des lèvres, ou résection du maxillaire inférieur. Enfin, l'on ne s'occupe pas, en général, du pouls, et le seul critérium de l'insensibilité absolue est l'insensibilité de la conjonctive; on cesse d'administrer le chloroforme quand le doigt, mis en contact avec le globe de l'œil, n'excite plus de contraction palpébrale. Cette constatation est d'un emploi commode et sûr.

Après avoir dit ce qu'on emploie, disons ce qu'on n'emploie pas : on ne voit guère appliquer de pansement simple, et, chose à noter, la charpie est pour ainsi dire exclue des pansements; on la remplace presque toujours par de l'ouate simple ou salicylique; dans deux cas, nous avons vu employer un peu de charpie *phéniquée*. On n'applique jamais de bandage amidonné. Les attelles sont beaucoup moins employées que chez nous; elles sont le plus souvent remplacées par le bandage plâtré; celles qu'on emploie sont en carton, en gutta-percha préalablement ramolli dans l'eau chaude, ou en lattes de bois très mince (*Schüster-span*), ou bien elles sont en bois blanc épais, taillé en forme de gouttière, avec des trous creusés aux endroits où doit se présenter une saillie osseuse du membre.

Enfin, on se sert quelquefois, pour fortifier un bandage plâtré, de quelques compresses coupées à la longueur du bandage et enduites de plâtre; on moule l'espèce de coque ainsi obtenue sur le membre; cet appareil porte le non de *Gyps-longuette*.

Permettez-moi, Monsieur, après ces quelques généralités sur la manière de procéder de nos voisins, d'entrer dans le détail de quelques opérations qui m'ont paru particulièrement intéressantes, soit par leur rareté, soit par la manière dont elles ont été faites.

Les *résections* sont les opérations sur lesquelles j'insisterai le plus. Il ne se passe guère de jour que nous n'en voyions faire quelqu'une à la clinique de la *Ziegel strasse*. M. le professeur von Langenbeck en fait quasi une spécialité, au moins à sa clinique, et les magnifiques résultats qu'il obtient sont bien de nature à nous engager à le suivre dans cette voie.

Parlons d'abord d'un instrument dont on se sert ici dans tous les cas de résection, et qui facilite singulièrement la besogne; je ne le vois pas indiqué dans Guérin, ni dans le grand traité de Follin, ni dans Fort; s'il est préconisé dans d'autres traités, ce que je vais en dire ne sera qu'une répétition. Cet instrument, appelé ici *Elevatorium*, consiste en une simple lame d'acier, droite ou un peu courbée sur le plat, à bords arrondis, et terminée par une pointe mousse; on s'en sert comme d'un levier en l'introduisant entre l'os et les tissus qui l'entourent, entre l'os et le périoste quand celui-ci peut être décollé; de cette façon, quand ces tissus ne se détachent pas déjà d'eux-mêmes sans l'intervention du bistouri, ils sont tendus de manière à faciliter beaucoup l'action de celui-ci. L'élévatorium offre pourtant un inconvénient, c'est celui de pénétrer dans les os et de les écraser quand la carie les a réduits à l'état de coque; cependant, cet inconvénient peut être évité, et se trouve d'ailleurs être bien faible comparativement aux services que rend l'instrument.

Nous n'avons vu, dans aucun cas, employer la sonde de Blandin, ni la scie à chaîne. Un petit instrument particulier, commode et pratique, sert à gratter, à ruginer les os malades; c'est une cuiller en acier (*Scharfe löffel*), à bords tranchants, et fixée dans un manche de bois; il y en a de plusieurs dimensions, mais la plupart sont très petites.

Voilà pour les instruments; voyons les méthodes.

Le procédé que nous voyons employer pour la résection du coude est celui de Park, contrairement à l'opinion de Follin, qui conseille celui de Roux; Guérin conseille aussi ce dernier procédé; cependant, cet auteur avoue que le procédé de Park est, de tous, celui qui ouvre le moins de vaisseaux; cet avantage est déjà considérable quand il s'agit de malades scrofuleux ou profondément anémiés, comme cela se présente souvent dans les cas de tumeurs blanches fistuleuses; mais il y a un autre avantage non moins grand, c'est celui de n'exiger qu'une seule incision droite; cette incision se trouve à la partie la plus déclive quand le membre est en place ; ainsi le traumatisme est moins grand, et l'écoulement du pus est beaucoup plus facile que dans le procédé à deux incisions latérales. Quoi qu'il en soit, le procédé de Park est le seul que nous ayons vu mettre en usage ici; dans plus d'un cas, l'hémorrhagie, après l'enlèvement de l'appareil d'Esmarch, a été exclusivement capillaire; il n'y a pas eu un seul vaisseau à lier, et cependant la tuméfaction des extrémités articulaires de l'humérus et du cubitus avait exigé une incision longue de quinze à vingt centimètres environ. Le professeur nous a fait remarquer à ce sujet que l'hémorrhagie capillaire est ordinairement plus abondante après l'application de l'appareil d'Esmarch que lorsqu'on ne s'est pas servi de cet instrument.

« Si l'on pouvait obtenir l'arrêt complet et immédiat de l'hémorrhagie capillaire, nous disait M. von Langenbeck dans une de ses intéressantes et pratiques leçons, il est probable que les plaies de résection guériraient pour la plupart par première intention; j'ai obtenu une seule fois la réunion par première intention dans une résection du coude chez un jeune garçon; j'avais appliqué un pansement par occlusion ; mais le sang qui continue ordinairement à s'écouler des tissus goutte à goutte, pendant les premiers jours, empêche l'agglutination des deux faces de la plaie; j'ai tenté plusieurs fois, depuis ma première expérience, d'obtenir la première intention, mais en vain. »

L'élévatorium rend de grands services; après la première incision on peut dire que c'est lui qui fait presque tout l'ouvrage ; la dénudation des os se fait d'une manière complète à l'aide de cet instrument, sans autres incisions que celles qui sont nécessitées par les attaches tendineuses des muscles aux os ; encore ces attaches sont-elles quelquefois si peu résistantes dans les cas de tumeur blanche, qu'elles cèdent souvent à la seule pression du levier dont nous parlons. — Les os mis à nu, le professeur désarticule toujours avant de scier ; c'est le conseil donné par Follin. — Quand vient le moment d'enlever les os malades, on sait combien la petite scie de M. von Langenbeck est précieuse; elle s'introduit entre les surfaces articulaires, et coupe les os là où l'emploi de la grande scie ordinaire serait impossible.

Le conseil donné par Ollier de respecter la capsule fibreuse de l'articulation doit, pensons-nous, rencontrer bien peu d'applications dans la pratique; il serait inapplicable dans l'immense majorité des cas de tumeur blanche où la capsule articulaire participe largement à l'altération : nous voyons constamment M. von Langenbeck l'enlever avec beaucoup de soin et à grands coups de ciseaux; dans les cas d'ankylose vicieuse, d'autre part, la capsule est devenue adhérente aux os, il est impossible de la conserver. — Le conseil d'Ollier doit donc être réservé pour les cas extrêmement rares où l'altération, lors de la résection, n'a encore atteint que les os, et où cette altération même des os n'est pas très étendue.

Les os malades une fois enlevés, la suite de l'opération et le pansement sont les mêmes pour toutes les résections : lavage de la plaie à l'aide de la solution désinfectante, réunion complète des deux bords de la plaie par des points de suture *très rapprochés*, avec application d'un tube à drainage de Chassaignac au point le plus déclive, — application d'ouate simple ou salicylique, ou de compresses d'eau phéniquée, — bonne position donnée au membre, et bandage plâtré, dans lequel on découpe une fenêtre de la dimension de la plaie.

Une fois le bandage en place, le professeur invite le malade à remuer les doigts, ce qu'il fait ordinairement sans la moindre difficulté, mais d'une manière très lente; cette lenteur de mouvement doit être attribuée, non à la difficulté ou à la douleur qu'éprouverait le malade, mais bien au sommeil chloroformique dont il sort. — Le bandage *et le pansement lui-même*, restent en place le plus longtemps possible, dix jours, douze jours, à moins qu'il n'y ait indication formelle de l'enlever.

Les lésions qui nécessitent la résection du coude sont la plupart du temps des tumeurs blanches; nous avons vu en outre deux cas d'ostéosarcome de l'extrémité inférieure de l'humérus, un cas de tumeur carcinomateuse du cubitus, et deux cas d'ankylose complète, maintenant l'avant-bras dans l'extension, et survenue à la suite d'une luxation compliquée de fracture.

Ces cas d'ankyloses compliquées de luxations et de fractures vicieusement consolidées sont difficiles à opérer, et cela parce que, avant l'opération, la déformation est telle que les points de repère, pour la première et unique incision, sont perdus; et pendant l'opération, parce que les saillies osseuses anormales que l'on rencontre empêchent de trouver facilement *le joint*, pour nous servir d'une expression populaire. — Dans un des cas dont nous parlons (il s'agit d'un enfant), l'avant-bras avait subi un quart de rotation sur le bras, de telle façon que la face antérieure de l'avant-bras regardait du même côté que la face externe du bras; d'autre part l'articulation présentait une foule de saillies et de dépressions, dans lesquelles il était impossible de se reconnaître, et dont on n'eut l'explication que lorsque les os furent dénudés : le cubitus était luxé de manière à se trouver en rapport avec le bord interne de l'humérus, l'olécrâne était venu se mettre à la place de l'épitrochlée; et celle-ci, fracturée et rejetée en avant, s'était à peu près consolidée dans cette position, produisant ainsi une nouvelle saillie sur la face antérieure du bras. — On conçoit combien des lésions aussi multiples sont difficiles à diagnostiquer avant l'opération, et combien, dès lors, elles sont un obstacle à ce que l'opérateur se reconnaisse facilement.

Pour faire la résection de l'*articulation tibio-tarsienne*, c'est-à-dire des deux malléoles et de l'astragale, le professeur a recours à deux incisions longitudinales, l'une externe, l'autre interne; mais il faut, dit-il, commencer par reséquer la malléole externe, et il insiste sur ce point, la résection de la malléole interne étant alors beaucoup plus facile, parce qu'on peut la faire saillir en luxant l'articulation ; l'externe est beaucoup plus mince, et n'exige pas ce moyen.

Comme bandage, une attelle unique postérieure dessinant la forme du talon.

Au contraire, la résection de l'*articulation radio-carpienne* ne nécessite, pour M. von Langenbeck, qu'une seule incison longitudinale, qu'il pratique sur la face dorsale de l'articulation, un peu vers le côté radial, et d'une longueur en rapport avec la tuméfaction des os. Le professeur, tout en faisant écarter les tendons extenseurs par des aides, fait saillir l'une après l'autre, et par cette seule incision, les extrémités articulaires du radius et du cubitus; l'enlèvement des os malades du carpe est alors facile. — Le pansement est analogue à celui qui a été indiqué plus haut.

Ce procédé, certainement plus difficile que celui qui consiste en deux incisions latérales, n'est indiqué dans aucun des auteurs que j'ai déjà cités ; comparé aux procédés décrits dans ces auteurs et qui consistent en deux incisions latérales compliquées ou non d'autres incisions transversales, le procédé dont nous parlons offre les mêmes avantages que le procédé de Park pour la désarticulation du coude : traumatisme beaucoup moins étendu, plus facile écoulement du pus quand le membre est en place et pas de lésion de vaisseau ni de nerf importants.

Une question se pose à propos de cette articulation : Quand une dégénérescence quelconque a atteint le cubitus ou le radius à leur extrémité inférieure, ou ces deux os à la fois, sans s'être propagée aux os du carpe, faut-il, lors de la résection de l'os malade, laisser les os du carpe en place? — M. von Langenbeck se prononce pour la négative; il est d'avis qu'il faut enlever les os du carpe, au moins ceux de la première rangée, quand même ils seraient parfaitement sains; sans cette précaution, l'inflammation suppurative, qui se propage rapidement dans les articulations de ces os, détermine des phénomènes généraux graves, que l'on n'évite qu'en enlevant l'articulation tout entière. — Nous avons eu une preuve de ce fait :

Une femme qui avait subi la résection de l'extrémité inférieure du cubitus, seule atteinte de tumeur carcinomateuse, présenta tout à coup, le cinquième jour de l'opération, des phénomènes graves, qui firent croire à l'existence d'un commencement de pyoémie; un frisson intense s'était déclaré, à la suite duquel la température s'était élevée subitement à quarante degrés; les traits étaient affaissés, d'un jaune terreux, les yeux éteints, la stupeur assez marquée.

Le professeur fut d'avis que ces phénomènes étaient dus, non à l'intoxication pyoémique, mais à l'inflammation suppurative qui s'était emparée de toutes les articulations des os du carpe entre eux; en conséquence, il pratiqua la résection de ces os, opération qui n'aurait fait, d'après son propre aveu, qu'aggraver l'état de la malade dans le cas de pyoémie.

Son appréciation se trouva justifiée par le mieux subit qui se montra; le frisson ne reparut plus, les phénomènes graves disparurent, et la malade est en ce moment même en pleine voie de guérison.

Cette opinion de M. von Langenbeck est confirmée par les recherches de Folet et par les observations de Painetvin, qui prouvent que, lorsqu'une articulation a été ouverte, il y a tout profit à enlever toutes les parties qui la composent; il semblerait donc résulter de tous ces faits qu'une résection partielle est, en général, une mauvaise opération.

Il est intéressant de comparer les opinions des différents auteurs au sujet de la résection du poignet. Tandis que Guérin est d'avis que « une pareille résection est de celles qu'un chirurgien prudent ne pratique guère, » les statistiques de Folet (*Thèse inaugurale*, Paris 1867) ne mentionnent que neuf morts sur cinquante-deux cas de résection du poignet, soit quatorze pour cent; tandis que les statistiques concernant l'*amputation* donnent vingt-neuf pour cent de mortalité (voyez Follin, tome III, p. 96.).

Ces chiffres, si favorables à la résection, n'ont pas besoin de commentaires.

Quand il s'agit de la résection du scapulum en totalité, le professeur déroge à la règle dont nous parlions tout à l'heure; c'est-à-dire qu'il laisse la tête de l'humérus intacte, à condition toutefois que le processus morbide soit exactement limité à l'omoplate; nous l'avons vu procéder ainsi dans une résection de l'omoplate, nécessitée par une tumeur carcinomateuse ulcérée, qui avait envahi le centre de l'os; après la désarticulation, la tête humérale fut laissée en place; on y trouve cet avantage notable que cette tête roule facilement sous la cicatrice, grâce à une bourse muqueuse qui se développe autour d'elle, ce qui donne au bras une plus grande latitude de mouvement.

Les phénomènes que présente un malade qui a subi une résection d'articulation sont très inconstants; en effet, ils varient avec la constitution du sujet, avec la nature de l'affection dont l'articulation était atteinte, avec le genre d'articulation enlevée, avec l'état diathésique ou non diathésique de l'opéré, et même peut-être avec la quantité de sang qu'il a perdue pendant l'opération. C'est ainsi que nous avons vu un homme ayant subi la résection du coude droit, qui était atteint de tumeur blanche fistuleuse, présenter un état fébrile très marqué pendant les trois premiers jours qui ont suivi l'opération, puis se remettre à manger et ne plus présenter de fièvre à partir de ce moment jusqu'à la guérison définitive. Chez d'autres, au contraire, la fièvre, après quelques oscillations, suit un type rémittent avec légère exacerbation le soir, et cela pendant presque toute la durée de la suppuration. Chez d'autres, enfin, la fièvre ne se montre pas ; le sujet atteint la guérison sans avoir présenté un seul moment la moindre élévation de température.

La terminaison est très ordinairement favorable. Quant aux résultats, c'est, avec une régénération osseuse plus ou moins complète, une ankylose qui est suivie d'une immobilité absolue, ou bien qui permet encore certains mouvements limités dans la nouvelle articulation qui s'est formée ; nous avons vu un cas de résection du coude où les mouvements de flexion et d'extension de l'avant-bras sur le bras étaient à très peu près aussi étendus qu'ils le sont normalement ; seule la rotation de l'avant-bras était impossible.

Le principal résultat, est-il besoin de le dire, c'est d'avoir tari une suppuration qui épuisait le sujet, de l'avoir rendu à la santé, et de lui avoir en même temps conservé la totalité d'un membre qui lui rend, après un peu d'exercice, presque autant de services que si le membre avait toujours été sain. La rapidité avec laquelle des individus atteints de tumeur blanche reviennent, après la résection, à une santé florissante, tient quelquefois du prodige. Nous en avons vu ici dont l'état d'émaciation nous aurait fait hésiter, nous l'avouons, à entreprendre l'opération, et qui, deux mois après, n'étaient pas reconnaissables.

Certes, dans cet art si difficile et si attrayant de la chirurgie, chaque détail a son importance, et ce n'est pas le tout que d'avoir opéré avec habileté ; en effet, nous pensons que le succès final dépend de la stricte observation d'une foule de préceptes hygiéniques qu'il s'agit de ne pas enfreindre, et de soins qu'il ne faut pas négliger. A quoi attribuer les beaux résultats de résections qu'on nous montre ici ? Une part très belle étant faite à l'habileté du chirurgien, nous croyons qu'une part non moins importante de ces succès doit être attribuée, d'abord à l'usage constant et soigneux d'un antiseptique pendant l'opération (acide phénique, acide salicylique ou autre), puis aux soins exquis de propreté mis en usage dans les pansements, à l'*occlusion parfaite* de la plaie immédiatement après l'opération et dans l'intervalle des pansements, enfin, à la bonne hygiène générale du malade.

On fera peut-être à ces notes le reproche de ne pas contenir quelques observations suivies jour par jour d'opérations de résections ; mais outre que ce travail m'eût entraîné trop loin, il n'aurait rien prouvé au point de vue des conséquences ordinaires des résections en général ; et de ce côté aussi il m'eût été bien difficile, dans ma position de simple visiteur, d'établir une sorte de statistique qui, pour avoir quelque valeur, aurait dû rigoureusement comprendre tous les cas opérés depuis cinq mois, et détailler avec soin les affections qui avaient nécessité l'opération, l'âge, l'état de l'opéré au moment de la résection, et la marche suivie par le processus inflammatoire pendant toute la durée de la guérison.

M. le professeur von Langenbeck opère les becs-de-lièvre à tout âge, même chez les enfants âgés de trois jours; bien plus, contrairement à l'opinion de Follin, le professeur est d'avis de pratiquer l'opération aussitôt après la naissance, que la division soit simple ou double, à condition que l'enfant ne soit pas trop chétif ; en effet, le nouveau-né peut être exclusivement alimenté avec un peu d'eau sucrée pendant trois jours; au bout de ce temps la plaie est guérie, et l'enfant est apte aussitôt à prendre le sein. Aussi Fort se trompe-t-il certainement quand il dit que, « avant six mois, les tissus sont trop mous, et ne résistent pas à la suture ; » les faits dont nous sommes témoin tous les jours démentent absolument cette assertion.

Le chloroforme est employé *dans tous les cas*, et cet agent n'offre pas chez les enfants les inconvénients qu'il présente quelquefois chez les adultes ; c'est ainsi qu'au bout de trois à quatre inspirations souvent, l'enfant est complètement insensible, sans avoir passé par la période dite d'excitation, et ensuite les vomissements se montrent très rarement chez lui.

Nous devons cependant à la vérité de dire que, si les enfants de trois à six mois ou plus s'endorment en général très facilement, ceux qui sont âgés de deux à quelques jours sont quelquefois très difficiles à endormir, et qu'ils se réveillent presque aussitôt qu'on a retiré l'appareil à chloroformer. Ce fait, pour le dire en passant, plaide singulièrement en faveur de l'administration du chloroforme aux plus petits enfants; ces petits êtres étant très rebelles à l'action de cet agent, il n'y a pas d'accident à craindre ; et outre l'avantage qu'il y a à leur épargner la douleur, l'immobilité absolue dans laquelle ils sont plongés, donne à la main du chirurgien une sûreté précieuse dans la délicate opération dont nous parlons ; on sait, en effet, combien les mouvements des enfants sont gênants et difficiles à maîtriser.

Le professeur n'emploie, pour opérer, aucun des appareils plus ou moins compliqués indiqués par les auteurs ; il a pour tout outillage un bistouri à lame très étroite, une pince ordinaire et deux pinces à pression qu'il applique des deux côtés de la solution de continuité qu'il s'agit de faire disparaître, dans le but de comprimer les artères.

Quant aux procédés employés, ils sont au nombre de deux : nous voyons le plus souvent le professeur appliquer le procédé dont il est l'auteur, et qui est décrit dans tous les traités de médecine opératoire ; il consiste, comme on sait, à aviver les deux bords en sens inverse, de manière à faire pénétrer la saillie taillée sur l'un dans l'encochure produite sur l'autre. Le second procédé consiste à opérer l'avivement par des incisions légèrement concaves, ce qui fait tout naturellement saillir en bas les extrémités inférieures des lèvres de la division. Ces deux procédés ont pour but, comme on sait, d'éviter l'échancrure du bord libre de la lèvre, échancrure qui se produit inévitablement par le procédé ordinaire; et de tous les résultats que nous avons vus ici, à peine un ou deux présentaient-ils cette échancrure.

Dans deux cas nous avons vu le professeur appliquer une modification qui consiste à laisser le lambeau adhérent au bord muqueux de la lèvre, et cela des deux côtés; et à ne les couper qu'après avoir réuni le haut par quelques points de suture. La suture se fait à points séparés, avec des fils de soie, jamais avec des fils métalliques. Comme appareil tendant à rapprocher les deux joues, on emploie des petites bandes de toile transparente fixées avec du collodion.

Aussitôt l'opération terminée, on a soin de prescrire un peu de manne, et si l'enfant est agité, un calmant tel que du sirop diacode.

Dans un cas où la tension de la joue opérée par les fils était telle que ceux-ci menaçaient de traverser les lambeaux, le professeur pratiqua, près du sillon qui sépare la lèvre de la joue, un débridement assez large, par une incision qui comprenait toute l'épaisseur de la peau de la joue, sans aller au delà. La conséquence fut, il est vraie, une légère cicatrice : mais la réunion des deux lambeaux de la lèvre, qui aurait été inutilement tentée sans cette précaution, fut parfaite.

J'éprouve le grand regret de ne pouvoir parler avec quelque détail des opérations d'anaplastie que nous avons vu faire depuis cinq mois, car c'est ici que toute l'habileté, toute la sagacité du chirurgien sont mises en jeu ; mais ces opérations ne se prêtent pas à une description générale, chaque cas exigeant une manière différente de procéder. Il eût, dès lors, été intéressant de décrire chacun des cas que nous avons sous les yeux; mais cela ne me serait guère possible sans me servir des dessins assez exacts que j'ai pris de chaque cas en particulier, ce qui m'est interdit. Force m'est donc bien de me borner à vous dire que nous avons vu exécuter un nombre assez considérable d'anaplasties du nez, soit en totalité, soit pour une partie de l'organe seulement, la peau étant prise tantôt au front, tantôt à la joue, sans que dans ce second cas il s'en suive un ectropion de la paupière correspondante, comme il semblerait qu'on dût s'y attendre. Quand la peau est empruntée au front, le lambeau étant enlevé, certains auteurs prétendent qu'il est toujours possible de cacher complètement la plaie faite au front par quelques points de suture. Le professeur n'est pas de cet avis : « Ce doit être, nous disait-il, un LAPSUS CALAMI des auteurs; pour moi, je n'ai jamais réussi, de quelque forme que fût le lambeau pris au front et quelque nombreux que fussent mes points de suture, à empêcher la formation d'un espace dégarni de peau et qui doit nécessairement être comblé par du tissu cicatriciel. »

Un nombre plus considérable d'anaplasties de la lèvre supérieure ou de l'inférieure ont été exécutées devant nous, nécessitées ordinairement par un lupus ou un épithelioma, ces deux affections étant, pour le dire en passant, toujours traitées par l'excision.

Lorsqu'il s'agit d'une anaplastie de la lèvre inférieure, le professeur emprunte, toutes les fois que cela est possible, la peau au menton et non aux joues ; la peau du menton est plus ferme, plus épaisse, elle est plus riche en vaisseaux sanguins et en même temps ces vaisseaux sont d'un plus petit calibre qu'à la joue où on risque de léser l'artère faciale; la cicatrice est beaucoup moins visible ; enfin, la peau du menton acquiert plus facilement et plus complètement l'apparence d'une lèvre ; nous avons vu des résultats comparatifs qui ne laissent aucun doute sur ce point.

D'une manière générale, c'est la méthode indienne qui est mise en usage, la méthode française étant d'ailleurs appliquée toutes les fois qu'elle est praticable, c'est-à-dire quand la perte de substance n'est pas trop prononcée; mais ces cas-là ont été rares jusqu'ici.

Le professeur n'emploie aucun désinfectant dans ses opérations d'anaplastie — les ligatures des artérioles sont toujours coupées à ras du nœud et laissées dans la plaie — les sutures faites à la peau sont à points séparés et très nombreuses; le deuxième ou le troisième jour, le professeur enlève un point de suture sur deux; il se fait une petite hémorrhagie pour chaque point enlevé, phénomène regardé comme très favorable au dégorgement du lambeau et à son adhérence aux tissus voisins.

Quelques lignes seulement sur divers points intéressants, et j'aurai fini.

Le bandage de fracture que nous voyons employer ici se compose de deux attelles de carton que l'on mouille avant de les appliquer sur le membre fracturé, et de bandes de toile — autrement dit, c'est le bandage de Seutin sans amidon. On prétend que l'appareil ainsi simplifié est beaucoup plus vite sec que le bandage tel qu'il a été préconisé par l'illustre chirurgien; on y perd, croyons-nous, tous les avantages qui constituent l'amovo-inamovibilité, et qui consistent, principalement, à pouvoir desserrer ou même enlever le bandage sans le détruire.

Les tumeurs érectiles, télangiectasies ou angionomes, comme on voudra les appeler, sont traités uniquement par la cautérisation à l'aide de l'acide azotique monohydraté fumant, à vapeurs nitreuses. Voilà un mode de traitement attribué à Lawrence, que Follin ne fait qu'indiquer en passant, et qui pourtant donne toujours d'excellents résultats. Grâce au chloroforme, la douleur est nulle pendant l'opération; le professeur nous faisait remarquer combien elle est peu intense les jours suivants; en effet, les enfants, d'après le dire de ceux qui les soignent, ne se plaignent pas ; dans un cas où la tumeur occupait toute la lèvre inférieure, l'enfant a continué à prendre le sein, malgré une cautérisation énergiquement pratiquée. L'eschare tombe au bout de huit jours environ, et il est rare qu'on doive répéter la cautérisation une seconde fois ; on obtient, en général, une plaie simple qui se cicatrise rapidement ; cette plaie donne quelquefois naissance à des bourgeons exubérants que l'on réprime facilement par le nitrate d'argent.

Quant à la réaction qui semblerait devoir suivre, chez de tout petits enfants, une cautérisation toujours énergique et quelquefois très étendue, elle est nulle, ce qui est attribué ici, au moins en partie, à l'emploi du chloroforme.

Nous avons été témoin de l'extirpation d'un kyste dermoïde logé au-dessus du sourcil d'une femme d'une quarantaine d'années environ. On sait combien ces singulières productions, qui renferment quelquefois des dents et des os, sont rares, et combien leur origine est obscure. La localisation au-dessus du sourcil est relativement assez fréquente, d'après Follin ; dans le cas que nous citons, le kyste adhérait très intimement au tissu cellulaire voisin, ce qui rendit son extirpation assez difficile ; de plus, il avait déjà commencé à se creuser une loge aux dépens du frontal ; il contenait de la matière grasse et une assez grande quantité de poils.

Une petite opération dans laquelle la « Scharfe-löffel » rend d'excellents services, est l'énucléation des enchondromes des doigts. L'emploi de cet instrument permet de ne faire qu'une petite incision à travers laquelle la petite cuiller tranchante est introduite sous la peau et retirée pleine de la matière cartilagineuse qu'il s'agit d'enlever. L'emploi de ce petit instrument est très facile et permet de restreindre singulièrement le traumatisme infligé aux doigts malades. Il est inutile de dire que ces avantages ne sont assurés que dans les cas où le pseudoplasme n'est pas entouré d'une coque osseuse.

Quelques mots, pour finir, sur la clinique des maladies syphilitiques et cutanées. A Bärensprung, qui préconisait les onctions d'onguent gris comme le meilleur mode d'absorption du mercure, a succédé M. le professeur Lewin qui, le premier, a préconisé un mode de traitement tout particulier dont nous parlerons brièvement, et dont, par parenthèse, il n'est pas dit un mot dans le grand traité de Follin. Avons-nous besoin de dire que ce traitement est basé sur l'administration du mercure? A ce propos, le professeur, après avoir fait l'historique de la syphilis et de son traitement par le mercure, après nous avoir montré cet agent thérapeutique alternativement préconisé avec enthousiasme, puis rejeté comme inutile et dangereux, ajoutait plaisamment en terminant : « En ce moment, Messieurs, la lutte est apaisée, et le mercure est encore une fois debout ; mais n'ayez crainte, il retombera encore, et son ennemie, l'expectation pure et simple, triomphera quelque temps pour être abattue de nouveau. »

C'est M. le professeur Lewin qui, le premier, a préconisé l'administration du sublimé par voie d'injections sous-cutanées; les avantages de ce mode d'administration sont très grands : l'ingestion du sublimé par les voies digestives donne lieu, comme on sait, à de la salivation et à des gastrites rebelles; celle du calomel agit aussi défavorablement sur les voies digestives en produisant de la diarrhée et de la salivation plus facilement encore que le sublimé. Les onctions mercurielles sur les parties internes des cuisses et des bras produisent aussi de la salivation, plus des inflammations cutanées. Les injections sous-cutanées de sublimé ne présentent aucun de ces inconvénients ; ce mode d'administration est sûr, très exact et très facile; il ne produit jamais d'accident, jamais d'abcès quand on a soin de pratiquer, comme le fait M. Lewin, les injections dans le dos ; les fonctions digestives, qu'il est si important de ne pas troubler, restent intactes. L'injection se pratique à l'aide d'une seringue de Pravaz en caoutchouc; quant à la dose de sublimé, elle varie entre trois et six milligrammes injectés quotidiennement pendant un mois à six semaines, puis en éloignant progressivement les injections. Pour le reste du traitement, c'est, après quelques jours d'une diète légère, une alimentation reconstituante; M. Lewin engage même ses malades à prendre une dose d'alcool relative, sous forme de vin ou de bière; il ne leur défend ni le café, ni le thé; seuls, les aliments acides ou très salés leur sont déconseillés; il leur permet de sortir par tous les temps, à condition de se garantir soigneusement du froid, et jamais il n'a eu à se plaindre de toutes ces facilités; bien mieux, ceux de ses malades qui étaient antérieurement atteints d'affections rhumatismales ont vu, sous l'influence des injections, leurs douleurs disparaître.

Nous avons été frappé de tout ce que ce traitement offre de recommandable; l'absorption du mercure est complète, et la douleur causée par l'injection est insignifiante, surtout là où on la pratique. M. Lewin ne traite pas autrement les malades de sa clientèle particulière, et tous s'en trouvent bien. Les avantages si marqués de ce traitement commencent à être appréciés en France et en Angleterre; à Paris notamment il est mis journellement en pratique[1].

1. Il l'est également depuis plusieurs années en Italie et particulièrement à Rome où nous avons vu appliquer avec de remarquables succès les injections hypodermiques d'une solution de sublimé corrosif et de chlorure de sodium dans le traitement de la syphilis. Dr V. D. CORPUT.

DEUXIÈME LETTRE

Berlin.

Les médecins qui croient à la spécificité de la tuberculose sont très nombreux en Allemagne, et ces praticiens s'efforcent de répandre cette idée dans le public. — Ne bornant pas leur étude de cette maladie aux éléments que peut leur donner l'anatomie pathologique, qui ne leur démontre et ne peut leur démontrer qu'une inflammation (comme le disait le sympathique docteur Semmola au Congrès de Bruxelles); mais ayant recours aux notions que leur donne l'étiologie d'abord, et l'expérimentation ensuite, ils considèrent le tubercule comme une matière organique spécifique, virulente, toujours égale à elle-même et n'étant semblable à aucune autre, dont l'introduction dans un organisme *en état de réceptivité* détermine constamment l'apparition des phénomènes bien connus de la phtisie tuberculeuse.

Les expériences sur lesquelles ils se basent ont été conduites par M. Gerlach, conseiller de médecine (*Geheimer Medicinalrath*) et directeur de l'École royale de médecine vétérinaire de Berlin; elles ont été effectuées sur cent et dix animaux (tels que moutons, chèvres, porcs, cochons de lait, bœufs, veaux, lapins, cochons d'Inde, chiens, chevaux, pigeons), et exposées avec de grands détails dans le journal intitulé : *Archiv für wissenschaftliche und practische Thierheilkünde*, Berlin 1875. — Voici, en un court résumé, l'exposé de ces remarquables expériences. — Après avoir démontré l'importance de la question, résumé et apprécié les expériences de Willemin (*Bulletin de l'Acad. de médec.*, dans la *Gazette médic. de Paris*, décembre 1865), Waldenburg (*Die Tuberkulose, nach experimentellen Stüdien bearbeitet*, 1869), Chauveau (*Recueil de méd. vétérinaire*, 1869) et Klebs (*Virchow's Archiv*, Bd. 49), l'auteur entre dans le détail des 110 expériences qu'il a faites, en les divisant en 4 groupes :

I. *Animaux nourris avec des masses tuberculeuses* NON CUITES, *provenant de bœufs tuberculeux.* — La quantité de matière ingérée a varié dans ce premier groupe de 8 à 2000 grammes et plus, suivant l'espèce et la grosseur de l'animal.

Sur 46 animaux ainsi traités, 36 sont devenus tuberculeux; la maladie a été trouvée naturellement plus ou moins avancée, suivant l'époque à laquelle les animaux ont été sacrifiés, ou à laquelle ils sont morts spontanément de la maladie qu'ils avaient ainsi contractée. Les tubercules étaient trouvés en général dans les poumons, les plèvres, le péritoine et les intestins.

L'auteur tire de cette première série d'expériences les conclusions suivantes : *Les matières tuberculeuses contiennent un virus spécial; la maladie est transmissible à l'aide de ce virus.*

II. *Animaux nourris avec des masses tuberculeuses* NON CUITES, *venant d'animaux de diverses espèces et de l'homme.* — Sur 20 animaux soumis à l'expérience, 17 furent trouvés tuberculeux après avoir été sacrifiés, ou moururent spontanément de la tuberculose ainsi contractée.

Les conclusions tirées de cette deuxième série nt éressent surtout la médecine vétérinaire; la principale, c'est l'identité de la tuberculose des animaux et de celle de l'homme.

III. *Animaux nourris avec de la chair musculaire* CRUE, *provenant de bêtes tuberculeuses de diverses espèces.* — Sur 29 animaux soumis à l'expérience, 8 seulement contractèrent la maladie.

Ces résultats prouvent, dit l'auteur, que la viande provenant d'animaux tuberculeux est infectieuse au même titre que les matières tuberculeuses, mais à un moindre degré; il résulte de cette série d'expériences que le danger d'infection est en proportion directe de la quantité de matière ingérée, *et du degré auquel est parvenue la tuberculose chez l'animal dont la viande provient.*

Quelques praticiens se basent sur ce fait, qui est le contraire de ce qui se passe pour d'autres maladies virulentes, pour nier la virulence des matières tuberculeuses; en effet, dans la syphilis par exemple, la matière virulente réussit d'autant mieux qu'elle est employée à une période moins avancée de son évolution (voy. *Journ. de médec. et de chirurg. pratiques*, in *Jour. de médec. de Bruxelles*, avril 1876).

Nous croyons que la conclusion est pour le moins hâtive; ce fait prouve-t-il la non-existence du virus tuberculeux? — Il nous semble qu'il ne prouve qu'une chose, à savoir que ce virus se comporte autrement, possède d'autres propriétés que le virus syphilitique, ce qu'il n'est pas difficile d'admettre.

IV. *Animaux nourris au moyen de masses tuberculeuses* CUITES, *pendant un temps variant d'un quart d'heure à une demi-heure.* — Sur 15 animaux soumis à l'expérience, 10 succombèrent à la maladie, ou furent sacrifiés et trouvés tuberculeux.

Conclusions : La cuisson diminue la virulence des matières tuberculeuses (comparez avec séries I et II), mais ne la fait pas disparaître. — La température de 100° détruit le virus tuberculeux (*Tuberkelgift*), mais la cuisson ne garantit pas toujours contre l'infection. — L'explication de ce fait, d'après l'auteur, est que la chair animale est un très mauvais conducteur de la chaleur; sur ce point aussi, l'auteur a fait des expériences et a trouvé que la température de 100° n'a pas encore pénétré à deux centimètres et demi environ (un *Zoll*) de profondeur dans un morceau de chair musculaire, après *une heure* de cuisson. Nous avons ici, dit l'auteur, le même phénomène qu'avec les trichines; ces parasites sont tués par une température de 60° c., et cependant on contracte la trichinose en ingérant une partie du milieu d'un morceau de viande infectée, qui peut n'être pas bien gros, et qui a été préalablement cuit pendant une heure.

« Si l'on se souvient, ajoute l'auteur, que l'usage de la viande saignante, c'est-à-dire très peu cuite, est très répandu; que la viande du bœuf et du porc (animaux qui sont très souvent tuberculeux) est très habituellement mangée fumée et crue, ou à moitié crue; et si, d'autre part, l'on veut faire profiter *la vie pratique* des faits acquis à la science, il faut établir cette proposition générale :

» *La viande provenant des bêtes tuberculeuses, à quelque degré que ce soit, doit être rejetée de l'alimentation de l'homme.*

» Il faut de plus que la police des marchés et la police de la santé publique (*Sanitäts-polizei*) veillent à ce que l'examen des animaux abattus pour l'alimentation soit fait avec le plus grand soin, et à ce que l'interdiction de vendre des bêtes atteintes de la diathèse soit rigoureusement exécutée. »

Une remarque générale et importante, c'est que pour contrôler la bonne santé des animaux soumis à ses expériences, l'auteur les choisissait en général dans une portée, portée qu'il sacrifiait tout entière en même temps que l'animal mis en expérience; en aucun cas ces animaux (qui avaient reçu leur nourriture habituelle) n'ont été trouvés tuberculeux.

Revenons aux praticiens qui partagent les opinions de M. le professeur Gerlach. — En hommes essentiellement pratiques, ils publient dans les journaux des localités même les plus reculées de l'Allemagne des avis dans lesquels ils engagent fortement leurs concitoyens à ne faire usage pour leur alimentation que de la viande des animaux qui ont été examinés avec soin, au point de vue de la tuberculose d'abord, de la ladrerie et de la trichinose ensuite, par des hommes spéciaux qui sont nommés *ad hoc* par le gouvernement prussien.

Afin de bien faire comprendre aux gens du monde, et aux populations en général, le danger qu'il y a à faire usage de viande non examinée, et la crainte des trichines étant d'ailleurs très-grande et très-répandue, ils déclarent dans leurs publications :

Que la phtisie tuberculeuse est de nature virulente, c'est-à-dire qu'elle est causée par un poison (*virulenter, soll heissen giftiger Natür ist*);

Que le poison tuberculeux (*Tuberkelgift*) doit être considéré comme un bien plus grand ennemi de l'humanité que les trichines;

Que ce poison se trouve contenu, non seulement dans les tubercules eux-mêmes, mais dans toutes les parties d'une bête qui est atteinte de la maladie, et même et surtout dans les matières sécrétées par elle, comme par exemple le lait des bêtes bovines dont l'usage est si répandu;

Qu'enfin l'ingestion d'une partie quelconque d'une bête tuberculeuse peut reproduire la maladie chez celui qui en a fait usage.

D'autre part, il est très sévèrement défendu aux éleveurs, aux bouchers, de mettre en vente une bête dont les organes et la chair musculaire n'ont pas été examinés par le médecin vétérinaire spécialement nommé à cet effet; la peine infligée aux contrevenants peut aller jusqu'à cent cinquante marcs d'amende, avec la privation du droit d'exercer leur profession.

Il y a plus : il vient de se former, sous la direction du docteur Struck, médecin du prince de Bismarck, un office ou bureau de santé de l'empire (*Reichsgesündheits-Amt*) lequel, s'appuyant sur ce principe que *guérir les maladies est bien, mais que les prévenir en éloignant leurs causes* (*fern halten*) *vaut mieux*, s'efforce de répandre dans toute l'Allemagne les principes énoncés plus haut, et de veiller à ce que l'examen des viandes livrées à la consommation se fasse avec le plus grand soin, à ce que les bêtes déclarées tuberculeuses soient aussitôt enfouies, ayant d'ailleurs pour but spécial (*stark auf's horn nehmen will*) d'enrayer les progrès de cette terrible maladie.

Il nous sera bien permis d'ajouter que ce sont là des institutions qui devraient exister dans tous les pays civilisés; quelque opinion que l'on professe sur la spécificité et le mode de propagation de la tuberculose, on ne peut qu'approuver les efforts tentés pour diminuer les ravages toujours plus grands que, comme le dit M. Gerlach, cette affection fait depuis un siècle; c'est une grande expérience à laquelle toutes les autorités civiles devraient prêter leur concours, une grande bataille livrée à un ennemi contre lequel, il faut bien le dire, nous avons été jusqu'ici désarmés.

Permettez-moi de revenir à mon sujet favori, à la chirurgie proprement dite; c'est ici qu'on se sent acteur puissant et efficace; je n'en veux pour preuve que le remarquable cas de trachéotomie suivant :

Un jeune garçon de treize à quatorze ans se plaint depuis longtemps de gêne et de chatouillements dans le larynx; il a une toux sèche, intermittente d'ailleurs, et il n'est pas maître des sons qu'il émet, ou au moins de la tonalité de ces sons; la respiration est libre, et l'examen des poumons ne démontre rien d'anormal. La voix s'altère de plus en plus, et le malade présente bientôt une aphonie complète; l'émission d'un son quelconque lui est impossible.

Il a subi toutes sortes de traitements sans résultats; on n'avait oublié qu'une chose : c'était de se servir d'un laryngoscope.

A l'aide de cet instrument, M. le professeur von Langenbeck découvre un polype développé sur la corde vocale inférieure droite. Atteindre ce *corpus delicti* par les voies supérieures était presque impossible. Le professeur se décida à pratiquer la trachéotomie.

Quand le sujet fut chloroformisé, l'opérateur, sans autre instrument qu'un bistouri et procédant lentement, couche par couche, incisa la peau et le tissu cellulaire dans lequel une artériole coupée *fut liée avec du fil de catgut* (veuillez noter ce point); il tomba ainsi sur les anneaux supérieurs de la trachée. Arrivé là, il attendit que l'écoulement du sang fût complètement arrêté, puis il incisa la partie supérieure de la trachée et le cartilage cricoïde; immédiatement, le polype vint se montrer au jour; il fut aisément saisi avec une pince, et coupé à sa base à l'aide d'un bistouri boutonné, en empiétant un peu sur la corde vocale; cette section donna lieu à une petite hémorrhagie qu'on arrêta facilement.

Cela fait, le pansement consista uniquement à réunir les lèvres de la plaie à l'aide de bandelettes de sparadrap entourant complètement le cou; aucun point de suture à la peau.

Quelques jours après, malgré la ligature de l'artère qui est restée dans la plaie, celle-ci était guérie par première intention; il ne restait plus qu'une cicatrice linéaire rosâtre. Au bout de huit jours, le jeune homme commençait à articuler quelques sons; la voix revint peu à peu, et aujourd'hui elle a repris, à très-peu de chose près, son timbre et sa force normale.

Le polype, très mou et très vasculaire, avait le volume d'une petite fraise des bois; il n'était pas pédiculé, mais appliqué directement sur la corde vocale; sa surface présentait les saillies et les enfoncements que l'on rencontre en général sur les productions de même nature.

A propos des ligatures, on sait combien il arrive souvent que le nœud que l'on serre sur une artère saisie avec une pince embrasse en même temps les mors mêmes de l'instrument; ce petit accident est complètement évité ici, grâce à la forme des mors de la pince à ligature (pince à ligature de Roser ou de V. Bruns); les mors ont une courbure qui égale presque celle des mors d'une tenaille ordinaire, et ils ne se touchent que par leur extrémité, qui est assez large; il résulte de cette disposition que le nœud, fût-il serré un peu trop haut, glisse inévitablement sur les mors de la pince et n'embrasse que l'artère qu'il s'agit de lier.

Cette petite modification dans la forme de la pince est donc utile et recommandable, quoique le désagrément auquel elle remédie ne soit pas bien grave par lui-même.

Quand la trachéotomie est pratiquée dans le but d'obvier à l'obstruction des voies respiratoires supérieures par un corps quelconque (fausses membranes, corps étranger), la canule que préconise et qu'emploie le professeur est munie d'un obturateur que l'on retire, une fois l'instrument mis en place.

L'excellente modification apportée à la canule à trachéotomie par M. le docteur Henriette n'est pas connue ici ; nous avons pu apprécier plusieurs fois par nous-même, dans des trachéotomies nécessitées par le croup, combien cette modification est utile et pratique et combien elle facilite l'introduction de la canule dans la trachée ; or, pour tous ceux qui ont été à même de pratiquer quelques trachéotomies, c'est justement cette introduction de la canule qui constitue le moment le plus délicat de l'opération.

Quant aux instruments employés pour faciliter l'incision de la trachée, le trachéotome de M. von Langenbeck est trop connu pour que nous nous y arrêtions; l'instrument préconisé dans le même but par Pitha (mort récemment à Vienne) a une forme analogue; seulement, au lieu de se terminer en pointe, il est taillé en trocart à son extrémité.

Une note de M. le docteur Charon, insérée dans le *Journal de médecine* (cahier de novembre 1875), parle d'une tuméfaction circonscrite du muscle sterno-clido-mastoïdien. Nous avons vu un grand nombre de cas semblables à la clinique de M. von Langenbeck; le professeur est du même avis que M. Melchiori sur l'origine de cette lésion; elle provient de la déchirure de quelques faisceaux du muscle pendant l'accouchement, et de la rétraction de ces faisceaux détachés d'un de leurs points d'insertion.

Quant aux causes directes, c'est *presque toujours* l'application du forceps; la mère, interrogée sur ce point par le professeur, répond presque toujours affirmativement; dans un de nos cas, la cause a été la version pelvienne ; c'est toujours, en résumé, une traction énergique exercée sur le cou de l'enfant. La lésion d'ailleurs n'a aucune gravité et se dissipe spontanément sans laisser de trace. Le traitement que prescrit M. von Langenbeck est expectant.

Comme cette lésion est très fréquente ici, et que sa cause est évidente, faut-il en conclure que nos voisins manient le forceps avec une énergie inaccoutumée?

Puisque nous en sommes aux muscles, permettez-moi de vous citer un cas remarquable de *hernie musculaire :* un jeune homme de vingt ans se présente à la clinique avec une tumeur à la face interne de la cuisse droite, près du sillon qui sépare la cuisse du scrotum ; cette tumeur, de la grosseur d'une petite pomme, est molle, indolore, sans fluctuation, partiellement réductible quand le membre est en repos, faisant fortement saillie par la tension des muscles de la cuisse; la toux n'a aucune influence sur elle ; enfin, elle est survenue subitement à la suite d'une chute de cheval; bref, la reproduction exacte de l'observation publiée par Mourlon et citée tout au long par Follin. Ces cas sont rares et sont, d'après notre auteur, niés par quelques chirurgiens; voici une preuve de plus de leur réalité. J'ai d'ailleurs été témoin d'une autre lésion de ce genre, siégeant, non à la cuisse, mais au bras; pendant mon internat dans le service de M. le docteur Van Volxem, à l'hôpital Saint-Pierre. M. von Langenbeck, pour assurer son diagnostic, incisa la peau, puis fendit la tumeur dans toute son étendue; il ne rencontra que du tissu musculaire parfaitement sain. Quelques points de suture à la peau donnèrent une réunion par première intention.

Des muscles aux tendons, la transition est facile. Un homme a reçu un coup de couteau sur l'articulation du troisième métacarpien avec le doigt correspondant, c'est-à-dire sur le point le plus saillant et le plus exposé de la main, quand la main est fermée; à l'examen, on trouve une plaie d'un centimètre à la peau, plus une division complète du tendon extenseur; l'instrument a laissé l'articulation intacte; à l'examen fonctionnel, le doigt médius reste dans la flexion constante, même pendant l'extension forcée des autres doigts. La lésion datait de trois heures.

On sait que, sans suture directe du tendon, la plaie se guérit, mais que les mouvements ne se rétablissent pas; oui, mais, d'un autre côté, la suture d'un tendon est une opération grave pour quelques chirurgiens. On devine beaucoup d'hésitation et de réserve dans la manière dont Follin en parle; il décrit minutieusement la manière d'opérer, qui est la plus simple du monde; il cite *un* succès qu'a obtenu le chirurgien Acrel; il dit que cette opération n'est point entrée franchement dans la chirurgie; enfin, notre auteur parle même de la crainte du tétanos! Quand on s'est habitué à la hardiesse avec laquelle les opérateurs procèdent ici, on est tout étonné d'une réserve aussi grande. Se trompe-t-on ici en croyant à l'innocuité d'un point de suture placé sur un tendon? Quoi qu'il en soit, le professeur réunit les deux bouts du tendon par un point de suture en fil de catgut; il coupa, comme toujours, le fil près du nœud, le laissa dans la plaie, fit deux ou trois points de suture à la peau, et appliqua un bandage phéniqué.

Quinze jours après, le bandage fut enlevé; la plaie était réunie par première intention, *le fil de ligature était resté dans la plaie*, et le malade avait récupéré l'entier fonctionnement de son doigt. Aucun accident nerveux ou autre ne s'était d'ailleurs déclaré.

Ceci est un fait que nous observons très généralement, mais non constamment : les fils de catgut placés au fond d'une plaie ne donnent lieu la plupart du temps à aucune suppuration et s'enkystent ou bien sont résorbés; nous avons été témoin du fait, notamment dans une amputation de Lisfranc qui s'est réunie *par première intention* sans donner la moindre trace de pus. Il y a, du reste, des différences dans la qualité de ces fils, suivant qu'ils ont été plus ou moins longtemps plongés dans l'huile phéniquée, et suivant d'autres causes malheureusement peu connues.

Mais voici un cas dans lequel la crainte de l'apparition du tétanos était bien légitime, c'est la *suture du grand nerf sciatique* opérée par M. von Langenbeck il y a deux mois; certes la tentative était dangereuse; mais quoi! elle a réussi, et c'est bien le cas de le dire : *Audaces fortuna juvat.*

Voici en quelques mots ce cas intéressant :

Un homme tombe à la renverse sur un couperet; l'instrument porte sur la partie postérieure de la cuisse droite, un peu plus haut que le tiers inférieur, et pénètre profondément; le membre est frappé d'immobilité et d'insensibilité. — L'homme est relevé et soigné chez lui pendant deux mois; au bout de ce temps, la plaie, qui a abondamment suppuré, est guérie; mais le membre est amaigri, ce que l'on attribue au bandage et à l'immobilité.

Le malade marche très difficilement, sa jambe maigrit de plus en plus, et il se plaint d'avoir tout un côté de ce membre insensible.

On applique le massage, les douches et l'électricité sans succès.

Au moment où il se présente à la clinique, la lésion date de *deux ans;* la jambe droite est très amaigrie; l'examen, pratiqué à l'aide d'une épingle enfoncée énergiquement, démontre l'existence d'une zone complètement insensible qui occupe la moitié externe du pied et de la jambe; le sommet de cette zone ne va que jusqu'au tiers supérieur de la jambe.

A l'examen fonctionnel, le malade boite fortement, il *traîne* sa jambe qui est flasque, et il s'appuie pour marcher sur le bord interne du pied; sur le bord externe se montre un commencement d'ulcération; enfin sur la face postérieure de la cuisse, vers le tiers inférieur, on trouve une large cicatrice transversale.

La division du nerf sciatique n'était pas douteuse; mais d'après l'examen auquel on s'était livré, la section semblait n'avoir dû porter que sur les fibres du nerf sciatique qui se rendent au sciatique poplité externe, car toute la partie interne de la jambe possède sa sensibilité normale; or cette prévision fut démentie pendant l'opération; le nerf sciatique était complètement divisé, comme on va le voir. — Le professeur pratique une longue incision longitudinale, perpendiculaire à la cicatrice; il tombe sur une grande quantité de tissu conjonctif cicatriciel, et en divisant peu à peu ce tissu, il trouve le bout périphérique du nerf à la partie la plus inférieure de la plaie; ce bout est renflé légèrement. Portant alors ses recherches sur la partie supérieure de la plaie, il trouve avec assez de peine, et perdu au milieu d'une grande quantité de tissus cicatriciel, un très gros renflement de la largeur d'un bon pouce ; c'était le bout central du nerf. Le professeur constata alors que le bout central et le bout périphérique du nerf étaient distants de cinq centimètres l'un de l'autre. Il nous témoigna son étonnement d'un écart aussi grand entre les deux bouts du nerf divisé, écart auquel il ne s'attendait pas d'après les faits antérieurs de sa pratique. Il nous fit remarquer ensuite combien le bout central était plus renflé que le bout périphérique.

Follin explique ce fait en disant que « le premier conserve intacts des vaisseaux nourriciers, tandis que le second se trouve dans des conditions tout opposées par suite de la division de ces vaisseaux. » — On ne voit pas très bien pourquoi le bout périphérique ne continuerait pas à être nourri par les petits vaisseaux que lui envoie l'artère du voisinage; ce qui prouve d'ailleurs qu'il en est ainsi, c'est que, d'après Follin lui-même, lors de la reproduction du tissu nerveux, cette reproduction procède autant du bout périphérique que du bout central; il semblerait donc, nous paraît-il, plus plausible de dire que le bout périphérique s'atrophie en partie et s'infiltre de graisse, par la même raison que les muscles qui s'atrophient lentement aussi, malgré l'afflux du liquide nourricier qui reste certainement le même pour eux, et cette raison, c'est l'*absence de fonctionnement*. — Quoi qu'il en soit de cette explication, le fait est constant lorsque la division du nerf est complète.

En présence d'un écartement de cinq centimètres entre les deux bouts, le professeur se demanda comment il parviendrait à les mettre en contact; d'autre part, la lésion datant de deux ans, il fallait, avant toute tentative, s'assurer que le bout périphérique n'était pas complètement transformé en un cordon fibreux et granulo-graisseux.

Dans ce but, le professeur retrancha une certaine longueur du mince bourrelet, et finit par trouver des fibres nerveuses intactes; il fit subir la même opération au bout central, dans le but de mettre le tissu nerveux immédiatement en contact dans les deux nerfs. — Puis il mit à nu le bout périphérique sur une certaine longueur, et en pliant fortement le genou il amena les deux extrémités du nerf au contact. — Cela fait, il traversa les deux extrémités divisées par deux fils de *catgut*, coupa ces fils près du nœud, mit quelques points de suture à la peau et appliqua une attelle coudée en gutta-percha sur la face antérieure du membre, afin de maintenir la flexion du genou.

La tentative était hardie, car, outre l'insuccès probable, une terrible complication nerveuse était fort à craindre; le professeur ne nous cacha pas son appréhension.

Follin conseille de s'abstenir soigneusement de pratiquer aucune suture sur les nerfs, « car ce serait, dit-il, compliquer une plaie simple de la présence d'un corps étranger, et s'exposer ensuite au tétanos. » Il n'en fut rien, heureusement, pour le cas dont nous parlons; le lendemain de l'opération et les jours suivants, le malade ne ressentit que peu de douleur; après un certain malaise pendant ces quelques jours, il se sentit tout à fait bien; l'élévation de température, qui avait été très légère, disparut; et depuis ce temps le malade, exempt de fièvre, remplit normalement toutes ses fonctions.

On sait que depuis les expériences de Flourens en France, de Gluge et de Thiernesse en Belgique, et de Steinrueck à Berlin, la reproduction du tissu nerveux est un fait démontré. — Or notre malade en est une preuve de plus, une preuve presque inespérée ; à l'heure qu'il est, c'est-à-dire deux mois après l'opération, il indique d'une façon très précise l'endroit où l'on pique légèrement la peau, et cela sur toute la partie primitivement insensible ; quant aux mouvements, ils sont encore abolis ; c'est d'ailleurs une règle générale que, lors de la régénération d'un nerf mixte, c'est d'abord la sensibilité qui reparaît, tandis que la motilité n'apparaît que plus tard ; Follin explique ce fait en disant que « les fibres musculaires s'étant, par suite de leur inaction, infiltrées de graisse, ont besoin à leur tour de reprendre leur structure normale avant de se prêter à toutes les conditions de la motilité. »

Il reste un point à élucider : comment expliquer la persistance de la sensibilité dans toute la partie interne de la jambe et du pied ? — Mais il est à remarquer que le nerf sciatique ne donne aucune branche à la peau de ces parties, tandis qu'elles doivent leur sensibilité exclusivement au nerf saphène interne ; or ce nerf, formant une des branches terminales du nerf crural, était évidemment intact chez notre malade. — La peau de la partie interne de la jambe et du pied *devait* donc rester sensible après la section complète du nerf sciatique ; voilà un détail d'anatomie, facilement oubliable, que ce cas pathologique met une fois de plus en évidence.

J'avoue mon ignorance absolue sur le point de savoir s'il existe un cas analogue dans l'histoire de la science ; je l'ai cru toutefois assez remarquable pour le mentionner longuement ; veuillez remarquer que la lésion datait de *deux ans*, que la section du nerf a été complète et que le bout périphérique est resté complètement isolé pendant ce long laps de temps ; au bout de ces deux années, on a pu retrouver le nerf, sinon intact, du moins complètement apte à recouvrer toutes ses propriétés de tissu nerveux conducteur. Il serait curieux d'établir, par des expériences faites sur les animaux, combien de temps un nerf important n'ayant plus aucune communication avec les centres nerveux, peut rester ainsi isolé sans s'atrophier complètement et sans se transformer en un cordon fibreux et granulo-graisseux.

Une autre considération que nous suggère ce cas, c'est que le succès dont l'opération a été suivie ne doit pas, croyons-nous, faire oublier le danger de mort que le malade a couru pour recouvrer l'usage de sa jambe ; et nous ne savons si nous oserions, en présence d'un cas semblable, imiter la hardiesse de l'illustre professeur.

Un mot encore sur les *résections* : voilà un sujet que j'ai à cœur, quoique les résultats dont j'ai été témoin depuis ma première lettre aient, je l'avoue, un peu diminué mon enthousiasme. Je veux vous dire tout de suite pourquoi et dans quel cas bien précis : c'est chez les enfants. Voici un jeune garçon de treize ans chez lequel la résection de la tête humérale a été pratiquée il y a cinq ans; la plaie s'est parfaitement guérie, la suppuration s'est tarie complètement; les mouvements de l'épaule sont presque normaux; l'abduction du bras en a été conservée, grâce au procédé employé; seule la flexion en avant est difficile; l'enfant grandit et se fortifie. Mais l'humérus opéré est de moitié plus petit que l'autre, car l'épiphyse supérieure a été complètement enlevée lors de l'opération, et l'os n'a pu grandir qu'à l'aide du tissu interposé entre la diaphyse et l'épiphyse inférieure. De plus, le développement des muscles du bras opéré est en rapport avec celui de l'os; de sorte que l'enfant devenu homme n'aura dans son bras droit qu'un aide singulièrement raccourci et affaibli. Heureusement, les muscles de l'avant-bras sont très développés et l'enfant saisit avec force les objets qu'on lui présente. En somme, ce résultat, bien que n'étant pas aussi satisfaisant qu'il l'aurait été chez un adulte, vaut certainement encore mieux que celui qu'auraient donné les deux autres moyens auxquels on aurait pu avoir recours, c'est-à-dire la désarticulation de l'épaule, ou l'ankylose obtenue à l'aide de l'immobilisation.

Le procédé qu'emploie M. von Langenbeck pour la résection de l'articulation scapulo-humérale est le procédé de Robert et Malgaigne, qui consiste, comme on sait, en une simple incision longitudinale parallèle aux fibres du deltoïde. Le traumatisme est encore une fois le plus restreint possible, comme dans tous les procédés de résection employés par le professeur; les attaches du deltoïde sont respectées et l'abduction est possible.

Nous avons vu un beau résultat de résection de l'articulation tibio-tarsienne (atteinte de tumeur blanche) chez un enfant de huit ans; *les mouvements de l'articulation sont aussi étendus que normalement*, seulement les malléoles ayant été enlevées, la cheville est plate et sans saillie des deux côtés. Le raccourcissement, pour le quart d'heure, n'est que d'un centimètre à peine, et l'enfant marche parfaitement avec un talon un peu élevé; il reste à savoir si, comme dans le cas précédent, les deux os cesseront de s'allonger normalement.

Nos voisins, pour le dire en passant, ne traitent pas les coxalgies par l'immobilisation (comme on fait chez nous), mais bien par ce qu'ils nomment la *distraction*, c'est-à-dire par un bandage qui attire le fémur en bas; de cette manière, non seulement ils empêchent la luxation spontanée de se produire, mais encore l'usure de la partie supérieure de la tête du fémur et la déformation de la partie postéro-supérieure du sourcil cotyloïdien ne peuvent plus s'effectuer. Cet appareil consiste essentiellement en une tige d'acier, droite, pouvant être allongée à l'aide d'une crémaillère; à son extrémité supérieure se trouve un grand ressort d'acier qui entoure la taille du sujet et adhère en même temps très fortement à l'os iliaque. A l'extrémité inférieure de cette tige se trouve une espèce d'étrier fixé à la bottine du malade; les deux points d'attache fixe sont donc, d'une part, l'os iliaque, d'autre part, le pied; on comprend, dès lors, qu'en allongeant la tige peu à peu à l'aide de la crémaillère, on allonge du même coup la jambe, et que, par conséquent, le fémur est constamment attiré en bas, l'os iliaque étant, au contraire, attiré en haut. Le but est donc atteint; cet appareil donne d'ailleurs d'excellents résultats; il offre sur les autres appareils de *distraction* ce grand avantage que le malade peut être transporté facilement et qu'il peut marcher à l'aide de béquilles. M. le professeur von Langenbeck prescrit l'application de cet appareil dans tous les cas où l'on emploierait chez nous le bandage inamovible. L'appareil porte le nom de son inventeur (*Taylor'sche Distractions Apparat bei Hüftgelenkentzündüng*[1]).

Enfin, la résection d'une moitié du maxillaire inférieur nécessite, pour M. von Langenbeck, une incision aussi étendue que la partie de l'os à enlever; cette incision suit le bord inférieur de l'os; c'est le procédé de Velpeau; le malade a conservé malgré cela le mouvement des paupières. Nous avons été témoin de la difficulté, notée par Guérin, qu'offre la désarticulation du condyle, lorsque l'os est en grande partie ramolli par un cancer, comme c'était le cas.

Le chloroforme fut administré tout le temps de l'opération, sans crainte de la pénétration du sang dans les voies aériennes. L'emploi du porte-éponge (de Kristeller), à l'aide duquel on va si facilement étancher le sang jusqu'aux fond du pharynx, diminue singulièrement le danger dont nous parlons, et que Verneuil a proposé d'éviter en ne sectionnant la muqueuse qu'au dernier moment; mais ce procédé complique singulièrement une opération qui n'est déjà pas facile par elle-même.

La pénétration du sang dans les voies respiratoires est regardée par quelques praticiens comme un si grand danger que, pour y parer, l'un d'eux, Trendelenbourg, a préconisé la trachéotomie préventive; à travers l'ouverture faite à la trachée, il introduit un instrument qui, dans les opérations de la bouche, du pharynx et du larynx, empêche l'accès du sang et permet en même temps la chloroformisation du patient. Cet appareil, nommé *canule-tampon*, est semblable à une canule à trachéotomie ordinaire; seulement le milieu du tube courbe qui est introduit dans la trachée est muni d'un manchon en caoutchouc; à ce manchon aboutit un tube mince muni à son autre extrémité d'une boule à soupape en caoutchouc; la canule étant introduite dans la trachée, on gonfle le manchon en caoutchouc en y introduisant de l'air, de manière à boucher complètement la trachée; l'accès du sang dans la partie inférieure de l'arbre respiratoire est donc impossible. Voilà le premier but obtenu. D'autre part, afin de chloroformiser facilement le sujet, la canule est munie d'une sorte d'entonnoir au-dessus duquel est tendue une étoffe

1. Voy. le catalogue avec dessins de H. Windler, à Berlin.

quelconque; sur cette étoffe on verse le chloroforme; un mélange d'air et d'agent anesthésique est ainsi respiré par le malade. Le catalogue de Windler donne de cet appareil un dessin qui vaut mieux que toute description.

Ainsi voilà un petit instrument, le *porte-éponge*, dont l'emploi pare à de grands dangers, permet la chloroformisation du patient par les voies ordinaires et tient lieu d'une opération.

Pour en revenir aux résections, il faut, malgré le désir secret que j'ai de n'en rien dire, que je vous raconte impartialement tous les faits dont j'ai été témoin concernant ce genre d'opérations, que ces faits leur soient favorables ou non.

Voici un homme qui a eu le coude traversé par une balle pendant la dernière guerre; la résection de l'articulation fut pratiquée par un médecin militaire. Aujourd'hui le malade vient demander au professeur s'il n'y a aucun moyen de remédier à l'état de son bras, qui est vraiment déplorable.

Figurez-vous un fléau pendant au bout de son manche, et vous aurez la représentation exacte de ce malheureux résultat de résection. En effet, aucune réunion ne s'est faite entre les os de l'avant-bras et celui du bras; de sorte que l'avant-bras n'est réuni au bras que par une membrane étroite, longue de cinq centimètres environ, formée exclusivement par la peau, l'artère humérale, les nerfs et du tissu conjonctif, sans aucune trace de muscle ni même de tendon.

Il s'ensuit que la comparaison que nous faisions tout à l'heure est malheureusement exacte de tous points; l'avant-bras droit pend inerte au bout du bras; et ce qu'il y a d'assez remarquable, c'est que les muscles de cet avant-bras sont développés et que la main droite serre avec force les objets qu'on lui présente; il faut seulement que l'avant-bras soit soulevé à la hauteur de l'objet à saisir. Il est inutile de dire que l'avant-bras de cet homme lui est plus gênant qu'utile; le professeur a renoncé à tenter une nouvelle opération pour remédier à cet état, le malade ne voulant pas subir l'amputation.

Il est difficile de se rendre compte, d'après les antécédents, de la cause de ce résultat malheureux; il est vraisemblable pourtant qu'il est dû au manque de contention permanente, à un bandage qui n'aura pas maintenu pendant assez longtemps le bras dans l'immobilité.

M. von Langenbeck traite les *adénomes* qui ont résisté quelque temps à l'action des agents internes, des bains et de l'électricité, par l'extirpation; encore faut-il que l'adénopathie soit localisée. Mais le professeur ne juge pas qu'il soit nécessaire que la tumeur comprime un organe important, au cou, par exemple, pour être traitée de cette façon; tout adénome qui ne cède pas rapidement à l'action de l'iode et des autres moyens connus est extirpé : pour tout dire, le professeur ne croit guère à l'action de ces agents, quand il s'agit de tumeurs formées par une hypertrophie *simple des ganglions*.

Toutefois il faut posséder une grande habitude et une adresse consommée pour mener à bien une opération de ce genre. Une extirpation de ganglions lymphatiques est décidément une chose fort délicate, et cela parce qu'ils vous mènent beaucoup plus loin que vous ne croyiez devoir aller d'après l'inspection de la tumeur, et que d'autre part ils entourent des organes qu'il faut éviter de blesser à tout prix. — Nous avons été témoin de plusieurs extirpations d'adénomes très développés du cou, et d'une extirpation de tumeur adénique de l'aine. Cette tumeur de l'aine suppurait depuis trois ans environ, et aucun traitement externe ou interne n'avait pu tarir cette suppuration ; elle était survenue spontanément chez un individu parfaitement sain et vigoureux, sans diathèse scrofuleuse ou syphilitique, et sans antécédent suspect quelconque.

Le malade affirme n'avoir jamais eu ni blennorrhagie, ni chancre, ni plaie ou éraillure de la verge ; l'examen soigneusement fait de sa personne, au point de vue de la syphilis ou de la scrofulose, donne des résultats absolument négatifs.

D'autre part, la jambe et le pied n'ont subi aucun traumatisme. Le malade lui-même ne sait à quoi attribuer la lésion qu'il présente. — M. von Langenbeck admet que l'adénite peut survenir par refroidissement, et être entretenue par une hygiène mauvaise, compliquée de manque de repos du membre.

Le cas était donc très favorable en lui-même à l'opération, puisque aucune diathèse apparente ne servait à entretenir la lésion.

Follin est d'avis que l'extirpation de ganglions hypertrophiés est une opération facile, car « ces ganglions peuvent, dit-il, s'énucléer aisément à l'aide des doigts, dès qu'on les a découverts convenablement et qu'on a incisé la gaine celluleuse qui les entoure. Nous voulons bien que l'extirpation en elle-même soit une opération facile, si l'on fait abstraction (comme on peut le faire en théorie) de la région dans laquelle ils se trouvent, et du plus ou moins de profondeur où ils sont engagés. — Mais en pratique il n'en est plus de même ; on sait combien les régions cervicale et crurale sont dangereuses à explorer avec un bistouri, vu le grand nombre d'organes importants qu'elles contiennent et qu'il importe grandement de laisser intacts.

Ajoutez-y l'impossibilité dans laquelle on se trouve d'appliquer l'appareil d'Esmarch, et l'hémorrhagie capillaire abondante qui se produit toujours dans ces régions. En voilà assez pour compliquer très sérieusement une opération qui semble très aisée au premier abord.

C'est ainsi que dans le cas dont nous parlons le professeur trouva des ganglions si intimement adhérents à la veine saphène, qu'il lui fut impossible d'enlever ces productions sans couper la veine elle-même près de son entrée dans la veine crurale, quelques soins qu'il eût mis d'ailleurs à la dissection ; la veine crurale était entourée de ganglions si pressés et si fortement adhérents, qu'il a fallu toute l'habileté consommée de l'opérateur pour qu'elle ne subît aucune atteinte.

Dans la poursuite de ganglions malades du cou, après la résection d'une moitié du maxillaire atteinte de carcinome, nous avons vu de même, et pour les mêmes raisons, couper l'artère maxillaire interne tout près de son entrée dans la carotide externe, c'est-à-dire au niveau du condyle. — De plus, l'extirpation des ganglions simplement hypertrophiés du cou, outre qu'elle nécessite souvent l'ablation d'une partie de la carotide, conduit à des dissections d'une étendue souvent effrayante ; de sorte que le malade, après avoir couru toutes les chances de l'opération, voit encore ses jours mis en danger par la menace de la fusion du pus le long des aponévroses dans la poitrine ; nous ne parlerons pas des autres complications qui peuvent suivre un traumatisme aussi étendu en largeur et en profondeur ; ajoutons seulement que cette opération dure toujours très longtemps, deux heures environ, pendant lesquelles le malade est constamment maintenu sous l'action du chloroforme.

Après avoir été témoin de tels faits, il semble difficile d'admettre que l'extirpation de ganglions hypertrophiés du cou ou de l'aine soit une opération facile, ni même recommandable pour un opérateur qui n'aurait pas une très grande habileté de main.

Les extirpations que M. von Langenbeck a entreprises devant nous ont d'ailleurs été suivies d'un succès complet ; une jeune fille entre autres, chez laquelle l'opération avait été pratiquée d'un côté du cou, et qui présentait de l'autre côté de cet organe la même tumeur encore plus développée, a subi une seconde fois l'extirpation, et avec le même bonheur.

La cuiller tranchante (*scharfe löffel* de *V. Bruns* ou de *Simon*) rend encore ici d'utiles services ; elle va chercher les ganglions aux endroits où il serait plus difficile de les atteindre avec les doigts. — Enfin il va sans dire qu'on ne tente pas la première intention, et que le pansement, une fois les artères liées avec du catgut, consiste à bourrer la plaie avec une compresse fenêtrée remplie d'ouate.

La guérison nécessite ordinairement deux mois ou plus ; la cicatrice que laisse l'opération est ordinairement linéaire ; dans le cas d'adénome du cou, elle est cachée par le rebord de la mâchoire, et peu visible.

Permettez-moi de vous citer, en terminant, un cas curieux en même temps qu'un beau diagnostic fait par M. von Langenbeck ces jours derniers. — Il s'agit d'une lésion osseuse.

Un homme d'une trentaine d'années, sans diathèse, présente à la partie moyenne du tibia droit une tumeur peu volumineuse, très dure, et excessivement douloureuse à la moindre pression. — Aucune trace d'inflammation. — Comme antécédent, il s'est donné un coup en tombant sur le tibia il y a un an; une inflammation s'est déclarée, une ouverture s'est faite à la peau, et le malade a lui-même retiré de l'os un séquestre long de 3 à 4 centimètres. — La plaie s'est refermée et guérie; mais, quelque temps après, la tumeur qu'il présente maintenant s'est développée lentement. — Le malade se plaint de douleurs constantes et atroces qui l'empêchent de dormir; il pousse des cris quand on essaye de se livrer à la moindre exploration de son mal; son facies est amaigri et révèle un état de souffrance de longue durée.

Le professeur nous dit : « Messieurs, vous vous êtes déjà demandé peut-être s'il ne s'agit pas d'un nouveau séquestre qui se sera formé aux dépens du tibia; pour moi, je crois pouvoir être sûr qu'il n'en est rien. — Veuillez constater que plusieurs des signes de l'existence d'un séquestre nous manquent, il n'y a nulle part trace de suppuration, il n'y a de fluctuation d'aucun côté, pas le moindre trajet fistuleux; la peau a partout sa coloration normale; comme il y a un an ou à peu près que le mal dure, ces symptômes se seraient certainement déjà produits s'il s'agissait d'un séquestre; le malade présente un certain degré d'agitation fébrile qui peut être attribuée, au moins en partie, aux longues souffrances qu'il a endurées jusqu'ici. — D'autre part, cette douleur si aiguë au moindre attouchement, cette hyperesthésie extrême de la tumeur, son peu d'étendue et d'élévation coïncidant avec l'absence complète de rougeur à la peau, et l'absence de douleur sur tout le reste de l'étendue de l'os; en un mot, l'intensité si grande des phénomènes, leur durée si longue, et leur localisation sur une si petite étendue, tous ces signes me font croire à l'existence d'un *abcès osseux;* et par abcès osseux j'entends que nous allons trouver au centre de l'os, et sans aucune communication avec l'extérieur, une petite cavité, à parois nullement cariées, remplie de pus, et sans aucune trace de séquestre. — Tout le reste de l'os, nous le trouverons parfaitement sain; la seule cause de cette douleur si intense, qui fait que le malade ne dort plus, qu'il perd l'appétit, et qu'il maigrit, nous la trouverons donc dans cette petite cavité; ce qui le prouvera d'ailleurs, c'est qu'après l'ouverture de cet abcès et l'évacuation du pus, tous ces phénomènes cesseront, et que notre malade reviendra rapidement à la santé. »

Le malade endormi, la peau et le périoste furent incisés et écartés à l'aide de l'*elevatorium;* puis le professeur attaqua, à l'aide de la gouge et du maillet, un os parfaitement sain; ce ne fut qu'à un bon centimètre de profondeur qu'il découvrit une cavité absolument semblable à celle qu'il avait décrite; elle était de la grosseur d'une petite noisette, sans la moindre communication avec l'extérieur, à parois osseuses saines et presque lisses, et remplie d'un pus noirâtre dans lequel on ne put trouver la moindre parcelle osseuse.

Nous avions donc sous les yeux une de ces lésions assez rares que Brodie a le premier décrites sous le nom d'*abcès chronique enkysté du tibia;* c'est en effet dans cet os que, d'après Follin, ces singulières productions se montrent le plus souvent; leur diagnostic offre, d'après notre auteur, de grandes difficultés; et il a pu arriver qu'ayant trépané l'os pour y trouver un abcès, on n'ait trouvé ni pus, ni cavité, ni séquestre; toutefois il est très consolant de pouvoir se dire que, même dans ces cas (où l'on ne trouve rien), le malade est délivré des douleurs qui l'épuisaient, par le fait seul du traumatisme infligé à l'os. — Notre malade retrouva le sommeil qui l'avait quitté depuis longtemps; ses douleurs disparurent; la plaie bourgeonna et guérit rapidement

TROISIÈME LETTRE

Strasbourg.

« Les préceptes de l'art ne sont point ébranlés par quelques observations particulières, quand, toute comparaison faite, on voit évidemment qu'ils prescrivent le parti le plus sûr. »
(M. QUESNAY, *Mémoires de l'Académie, royale de chirurgie.*)

J'ai hâte de vous parler avec quelques détails des applications de galvanocaustie thermique dont j'ai été témoin à la clinique de M. le professeur E. Boeckel. Les importantes modifications apportées par l'éminent professeur à la construction et au maniement de la pile et des instruments ne laissent pas que de rendre le manuel opératoire beaucoup plus facile, et les résultats des opérations galvanocaustiques beaucoup plus sûrs qu'autrefois. Les faits et les renseignements dont je veux vous faire part ont été pris à la clinique de l'ancienne École libre de médecine de Strasbourg; je puise largement aussi dans le livre publié par M. Boeckel, et intitulé : *De la galvanocaustie thermique* (Strasbourg et Paris, 1873). — On sait que le but de cette méthode, propagée par Middeldorpf de Breslau, est d'éviter sûrement et absolument l'hémorrhagie dans les opérations chirurgicales. Les instruments préconisés dans ce but sont : une pile à courant continu, un *modérateur* qui gradue le courant au gré de l'opérateur, et les agents de section des tissus.

La pile doit fournir un courant à intensité et à tension suffisantes; on sait que l'intensité dépend de la *surface* des éléments de la pile, tandis que la tension dépend du *nombre* de ces éléments. L'intensité du courant doit être d'autant plus forte que l'instrument destiné à sectionner les tissus est plus gros et plus court; au contraire, la tension doit être d'autant plus prononcée que l'instrument est plus long et plus fin; d'après Sarazin, la méthode nécessitant la production d'une température élevée, c'est la grande intensité du courant qu'il importe d'obtenir.

Les éléments de la pile Boeckel-Redslob se composent d'une lame de zinc non amalgamée placée entre deux lames de charbon, et il n'y a qu'un seul liquide, c'est de l'acide sulfurique étendu additionné de bichromate de potasse; ces éléments, au nombre de huit, sont disposés quatre par quatre en deux batteries; ils sont attachés à une planchette à l'aide de laquelle on les émerge facilement du liquide excitateur quand l'opération est terminée, ce qui suspend immédiatement l'action de la pile; le tout est contenu dans une caisse qui a relativement un petit volume.

On voit que cette pile est très simple; l'avantage de ne devoir employer qu'un seul liquide est très notable; aussi fonctionne-t-elle sans grands dérangements. De plus, elle ne donne aucune odeur lorsque l'acide sulfurique employé est pur.

Mais l'innovation essentielle et importante consiste dans l'adjonction à la pile d'un *modérateur du courant.*

Cet élément de la méthode, que l'on n'avait pu trouver encore, a une si haute valeur, que l'on comprend l'abandon dans lequel la méthode elle-même a été laissée jusqu'ici. On n'était nullement maître du facteur que l'on faisait agir, c'est-à-dire de la haute température. Permettez-moi de résumer en quelques mots les moyens que l'on a successivement préconisés pour se rendre maître de la force du courant, car ce grand *desideratum* a suscité beaucoup de recherches; on a imaginé de renouveler à chaque instant l'air entre les éléments de la pile, à l'aide d'un soufflet (Broca); Guersant a proposé de retirer plus ou moins complètement les éléments hors du liquide; ces deux moyens sont peu sûrs, peu fidèles; ils n'ont pas d'action immédiate sur l'intensité du courant; enfin il arrive souvent qu'ils n'agissent pas du tout.

M. Mathieu de Paris, dans le but d'éviter la fusion du fil par une température trop élevée, a imaginé de renouveler constamment le fil en ajoutant dans ce but, au porte-ligature, deux bobines autour desquelles le fil s'enroule; on fait tourner les bobines, et le fil qui forme l'anse est constamment renouvelé. Cet appareil nécessite une manœuvre de plus, et n'est nullement pratique; il offre d'ailleurs un vice radical, c'est d'empêcher le fil d'être à chaque instant raccourci à mesure qu'il coupe, ce qui est tout à fait essentiel comme nous le verrons plus loin. — Leiter a imaginé de supprimer dans le cours de l'opération un ou plusieurs éléments de la pile; dans ce but il déplace un des réophores, ce qui a l'inconvénient d'interrompre le courant à chaque instant. — Enfin Middeldorpf a essayé son commutateur; mais cet instrument agit par saccades, et ne permet pas d'affaiblir et de renforcer le courant, d'une façon graduelle et insensible. En somme, on voit qu'aucun des moyens préconisés jusqu'ici ne remplissait l'indication, et que la question restait entière. — Grâce à l'instrument préconisé par M. Boeckel, l'opérateur peut, à chaque moment de l'opération, modérer l'intensité du courant et par conséquent la température elle-même, et cela avec une sûreté parfaite. — Je ne puis mieux faire qu'en copiant presque textuellement la description qu'en donne le professeur. Cet instrument consiste essentiellement en deux longs fils d'argentan, faisant chacun cinquante méandres, fixés sur une planchette, ne communiquant que par l'entremise d'une paire de roues massives en cuivre, lesquelles peuvent rouler d'un bout à l'autre des fils d'argentan; le tout est intercalé dans l'un des réophores. En faisant rouler les roues sur ces fils, on fait passer le courant par toute la longueur des fils, ou seulement par une faible portion; or, l'argentan est de toutes les combinaisons métalliques la plus mauvaise conductrice du courant; on comprend dès lors que celui-ci peut être affaibli ou augmenté très rapidement et sans interruption, rien qu'en faisant rouler la paire de roues d'un côté ou de l'autre. Chacun des méandres des fils est gradué de 1 à 100. Voilà l'appareil; voici comment il fonctionne : si l'on place les roues sur le numéro 100, l'anse ou le couteau galvano-caustique devient aussitôt incandescent; si on les roule de 100 à 80, 60, 20, la température à laquelle est porté le couteau diminue graduellement et passe du rouge vif au rouge cerise, puis au rouge sombre, pour se refroidir complètement à zéro, point où les roues ont quitté le fil, et où le courant est interrompu. En faisant manœuvrer les roues en sens inverse, on obtient un effet contraire, c'est-à-dire que la température du couteau augmente de plus en plus. On comprendra combien cette innovation est précieuse, si l'on se rappelle qu'un instrument galvano-caustique chauffé à blanc coupe les tissus comme un rasoir et sans arrêter le sang, ce qui est directement contraire au but de la méthode. Si donc l'on désire une section lente et une escarre épaisse, on affaiblit le courant à l'aide du modérateur, pour l'augmenter aussitôt que le couteau ne coupe plus, et qu'on ne peut plus tourner le serre-nœud de l'anse galvano-caustique. Ajoutons que le modérateur fonctionne toujours avec la plus grande régularité.

Venons-en aux instruments destinés à couper ou à cautériser les tissus; ils sont nombreux; les principaux sont le *couteau*, le *cautère en bec d'oiseau*, et *l'anse de platine;* le professeur ne se sert guère que du dernier; il est d'avis qu'il constitue l'instrument galvano-caustique par excellence, à condition que son emploi soit combiné avec celui d'un bon serre-nœud et d'un modérateur; il reproche au couteau d'être d'un emploi peu sûr, et de perdre sa chaleur aussitôt qu'il est plongé dans les tissus; et de fait j'ai été témoin de la réalité de ce défaut, qui est capital. Le professeur ne s'en sert que pour sectionner les tissus qui donnent peu de sang, ou dont les vaisseaux sont capillaires comme la peau ou les muqueuses; et là encore il restreint son emploi aux cas où il est avantageux de tracer une rainure autour d'une tumeur par exemple, afin d'y engager ensuite le fil de l'anse galvano-caustique et de couper ainsi juste à l'endroit voulu. On sait que le couteau galvano-caustique se compose lui-même d'une anse de fil de platine, mais très courte, rigide, et ordinairement aplatie latéralement; le couteau de Verneuil est plus long, et se compose de deux fils de platine très gros et accolés l'un à l'autre. Enfin celui de De Séré est formé d'une lame offrant une échancrure dans son milieu; autrement dit, c'est une anse très aplatie.

L'*anse galvano-caustique* consiste, comme on sait, en un fil de platine interposé entre les deux réophores, et d'une longueur variable; le fil entoure les tissus à inciser, ce qui différencie essentiellement l'anse du couteau; on applique cette anse à froid, et on la serre à l'aide du serre-nœud; le professeur insiste sur ce point :

« Si l'on entoure une tumeur d'un fil lâche, et qu'on la divise en tirant à soi, comme on coupe un morceau de savon avec un fil de fer, on l'applique d'une manière vicieuse; car si le courant est un peu intense, le fil coupe comme un rasoir et ne cautérise pas; l'anse doit *étreindre* les tissus à diviser, et les couper en se rétrécissant. » Et c'est pour bien préciser ce point que le professeur propose de nommer l'anse, *ligature galvano-caustique*.

Le fil qui constitue la ligature ou l'anse a ordinairement un millimètre d'épaisseur; il est placé et maintenu à l'aide d'un porte-ligature formé de deux tubes de cuivre fixés dans un manche; le fil serre les tissus contre un embout en ivoire placé à l'extrémité des deux tubes. Enfin l'instrument dans se servait le professeur pour diminuer la longueur du fil à mesure qu'il traverse les tissus était primitivement le serre-nœud de Leiter; celui-ci consiste en un chevalet auquel sont fixées les deux extrémités du fil, et qui est retiré en arrière à l'aide d'une vis. C'est cet instrument qui est dessiné sur les planches qui accompagnent le livre de M. Boeckel; mais ce serre-nœud du fabricant de Vienne ne permet pas de desserrer rapidement l'anse, à cause de la vis qui est à pas très serrés; aussi M. Boeckel lui a-t-il substitué un petit chevalet qui marche à l'aide d'une crémaillère, et qu'on peut relâcher d'un seul coup en pressant sur un bouton. Le serre-nœud est d'ailleurs fixé sur le manche du porte-ligature.

L'hémostasie obtenue à l'aide de l'anse galvano-caustique est si parfaite, quand on a soin de serrer fortement les tissus à mesure qu'ils sont coupés, que le professeur a pu un grand nombre de fois sectionner de cette façon l'artère crurale ou la carotide, chez des chiens de grande taille, sans avoir jamais eu d'hémorrhagie ni primitive ni consécutive. En ne serrant pas le fil, le contraire a lieu, l'hémorrhagie se produit immédiatement par le vaisseau coupé. C'est donc une condition essentielle de réussite, condition sur laquelle on n'a pas, avant M. Boeckel, appelé suffisamment l'attention : or cette condition n'est pas remplie par le couteau galvano-caustique. Voilà pourquoi les vaisseaux divisés par cet instrument donnent si souvent, comme le dit M. Boeckel, du sang *à plein canal;* l'escarre qu'il produit est d'ailleurs toujours très mince, parce qu'on est obligé de le chauffer à blanc pour qu'il coupe; or, dans ces conditions, il s'entoure, d'après M. De Séré, d'une couche de liquide à l'état sphéroïdal, et divise les tissus sans presque les cautériser[1]; c'est la même raison qui a fait dire à Nélaton que c'était un *couteau hémorrhagique*. Cette simple condition de serrer le fil a donc pour résultat que l'instrument remplit pleinement son but, et que les reproches qu'on a faits de ce chef à la galvano-caustie thermique n'ont plus de raison d'être.

Mentionnons encore quelques précautions à prendre dans l'application de l'anse galvano-caustique : il est prudent d'entourer d'un linge les tubes de cuivre du porte-ligature, quand on opère dans une cavité comme la bouche ou le vagin, afin que, s'ils s'échauffent un peu, comme cela arrive, ils ne produisent pas de cautérisations, si légères qu'elles soient, sur les parois de la cavité. A mesure que l'anse se raccourcit, elle s'échauffe davantage, ce dont on s'aperçoit immédiatement par la fumée qui se dégage, et par la rapidité plus grande de la section ; on y remédie facilement à l'aide du modérateur ; il suit de là qu'en général on doit abaisser la température à mesure qu'on raccourcit le fil. Enfin lorsque l'anse devient très petite, comme à la fin de la section d'un pédicule par exemple, il arrive qu'elle ne s'échauffe plus, toute la chaleur produite passe dans les deux tubes conducteurs de cuivre, et l'on se trouve arrêté au moment où on croyait l'opération terminée. Il suffit, pour lui rendre une longueur suffisante, d'interposer dans l'anse du fil un corps inerte comme un bâtonnet ou un crayon; le fil garde alors sa température tout le temps de l'opération.

La seule méthode que l'on puisse comparer à la galvano-caustie thermique, c'est l'écrasement linéaire. Les avantages de la première de ces méthodes sur la seconde sont cependant considérables, et se résument dans ces trois points : rapidité de l'opération, absence des douleurs après l'opération, et escarre qui empêche la résorption des matières septiques, de quelques nature qu'elles soient.

Le premier point est indiscutable et constitue le principal avantage de la méthode : il faut une heure à une heure et demie pour amputer la langue, par exemple, à l'aide de l'écraseur; la section de la langue se fait *en moins d'une minute* avec l'anse galvano-caustique, en produisant une escarre suffisante, et sans une goutte de sang.

Nous avons pu vérifier plusieurs fois l'exactitude du second point : les malades ne se plaignent d'aucune douleur après l'enlèvement d'une tumeur avec l'anse, ni après l'ablation de la langue.

Quant au troisième point, il y a une différence à noter suivant qu'on opère sur une muqueuse ou sur la peau : l'escarre produite sur la peau ou, un en mot, à l'extérieur, reste sèche et est bientôt éliminée par des bourgeons charnus; il en est ainsi, par exemple, pour une amputation de

1. Voy. Boeckel, *loc. cit.* — Blanchet, *Thèse de Paris*, 1872.

la verge. L'escarre produite dans une cavité naturelle, au contraire, telle que la bouche ou le vagin, est bientôt humectée par la salive ou les sécrétions vaginales et se transforme le deuxième ou le troisième jour en une pulpe mucilagineuse qui nécessite l'emploi de lavages fréquents, antiseptiques ou astringents ; sans cet adjuvant, cette pulpe se putréfie bientôt et donne naissance à une odeur infecte qui ne peut qu'être nuisible à l'opéré ; voilà le seul reproche que l'on puisse faire à la méthode ; heureusement ce désavantage ne se présente que dans le cas particulier que nous avons dit, et les lavages au permanganate ou même simplement à l'eau de Pagliari (que Sédillot employait beaucoup) y remédient facilement.

Les opérations pour lesquelles l'emploi de l'anse galvano-caustique est particulièrement indiqué sont résumés par M. Boeckel dans l'ouvrage déjà nommé ; nous citerons : les amputations de la verge, des grandes lèvres, l'extirpation des tumeurs érectiles, l'amputation de la langue, du col de la matrice, l'extirpation de polypes naso-pharyngiens, de polypes utérins, de tumeurs vaginales ou rectales, du corps thyroïde, de lipomes ou de fibromes, l'opération de la fistule à l'anus. Enfin l'innocuité des escarres galvano-caustiques incluses dans le péritoine permet d'employer l'anse sans danger pour l'ablation d'épiplocèles irréductibles (*Voir* l'observation XX, *loc. cit.*) ; et le professeur pense que l'on sera de même conduit à diviser le pédicule des tumeurs ovariques, en rendant ainsi l'extirpation de ces tumeurs moins dangereuse.

Les opérations qui ont été exécutées devant nous à l'aide de l'anse galvano-caustique sont assez nombreuses. Nous citerons une division du cordon spermatique, une section du pédicule d'une tumeur ganglionnaire, une ablation de tumeurs hémorrhoïdales très volumineuses, une amputation de la langue, une amputation du col de l'utérus et une ablation d'un papillome extrêmement développé, qui occupait toute la grande lèvre droite, chez une femme atteinte de vaginite.

Chacune de ces opérations a été faite pour ainsi dire *à sec*.

Pour la première, le chirurgien, après avoir incisé les enveloppes du testicule et mis le cordon à nu, place sur celui-ci, à l'endroit voulu, une ligature de fil de soie ; puis il comprend dans l'anse le cordon au point ligaturé, plus un corps inerte quelconque, comme le manche d'une éponge à baguette, par exemple, dans le but que nous avons indiqué d'assurer à l'anse caustique une longueur suffisante jusqu'au bout de l'opération. L'opérateur serre alors vigoureusement le fil de platine, un aide roule le petit chariot de cuivre jusqu'au n° 40, par exemple ; le courant s'établit et la section se fait presque instantanément en produisant une petite escarre ; le fil de ligature de soie tombe avec la partie du cordon enlevée. Le cordon se rétracte ordinairement jusque dans le canal inguinal où il produit une suppuration nulle ou presque nulle; on sait, au contraire, combien l'élimination d'une simple ligature faite sur le cordon (d'après le procédé ordinaire) se fait attendre longtemps et combien, par conséquent, la suppuration est longue de ce seul chef.

L'*amputation de la langue* se fait d'une façon analogue. Quand le processus pathologique est borné à une moitié de cet organe, l'opérateur, après avoir placé l'ouvre-bouche de Smith, qui fixe parfaitement la bouche sans gêner en aucune façon les manœuvres, circonscrit la tumeur par une cautérisation superficielle linéaire faite à l'aide du *couteau* caustique; nous avons dit que c'est le seul cas où le professeur se serve de cet instrument. Cela fait, il traverse la base de la tumeur avec une longue aiguille ou un trocart fin, applique le fil de platine sous l'aiguille, dans la rainure produite par le couteau, et serre fortement; le courant est alors établi, et l'opérateur en règle l'intensité suivant la quantité de fumée qui se dégage et suivant la rapidité de la section; arrivé à la moitié environ de la section, l'opérateur desserre l'anse, y introduit un bâtonnet, la resserre de nouveau et de plus en plus, jusqu'au moment où la tumeur est complètement séparée de l'organe.

Grâce à la rapidité de l'opération, l'anesthésie générale peut être employée; à son réveil, le malade n'éprouve aucune douleur, ni les jours suivants. L'escarre est blanche et sèche; le deuxième ou le troisième jour, les lavages détersifs sont mis en œuvre, les bourgeons charnus se montrent ordinairement le quatrième ou le cinquième jour et la plaie se cicatrise rapidement.

On a essayé de se servir du fil de platine comme d'un séton galvanique ou cautérisateur en le passant à travers des fistules ou des conduits quelconque, dans le but d'y développer un travail inflammatoire (Marchall); mais ces essais n'ont pas réussi, la cautérisation ne s'effectuant dans ces conditions qu'aux points d'entrée et de sortie du fil.

M. Boeckel rapporte, dans son ouvrage, trente-deux opérations pratiquées à l'aide de la méthode qu'il préconise; toutes ont été suivies d'un succès complet, sauf trois seulement suivies de mort (deux par septicémie, une par péritonite). Parmi ces observations, on remarque trois amputations de la jambe au tiers inférieur, pratiquées avec succès par M. Sédillot à l'aide de l'anse galvano-caustique; le célèbre professeur préconisait cette méthode chez les malades anémiques ou cachectiques qui ne pourraient supporter la moindre perte de sang; les malades qu'il opéra de cette façon ne présentèrent pas de réaction fébrile, et, chose à noter, ne se plaignirent d'aucune douleur après l'opération. Enfin, le professeur Lücke a enlevé plusieurs cancers du sein à l'aide de l'anse, avec un plein succès.

II. — Voici un instrument qui présente quelque analogie avec le précédent et que j'ai vu fonctionner ces jours derniers pour la première fois chez M. Boeckel; c'est le *thermo-cautère* ou *couteau thermique du docteur Paquelin*. Cet instrument, d'invention toute récente, est basé sur la propriété bien connue du platine de rester incandescent par le contact du gaz hydrogène ou de gaz analogues. Imaginez un *tube* de platine fermé à un bout, de la grosseur du petit doigt, rond ou aplati, fixé à un manche d'ébène; à travers le manche on fait passer, à l'aide d'un petit insufflateur à boules, des vapeurs d'essence de pétrole rectifié ou *gaz Mill*, qui passent dans la cavité du couteau ou du cautère; c'est là tout l'appareil. Au moment de s'en servir, on chauffe légèrement le cautère de platine à une lampe à alcool; aussitôt l'essense de pétrole insufflée dans sa cavité le rougit immédiatement à blanc, et cette température est entretenue par le courant de vapeurs, aussi longtemps qu'on le désire. On abaisse la température du cautère en insufflant d'une manière lente; on lui rend toute son intensité en insufflant fortement; pour plus de commodité, le petit récipient d'essence peut se fixer par un crochet *ad hoc* à la boutonnière de l'habit, de sorte que l'on peut parfaitement opérer seul et sans aide.

Quant au cautère, il peut affecter toutes les formes connues du cautère actuel ordinaire; non seulement sa température est entretenue d'une façon constante par les vapeurs de pétrole, mais encore on peut le plonger dans l'eau, puis l'en retirer sans qu'il s'éteigne; en aucune occasion on n'est obligé de le présenter de nouveau à la flamme de la lampe; quant aux vapeurs de pétrole, elles ne dégagent aucune odeur, et c'est à peine si l'on s'aperçoit de la diminution du contenu du récipient après une demi-heure de cautérisation.

Cet excellent petit instrument, autour duquel on fait beaucoup de bruit à Paris en ce moment, mérite toute l'attention des chirurgiens; nous l'avons vu fonctionner avec une sûreté et une facilité parfaites; il est particulièrement précieux pour la cautérisation actuelle du col utérin. Il est destiné à remplacer dans tous les cas les cautères actuels au fer rouge dont on s'est servi jusqu'ici; grâce à lui, les fourneaux à charbon, les soufflets, les nombreux aides destinés à faire fonctionner tout cet attirail, l'effroi que ces apprêts causent toujours au malade, tout cela est complètement évité. Une cautérisation par le feu sera désormais l'opération la moins effrayante et la plus facile à exécuter sans aides, et il arrivera un jour où le cautère de Paquelin sera aussi communément en possession du chirurgien qu'un bistouri. L'hôpital civil de Strasbourg en possède déjà deux exemplaires.

La simplicité de l'appareil instrumental destiné à chauffer le cautère (appareil qui se compose uniquement d'un insufflateur) a fait naître l'idée de lui donner la forme d'une lame creuse qui remplacerait, pour l'ablation des tumeurs, le couteau dont la température est entretenue au moyen d'une pile et dont nous parlions plus haut; malheureusement, si la haute température est plus facilement et plus sûrement produite à l'aide de l'essence de pétrole, le couteau ainsi chauffé participe à tous les défauts du couteau galvanique, dont le principal est, comme nous venons de le voir, de ne pas étreindre les tissus en les coupant. Aussi a-t-on dû malheureusement renoncer à ce projet.

III. — Parlons maintenant des pansements et du *modus faciendi* en général : je ne sais comment j'ai omis de vous parler de la *table d'opérations*, car c'est un accessoire important; M. von Langenbeck au Policlinicum, M. Bardeleben à la Charité de Berlin, les professeurs E. Boeckel et Lücke à Strasbourg se servent uniquement de cette table, qui est désignée, dans le catalogue de Windler, sous le nom de « modèle anglais ». Les avantages qu'elle présente sont d'abord d'être très longue et très étroite, c'est-à-dire de la largeur d'un homme de corpulence ordinaire, de sorte que le sujet est beaucoup plus sous la main de l'opérateur et mieux à portée des aides; d'autre part, elle peut s'élever en totalité ou en partie par des mécanismes fort ingénieux et fort simples; la partie sur laquelle on opère est ainsi placée juste à la hauteur où l'opérateur le désire, sans qu'on soit forcé d'accumuler, comme sur une table ordinaire, des coussins qui glissent ou que le malade dérange par les mouvements qu'il fait inconsciemment. M. Windler a fait construire une table en tout semblable au modèle anglais, mais que l'on peut aisément transporter sous un petit volume.

Tandis qu'à Berlin on semble vouloir abandonner le pansement de Lister pour prendre celui de Thiersch (à l'acide salicylique), la méthode du célèbre professeur d'Édimbourg est appliquée ici dans toute sa rigueur, et l'on se loue beaucoup des résultats qu'elle donne. Les pièces de pansement diffèrent un peu de celles qu'on emploie à Berlin : les compresses trempées dans l'eau phéniquée sont remplacées par de la tarlatane qui a été trempée dans un mélange de paraffine, de résine et d'acide phénique; ce tissu offre l'avantage d'être sec, de mieux absorber le pus par conséquent; on l'applique en plusieurs doubles sur le morceau de taffetas vert (Lister's silk protective) qui a été directement appliqué sur la plaie afin de garantir celle-ci du contact immédiat de l'acide phénique; car il est à noter que le silk de Lister n'est nullement phéniqué, comme beaucoup de praticiens le croient; par surcroît de précaution, et afin de rendre l'appareil le moins perméable possible à l'air, on interpose entre les nombreux doubles de tarlatane phéniquée une feuille de papier huilé; le tout est fixé par un bandage convenable. Ce papier huilé offre l'avantage de remplir le même but et de coûter beaucoup moins cher que le tissu imperméable en caoutchouc employé par le professeur anglais, il en est de même de la tarlatane, qui est aussi bonne et moins coûteuse que la fameuse gaze antiseptique; en effet, le vrai moyen, comme nous le disait le professeur, de propager la méthode antiseptique, c'est de la rendre le meilleur marché possible. Nous voyons quelquefois placer par dessus la tarlatane du chanvre salicylique, ce qui permet de combiner, dans une certaine mesure, les deux pansements antiseptiques.

Quant au pansement simple, il est passé, comme à Berlin, à l'état de lettre morte.

Pour faciliter les pansements quotidiens, on se sert, chez M. Boeckel comme chez M. Langenbeck, de l'irrigateur d'Esmarch; il consiste en un vase d'étain cylindrique, de la contenance d'un à deux litres, à la base duquel se trouve un ajutage muni d'un robinet et d'un tube de caoutchouc; à l'autre extrémité du tube se trouve une canule. Le vase contient une solution d'hyposulfite de soude et d'acide phénique (la formule est: hyposulfite de soude et alcool phéniqué (solution au 10°) ãâ 10 grammes, eau 100 grammes). A chaque pansement, la plaie est lavée à l'aide de l'irrigateur et on fait passer une partie du liquide antiseptique à travers les tubes à drainage. Ce petit appareil remplace avantageusement la seringue; son action est continue, et la force du jet peut être facilement augmentée ou diminuée en élevant ou en abaissant le vase qui est d'ailleurs maintenu par un aide. Il offre, sur le tube-syphon employé en France, cet avantage de ne pas devoir être amorcé pour fonctionner. Les vases destinés à recevoir l'eau de lavage de la plaie, le pus, les pièces de pansement qu'on enlève, etc., au lieu d'être ronds, comme chez nous, ont tous la forme d'un *rein;* l'échancrure qu'ils offrent ainsi permet de les appliquer contre le membre sur une plus grande étendue, et le pansement se fait beaucoup plus proprement; ils sont en cuivre ou en gutta-percha et portent le nom de *Eiterbecken* à Berlin, de *plats à barbe* à Strasbourg. Il va sans dire que, pendant tout le temps que dure le pansement, un aide pulvérise de l'acide phénique autour de la plaie à l'aide du pulvérisateur de Lister.

Les éponges à tiges remplacent les porte-éponges de Berlin et offrent l'avantage de coûter moins cher.

Pour la réunion des plaies, le professeur préfère en général la suture entortillée à la suture à points séparés; la première ne nécessite guère de nœuds; ensuite s'enlève beaucoup plus facilement et surtout plus rapidement que la suture à points séparés; il suffit, en effet, d'enlever les épingles à l'aide d'une pince pour voir aussitôt tomber les fils. Pour fixer les épingles, le professeur se sert souvent du *porte-épingle de Cintrat,* ingénieux petit instrument dans lequel l'épingle se trouve emprisonnée dans un tube d'acier et ne peut donc se courber au moment où on la fait pénétrer dans la peau; il n'a qu'un défaut, c'est qu'il faut avoir l'habitude de le manier.

Je ne compte plus le nombre de fois que j'ai vu, chez M. Langenbeck, chez M. Bardeleben et ici, des plaies se réunir par première intention, alors qu'elles contenaient de un à vingt fils de catgut, sans donner la moindre trace de pus ni deux jours ni deux mois après l'opération. Dernièrement encore M. Boeckel a opéré sous Lister un cancer du sein avec extirpation de ganglions de l'aisselle; le professeur a placé sous nos yeux dix-huit ligatures de catgut parsemées dans toute l'étendue de la plaie; puis, comme il restait assez de peau pour couvrir la plaie entièrement, il a fermé partout à l'aide de la suture entortillée, et a appliqué un pansement de gaze antiseptique. Les épingles de suture ont été enlevées du second au troisième jour, la plaie s'est réunie par première intention sur toute son étendue, et la malade n'a pas présenté un seul instant le moindre symptôme de fièvre. Deux cas de ce genre se sont présentés l'un après l'autre; l'enkystement et l'absorption de ces fils est désormais un fait acquis, malgré les réserves que formulent en général les traités classiques de médecine opératoire et les manuels de petite chirurgie.

La première intention est une expression dont on a, comme nous le disait M. Boeckel, beaucoup abusé; on lit tous les jours des observations dans lesquelles les auteurs déclarent gravement qu'ils ont obtenu la première intention au bout de six semaines après l'opération; cela est vraiment abusif, et il serait bon de convenir une bonne fois que la première intention désigne la réunion des deux faces d'une plaie par organisation immédiate, sans la moindre formation de bourgeons charnus ni de pus.

Pour ce qui regarde les bandages, le plus usité est toujours le bandage plâtré; dans quelques cas, nous voyons le professeur prescrire un bandage silicaté; celui-ci s'applique, comme on sait, de la même façon que notre bandage amidonné, c'est-à-dire en étendant à l'aide d'une brosse, sur la bande mise en place, une solution concentrée de silicate de potasse. Ce bandage est donc très facile à faire, et de plus il s'applique très proprement, point qui n'est nullement à dédaigner quand on opère en dehors des hôpitaux; enfin deux à trois heures suffisent pour le sécher complètement.

Lorsqu'il s'agit de faire un spica de l'aine, on sait combien il est difficile de faire soutenir convenablement le bassin quand on n'a pas affaire à un aide expérimenté. Nous avons vu se servir de différents *pelvi-supports* qui remplissent le but... plus ou moins complètement. A Berlin, c'était le *Beckenstütze* de Bardeleben, se composant d'une tige verticale fixée à la table et d'une large plaque de fonte horizontale pouvant s'élever et s'abaisser le long de la tige; c'est cette plaque qui supporte le bassin. Ici nous avons pu voir un appareil un peu plus compliqué, mais qui sert en même temps d'appareil à extension[1]. Il est formé de deux

1. Ce pelvi-support est du professeur Lücke.

longues tiges horizontales et accouplées; à une extrémité se trouve un petit siège destiné à soutenir le sacrum; une tige courbe et plate passe entre les cuisses pour opérer la contre-extension; à l'autre extrémité de chacune des tiges est une manivelle destinée à faire l'extension au moyen d'une guêtre attachée au pied. Enfin la jambe et la cuisse sont soutenues par deux ou trois pelotes disposées sur de petits pivots perpendiculaires aux deux grandes tiges de l'appareil.

Quant au chloroforme, je n'ai qu'à répéter ce que je vous écrivais de Berlin. Il est administré à tout âge et sans aucune exception; les enfants même les plus jeunes le supportent sans aucun inconvénient. On sait que M. Sédillot a été un des premiers à préconiser l'emploi du chloroforme dans tous les cas, et à poser les règles de son administration. L'illustre chirurgien de Strasbourg avait l'habitude de ne jamais faire chloroformiser que par une seule et même personne qu'il employait exclusivement pour remplir cette fonction. Dans ces conditions, M. Sédillot a réuni plus de *dix-sept mille* cas de chloroformisation à tout âge, sans un seul accident.

On ne se sert pas chez M. Boeckel de l'appareil d'Esmarch ni d'aucun appareil plus ou moins compliqué dans le but d'anesthésier; le chloroforme est administré, suivant le conseil de M. Sédillot, à l'aide d'une simple compresse roulée sur elle-même et fixée par une épingle, de manière à ce que le creux ainsi formé soit assez grand pour recouvrir le nez et la bouche du patient. C'est de la même façon qu'on procède chez M. Lücke. L'insensibilité générale et la limite de la chloroformisation sont encore indiquées par l'insensibilité de la conjonctive. Enfin les opérations de la face et celles qui se pratiquent dans la vessie ne se font pas sans chloroforme. Suivant l'exemple de son prédécesseur, M. Boeckel charge toujours la même personne de l'anesthésie; le professeur est arrivé, depuis qu'il a commencé à compter, au chiffre de près de 1 300 chloroformisations sans accident.

L'*anesthésie locale* est assez fréquemment employée toutes les fois que le traumatisme à imposer est restreint en étendue et en profondeur; l'agent pulvérisé dans l'appareil de Richardson est quelquefois l'éther sulfurique; mais le plus souvent c'est le bichlorure de méthylène (CH^2CL^2) qu'on emploie chez nous comme anesthésique général. Ce dernier corps, par sa rapide volatilisation, produit une réfrigération tellement intense, que la peau sur laquelle il est pulvérisé se couvre en quelques instants d'un petit monceau de glace, glace qui est du bichlorure de méthylène congelé. On conçoit que, dans ces conditions, l'anesthésie qu'il produit est beaucoup plus rapide, plus intense et plus profonde que celle qu'on obtient par l'éther sulfurique. Ce petit appareil est vraiment précieux quand il s'agit de faire un débridement, d'inciser un panari, d'ouvrir un abcès, ou de *cueillir* une greffe, comme nous le verrons plus loin.

En fait de *topiques*, mentionnons le cataplasme Lelièvre, qui réalise sur le cataplasme de farine de lin le même progrès que les Rigollot sur les sinapismes ordinaires; il y a plus : non seulement la préparation et l'application sont, comme pour les Rigollot, beaucoup plus faciles, mais il est à noter que le cataplasme Lelièvre, composé, si je ne me trompe, de lichen, de fucus et de guimauve, ne s'altère en aucune façon au contact de la sueur et du pus, ne subit aucune fermentation acide ou autre, et ne dégage jamais cette odeur aigre et nauséabonde des anciens cataplasmes qui sont souvent faits avec de la farine trop ancienne, rancie ou avariée, ou qui ont été cuits trop longtemps pendant leur préparation. Deschamps (*Manuel de pharmacie*) explique que ce n'est pas l'huile de lin qui se rancit, car elle n'a pas, dit-il, la propriété de se rancir, mais que ce sont les substances albuminoïdes qui s'altèrent sous l'influence de l'oxygène humide. Quelle que soit l'explication, le fait est évité par l'emploi du cataplasme Lelièvre, qui offre, de plus, une blancheur et une propreté parfaites; grâce à lui, on ne voit plus des débris du cataplasme noircir et se dessécher sur la peau en y produisant, lorsqu'on veut les enlever, des rougeurs et des excoriations, quand ils ne sont pas causes d'érysipèle; la propreté du pansement et l'hygiène du malade y gagnent singulièrement; enfin mentionnons sa grande légèreté, qualité précieuse quand il s'agit de l'appliquer sur le ventre, dans les cas de péritonite, par exemple. Ce nouvel épithème réalise donc un véritable progrès, et c'est le seul cataplasme qui soit employé dans le service de M. Boeckel.

Enfin il n'y a pas jusqu'aux lits qui n'offrent une disposition commode et essentiellement hygiénique à considérer. Ces lits, tous en fer, ont, en guise de sommier, un appareil composé de baguettes de bois; ces baguettes, de la longueur du lit, sont fixées horizontalement et indépendamment les unes des autres à l'aide de ressorts isolés placés à leurs deux extrémités seulement. L'espèce de plan horizontal ainsi formé est distant de 30 centimètres de la base du lit; et comme ce plan est très élastique, il suffit d'*un seul matelas* disposé par dessus pour former un lit d'une commodité exceptionnelle. De cette façon, les conditions antihygiéniques constituées par les entassements de matelas dans des boîtes de tôle sont complètement évitées; l'air circule largement tout autour de l'unique matelas, et le malade se trouve dans toutes les conditions de commodité et d'hygiène désirables. Ces appareils, que l'on peut placer et enlever à volonté, portent le nom de *sommiers Tücker;* tous les lits des hôpitaux de Strasbourg en sont garnis. Quant aux rideaux, ils ne pourraient pas non plus marcher de pair avec les pansements antiseptiques et sont complètement rejetés. D'après une notice publiée récemment par M. Jules Boeckel, le jeune et sympathique rédacteur de la *Gazette médicale de Strasbourg*, il en est de même dans les hôpitaux anglais.

Le professeur fait un grand usage de la *traction continue* ou traction américaine, comme on voudra la nommer. D'après un article publié par M. Boeckel dans le *Bulletin général de thérapeutique*, cette méthode paraît avoir été appliquée en premier lieu par Gilbert, de Philadelphie, et fut vulgarisée en Europe par Volkmann, de Halle. Le professeur fixe l'appareil, non avec des bandes, mais au moyen d'une cuirasse de sparadrap; dans le milieu de l'anse plantaire, quand il s'agit du membre inférieur, il place une traverse en bois destinée à éloigner la bande des malléoles et à empêcher cette bande de se rouler en corde. La poulie, montée sur une tige mobile, ne diffère en rien de celle qu'on voit chez nous; la contre-extension est rarement nécessaire; on l'effectue, quand il le faut, au moyen d'un tube de caoutchouc passant dans le pli de l'aine ou dans l'aisselle; enfin le membre est placé sur un coussin recouvert d'une étoffe glissante, comme de la toile caoutchoutée, afin que les frottements ne causent pas de résistance au poids. Celui-ci varie de 6 à 12 kilogr.; il est rare que ce dernier chiffre soit dépassé. Le professeur applique cette méthode avec de remarquables succès au traitement des coxalgies; le premier effet de son application est de supprimer la douleur; il ne peut en être autrement, puisque la traction fait disparaître la pression de la tête du fémur contre la cavité cotyloïde et immobilise en même temps l'article; après un mois ou deux, dans les cas favorables, le professeur supprime la traction et applique un appareil de Taylor qui permet la déambulation à l'aide de béquilles.

Si la résection de l'articulation coxo-fémorale est jugée nécessaire, c'est encore à la traction que le professeur a recours comme méthode d'extension et d'immobilisation; elle favorise l'écoulement du pus, facilite les pansements et diminue le raccourcissement autant que cela est possible.

La traction continue est encore mise en œuvre pour redresser les ankyloses vicieuses du genou, et dans le traitement des gonarthrocaces; seulement ici le professeur joint à la traction horizontale une *traction verticale descendante;* dans ce but, une échancrure est faite au matelas de manière à y faire passer la ficelle dont une extrémité est fixée au genou et l'autre est munie d'un poids qui se balance sous le lit. Depuis qu'il emploie la méthode américaine, le professeur a presque complètement renoncé au redressement brusque; ce dernier mode de traitement, outre qu'il cause des douleurs atroces quand on n'emploie pas le chloroforme, expose, comme on sait, à de grands désordres, tels que les ruptures des téguments, des fractures, etc. En outre, le redressement brusque ne réussit guère que chez les enfants qui n'ont pas dépassé 7 à 8 ans. (Voy. *Comptes rendus de la Société de chirurgie de Paris*, séance du 24 novembre 1875.)

Il va sans dire que les fractures de cuisse sont exclusivement traitées par la traction continue; les beaux résultats que nous en avons vus naguère dans le service de M. le professeur de Roubaix sont confirmés par ceux que nous voyons ici. Certaines fractures du col de l'*humérus* sont traitées et guéries à l'aide de la traction. Enfin il n'y a pas jusqu'aux fils de ligatures que le professeur conseille de traiter par cette méthode, quand ces fils tardent trop à tomber : le professeur a encore eu récemment l'occasion d'appliquer ce moyen à des fils de ligatures placés consécutivement à l'extirpation sus-vaginale de l'utérus atteint de tumeur fibro-cystique; cette remarquable observation, qui a été suivie d'un plein succès, vient d'être publiée dans la *Gazette médicale de Strasbourg*, numéro de septembre 1876. (Hystéro-laparotomie, sans ablation des ovaires.) Le poids suspendu au fil ne dépasse guère 100 grammes; il est fixé à un fil qui se réfléchit sur une poulie, comme dans la méthode générale.

IV. La *résection de l'articulation de la hanche* dans les cas de coxalgie a été exécutée un assez grand nombre de fois devant nous, tant à la clinique de M. Boeckel qu'à celle de M. Lücke. Le procédé employé est celui de Langenbeck ou celui de Guérin.

Le procédé de Langenbeck consiste en une incision linéaire qui, partant d'un centimètre environ au-dessus du grand trochanter, suit cet os dans le sens de sa longueur; cette incision a de 10 à 15 centimètres; les tendons étant coupés *en rasant l'os*, et la capsule incisée, un aide porte la cuisse dans la flexion, l'adduction et la rotation en dedans; la tête du fémur apparaît aussitôt; dans quelque cas cependant nous avons vu la rotation en dehors réussir plus facilement; il ne reste plus qu'à couper le ligament rond pour dégager complètement la tête. Le procédé de Guérin consiste en une incision courbe à concavité antérieure, pratiquée à deux centimètres environ en arrière du grand trochanter; on arrive ainsi sur la tête du fémur dont la désarticulation est encore facilitée comme il vient d'être dit.

Les points de repère pour cette incision, quel que soit le procédé, sont naturellement le sommet du grand trochanter et la direction du fémur. Or nous avons souvent vu que le premier de ces points, qui paraît si facile à trouver, était, au contraire, très difficile à obtenir; cela arrive dans les cas, très fréquents d'ailleurs, où le gonflement et l'empâtement de la région forment une grande masse molle dans laquelle la palpation ne permet pas de déterminer le point exact où le sommet du trochanter se trouve placé; l'opérateur est alors obligé de commencer par la partie verticale de son incision en suivant la direction du fémur que l'on perçoit toujours facilement; arrivé sur l'os, ou à côté de l'os, il le suit alors de bas en haut et termine son incision par où il l'aurait commencée sans cet empêchement. Le professeur Lücke nous faisait remarquer combien l'hémorrhagie est en général peu abondante, grâce à l'infiltration des tissus traversés par le bistouri; par le procédé de Langenbeck, la perte de sang est d'ailleurs très faible, par le fait qu'on rase l'os pour couper les tendons; mais le procédé de Guérin donne *plus de jour* dans la profondeur où l'on opère et la tête se luxe plus facilement. Quand vient le moment de scier l'os malade, faut-il laisser ou faut-il enlever le grand trochanter? MM. Lücke et Boeckel pensent qu'il faut enlever le trochanter avec la tête, au moins dans la grande majorité des cas; ces professeurs s'appuient sur ce fait que les contractures musculaires qui se produisent dans la suite tendent à attirer le fémur en haut et en avant de la cavité cotyloïde, ce qu'une traction, même énergique, ne parvient pas ordinairement à empêcher, et ce qui augmente le raccourcissement; de plus, l'apophyse dont nous parlons empêche l'opérateur de visiter avec assez de soin le fond de la cavité cotyloïde; enfin, plus tard, elle empêche, dans une certaine mesure, l'écoulement facile du pus. Cette opinion est partagée par Volkmann, de Halle. Nous avons souvent vu la scie à chaîne rester accrochée et ne pouvoir être dégagée qu'au prix de grands efforts; cet inconvénient, qui est très désagréable quand il survient au milieu d'une opération que l'on a hâte de terminer, est évité quand on emploie la petite scie de Langenbeck avec laquelle on arrive facilement à couper l'os, malgré la profondeur à laquelle il se trouve.

Pour retirer les fragments d'os cariés ou d'ostéophytes de ce trou profond, le professeur se sert avec avantage d'un élévatorium-rugine dont l'extrémité est courbée à angle obtus sur le manche.

Pour écarter les lèvres épaisses de la plaie, il se sert de larges rétracteurs de Langenbeck. Le pansement est celui de Lister qu'on applique sans attelle ni bandage plâtré. La raison qu'en en donne est qu'un appareil inamovible applique presque nécessairement les surfaces réséquées l'une contre l'autre et amène ainsi forcément l'ankylose, *résultat que la pratique nouvelle cherche justement à éviter;* ensuite il est presque impossible d'empêcher le pus de s'écouler entre le bandage et la peau, ce qui occasionne la malpropreté et les conditions antihygiéniques que l'on sait. La guérison nécessite ordinairement de trois à quatre mois pendant lesquels la traction américaine est rigoureusement appliquée.

Pour faciliter les pansements, nous avons vu le malade reposer sur les bandes d'un grand cadre de bois, cadre à l'aide duquel on soulève très facilement le sujet de dessus son lit, à l'aide d'une crémaillère, sans la moindre secousse; cet appareil, très simple et très pratique, peut être fait partout; il a été inventé par un ouvrier de Mulhouse.

Aussitôt que le malade peut se lever, on lui applique un appareil Taylor, qui rend ici encore de bons services; l'appareil que l'on emploie à Strasbourg a subi une modification qui consiste en ce que la tige principale est en bois au lieu d'être en acier; cela offre deux grands avantages : le premier, de rendre l'appareil beaucoup plus léger, et le second, de le rendre beaucoup moins cher; c'est ainsi que pour un enfant de 10 ans, par exemple, l'appareil ainsi modifié coûte trente francs, tandis qu'il en coûte quatre-vingts quand il est entièrement en acier.

On sait combien, grâce au pansement de Lister, cette opération donne des résultats plus favorables qu'autrefois (voy. plus loin la statistique récente); l'articulation conserve le plus souvent, après la guérison, une mobilité très marquée, au moins pour ce qui concerne la flexion et l'extension; tel était le cas pour deux opérés guéris que nous avons vus chez M. Boeckel et pour deux autres résultats que nous avons pu examiner chez M. Lücke.

Un fait assez remarquable, c'est que la cicatrice, lorsque la lésion est complètement guérie, se trouve ordinairement portée de derrière la région du trochanter à un ou deux centimètres *en avant* de cette apophyse.

Dans un intéressant travail traitant des effets de la coxalgie sur la croissance du membre (publié dans les *Archives de physiologie normale et pathologique*), M. Boeckel examine quelles sont les causes du défaut de développement du membre atteint, et montre à toute évidence, par le raisonnement et par une série de faits, que cette malheureuse suite des coxalgies ne doit pas être exclusivement attribuée à la lésion du cartilage épiphysaire. En effet, ce cartilage n'est pas le seul agent d'acccroissement de l'os; il est bien prouvé aujourd'hui que les os s'accroissent aussi par intussusception, comme les autres tissus; en outre, ils croissent en grosseur aussi bien qu'en longueur, ce qui est forcément indépendant du cartilage d'allongement. Or non seulement un os dont une extrémité est atteinte de carie ne s'allonge et ne grossit qu'avec une extrême lenteur, mais encore tous les tissus qui l'entourent, les muscles en particulier, et enfin le second segment tout entier du membre (c'est-à-dire la jambe ou l'avant-bras) participant à l'altération, cessent bientôt de croître, et s'atrophient peu à peu. Il faut donc chercher ailleurs que dans l'altération du cartilage épiphysaire la cause d'une lésion ainsi généralisée au membre tout entier, ou au moins cette altération ne peut être considérée que comme un des agents de ce défaut d'accroissement. — Cette cause, l'auteur la trouve dans le manque de fonctionnement du membre. « La cause finale de l'arrêt de développement, il ne faut pas la chercher dans des lésions du système osseux, mais dans une altération fonctionnelle qui se traduit par l'atrophie musculaire. » La vérité de cette proposition est rendue évidente par des faits que l'on peut observer tous les jours. C'est ainsi que cette atrophie générale, s'étendant jusqu'au pied, a pu résulter de l'atrophie graisseuse des seuls muscles fessiers sans aucune lésion osseuse ou articulaire ; c'est ainsi qu'elle résulte souvent d'une simple ankylose, soit du genou, soit de la hanche. Si la proposition est vraie, « si l'atrophie osseuse est causée par l'atrophie musculaire, ces deux lésions devront être proportionnelles ; » or c'est ce que démontre à toute évidence le tableau d'observations annexé au travail de l'auteur. Ce tableau démontre enfin que e degré d'atrophie généralisée n'est nullement en proportion de la gravité de la coxalgie, lorsque, celle-ci étant guérie, le membre a pu reprendre ses fonctions normales.

Quelles conséquences *pratiques* tirerons-nous de ces faits? — L'ankylose étant une cause directe de l'abolition des fonctions du membre, abolition amenant l'atrophie, il faudra s'efforcer d'éviter l'ankylose ; d'autre part on sait combien l'immobilité et la privation d'air, amenées par l'application prolongée d'un bandage inamovible, causent rapidement l'atrophie du membre immobilisé ; il faudra donc s'efforcer d'empêcher l'application trop longue d'un bandage inamovible. Or quel est le traitement qui répond à ces indications importantes? il n'y en a qu'un seul, et c'est la résection de l'articulation malade. En effet la résection seule se termine dans la très grande généralité des cas par une *pseudarthrose mobile permettant le rétablissement des fonctions du membre et par conséquent empêchant l'atrophie ;* quant à la fréquence de la formation de cette nouvelle articulation mobile, après la résection, elle résulte de toutes les statistiques publiées ; c'est ainsi que « Good n'a pu noter qu'un seul cas d'ankylose sur cinquante deux guérisons de résection ; un certain nombre de ces opérés ont été revus au bout de plusieurs années et l'on a constaté l'absence d'arrêt de développement » (voyez Boeckel, *loc. citat.*).

Voilà pour ce qui concerne les résultats des résections *guéries ;* quant à ce qui regarde la mortalité des résections de la hanche en général, les statistiques varient dans une assez grande mesure : celle qui a été publiée dans les *Archives* de Langenbeck (1872), et qui comprend toutes les résections publiées depuis 1845 jusqu'en 1869, réunit 162 cas qui donnèrent 61 guérisons, d'où la mortalité peut être évaluée à 63 pour 100 environ. — La guerre franco-allemande donne une mortalité effrayante ; le détail de cette statistique est donné dans les *Archives* de Langenbeck pour 1874 ; pour ne citer que les chirurgiens les plus connus, Billroth fit trois résections de la hanche suivies de mort ; Langenbeck, six cas, six morts ; Lücke un cas, mort ; Volkmann, de Halle, trois cas, trois morts ; en somme 31 cas suivis de *quatre* guérisons seulement ; la mortalité est donc pour ce groupe de plus de 87 pour 100. Cette statistique est tout simplement effroyable et les résultats de la dernière guerre suffiraient à faire rejeter l'opération s'ils existaient seuls. — Mais il faut faire entrer en ligne de compte les détestables conditions dans lesquelles se font en général les opérations de guerre ; on opère sur des malades dont le système nerveux est fortement ébranlé ; il faut agir vite, vu l'encombrement, et le chirurgien étant surchargé de travail ; les soins consécutifs, qui sont si nécessaires et dont dépendent presque entièrement les résultats, ne peuvent être donnés d'une façon convenable. En voilà plus qu'il ne faut pour empêcher l'opération la mieux faite de réussir.

Ce qui le prouve d'ailleurs, c'est le résultat général des résections que ont été opérées, depuis, en Allemagne ; cas dans lesquels les conditions défavorables que nous venons d'énumérer n'existaient plus, et où les soins les plus minutieux ont pu être prodigués. Les observations réunies par Kappeler donnent 58 pour 100 de mortalité. Volkmann (*Beitræge zur chirurgie*, 1875) donne 8 observations dont 5 morts, mais il fait remarquer que chez la plupart de ses malades les lésions étaient très avancées. — Enfin les résultats des opérations pratiquées dans ces derniers temps à l'hôpital civil de Strasbourg sont consignés dans la thèse de M. Lechten (voyez docteur Lechten, *Recherches relatives à l'étude et au traitement de la résection de la hanche*, Strasbourg, 1876) ; ce jeune confrère réunit 13 observations très détaillées, dont 6 cas donnèrent une guérison complète, 5 cas furent suivis de mort, et 2 cas restent douteux ; cela nous donne une mortalité de 40 pour 100 environ. Nous voilà loin des 87 pour 100 de la guerre franco-allemande ; nous sommes loin aussi de 67 pour 100 des vingt-quatre premières années où, à la vérité, les conditions défavorables de la guerre n'existaient pas, mais pendant lesquelles on n'appliquait pas le pansement antiseptique, si ce n'est pendant les toutes dernières. Il y a donc un grand progrès à constater, progrès qui est attribué, d'une part, à la plus grande habitude de l'opération que les chirurgiens ont acquise, d'autre part, au pansement antiseptique qui réalise, de l'avis général, un immense progrès pour la pratique des résections.

Tout porte donc à croire que ces progrès seront de plus en plus marqués, à mesure que l'on connaîtra mieux les indications de l'opération, et les soins à l'aide desquels on empêchera les récidives de se produire.

Pour les *résections du coude*, c'est toujours le procédé de Park qui est mis en œuvre ; seulement, lorsque l'olécrâne n'est pas profondément atteint, et dans les cas favorables, M. Boeckel laisse cette apophyse en place, le professeur y trouve cet avantage que les mouvements se rétablissent plus facilement dans la nouvelle articulation ; toutefois, cette façon de procéder expose à tous les dangers des résections partielles.

M. le professeur Boeckel opère les *résections du poignet* par un procédé qui est décrit minutieusement dans une brochure intitulée : *Contribution à l'histoire de la résection totale du poignet*. Voici ce procédé : le professeur fait une incision de deux à trois centimètres qui, partant de la base dorsale du deuxième métacarpien, se termine au-dessus de l'extrémité inférieure du radius; il détache ensuite l'insertion du second radial externe ; puis, ouvrant l'articulation, il fait saillir dans la plaie le carpe qu'il enlève tout entier sauf le trapèze et le pisiforme; saisissant ensuite le trapèze avec une pince à griffe, il le dégage, avec précaution, de dessous l'artère radiale et les tendons du pouce avec lesquels cet os est en rapport immédiat; il ne fait ensuite qu'évider le pisiforme afin de ménager le tendon du cubital antérieur; c'est alors seulement que l'opérateur fait saillir le radius et le cubitus, et les coupe à la hauteur voulue. Contrairement à la pratique de Langenbeck, le professeur laisse en place les portions synoviales fongueuses et se contente de les modifier à l'aide du perchlorure de fer étendu d'eau ou perchlorure de zinc. — Le bandage d'Esmarch enlevé, il n'y a ordinairement aucune ligature à placer. — M. Boeckel applique ensuite une gouttière plâtrée *qu'il vernit* afin de pouvoir donner des bains de bras au malade. Au bout de trois semaines ou un mois, il dégage les doigts du bandage afin de pouvoir commencer à les exercer.

Comparé au procédé de Langenbeck, ce procédé se distingue par un traumatisme encore plus restreint, ensuite par ce fait que le professeur enlève le carpe avant de faire saillir les os de l'avant-bras, enfin en ce qu'il laisse le trapèze et le pisiforme provisoirement en place, afin de pouvoir les reséquer avec plus de précautions. — Quant à la résection partielle, le professeur la rejette aussi complètement.

M. Boeckel est d'avis de ne pas attendre que la lésion soit très étendue pour pratiquer la résection; la temporisation, ici, est une faute, car elle ne laisse bientôt plus de place que pour l'amputation. Sans doute celle-ci est plus facile, et sa guérison plus rapide; mais, comme il le dit excellemment, « n'est-ce donc rien que de conserver la main et les doigts? on le dirait presque en voyant avec quelle facilité les chirurgiens amputent la main en totalité, si dans d'autres circonstances ces mêmes chirurgiens ne faisaient tous leurs efforts pour garder un doigt, ou seulement une portion de doigt. »

Rappelons aussi que les statistiques de Folet donnent pour l'amputation une mortalité *double* de celle des résections.

M. Boeckel fait la *résection des os du tarse* par une incision unique, en forme de L, pratiquée sur le côté externe de la jambe et du pied; il obtient ainsi un lambeau angulaire qu'il relève, et cet espace lui suffit pour enlever tous les os du tarse depuis l'astragale jusqu'aux cunéiformes; afin de faciliter l'écoulement du pus, le professeur fait reposer le membre sur son côté externe, sinon continuellement, au moins d'une façon habituelle.

La *résection de la tête humérale* se pratique ici comme à Berlin, c'est-à-dire à moins d'incision de nécessité, par une incision qui, partant du voisinage de l'extrémité externe de la clavicule, descend sur la tête de l'humérus parallèlement aux fibres deltoïdiennes; on redoutait naguère le rétrécissement de l'ouverture ainsi pratiquée, par la contraction musculaire; elle est vaincue, pendant l'opération, par le chloroforme et l'emploi des réacteurs de Langenbeck; après l'opération les tubes à drainage suffisent pour l'écoulement du pus, et la contraction musculaire du deltoïde ne fait que contribuer à l'occlusion de la plaie. Le plus difficile de l'opération consiste toujours dans l'ablation des parties cariées de la cavité glénoïde; on pourrait à cet effet se servir d'une pince de Liston dont les mors, formant d'une part un angle droit avec le manche, offriraient en même temps une forte courbure en avant.

Voici enfin des *résections de l'articulation du genou;* vous ai-je dit que l'avis de M. von Langenbeck est peu favorable à cette opération? — Je puis dire que je lui ai vu faire toutes les résections, sauf celle-là; les arthrites fongueuses ou tuberculeuses du genou, l'illustre professeur de Berlin les traite par la cautérisation ponctuée ou transcurrente et par l'immobilisation dans un appareil plâtré. — J'ai été témoin ici de plusieurs résections du genou pratiquées par MM. Lücke et Boeckel, et j'en ai vu aussi de guéries; ces professeurs en obtiennent d'assez bons résultats; toutefois c'est de toutes les résections d'articulation celle qui donne les résultats les moins favorables, tant au point de vue spécial du but obtenu qu'au point de vue général. La guérison est très longue, elle se fait attendre trois mois, quatre mois et plus, et il est rare que le malade puisse se servir de sa jambe avant six mois. Le raccourcissement est ordinairement très prononcé et l'ankylose est le plus souvent absolue; c'est d'ailleurs le résultat que l'on cherche à obtenir et qui est le plus favorable à la marche.

Quant aux procédés employés, ils sont au nombre de deux : le premier consiste à faire une incision courbe, convexe en bas, qui joigne les deux condyles du fémur en passant par le ligament rotulien; on forme ainsi un grand lambeau antérieur qui comprend la rotule et par conséquent les insertions des muscles à cet os. Le second procédé consiste à faire une incision en H, dont le trait du milieu passe horizontalement à travers le tendon rotulien. L'articulation étant ainsi largement ouverte, il est facile de couper les deux ligaments croisés inter-articulaires, d'enlever les ménisques et les lambeaux épaissis de la synoviale, et de scier les surfaces articulaires au delà du mal, de telle façon qu'en appliquant les deux surfaces sciées l'une contre l'autre on obtienne une jambe bien droite. Au moment où l'on enlève l'appareil d'Esmarch, l'hémorrhagie artérielle est ordinairement très considérable; on sait combien nombreuses sont les articulaires qui entourent le genou de tous côtés; c'est à tel point qu'il serait fort difficile de lier toutes les artérioles qui donnent, et qu'on se contente de les comprimer à l'aide d'un bandage un peu serré; avant d'appliquer celui-ci, on réunit par quelques points de suture le bord inférieur du lambeau à la peau de la jambe; et, par les deux parties latérales de l'incision, qui restent ouvertes, on passe des tubes à drainage. Le pansement est celui de Lister ou de Thiersch et le bandage consiste en une attelle postérieure, ou un bandage plâtré. La traction continue est appliquée aussitôt que le malade a été transporté dans son lit.

Un des desiderata de cette opération consiste à fixer le fémur dans sa position, à l'empêcher d'être relevé par la contraction du triceps; j'ai vu appliquer dans ce but les fameuses pointes de Malgaigne; on sait qu'elles consistent en deux vis pointues fixées à un arc de cercle qui est lui-même disposé perpendiculairement au fémur; on fait pénétrer ces vis à travers deux incisions faites *ad hoc* à la peau jusqu'au fémur sur lequel les pointes appuient fortement. Les désavantages que présentent ces pointes sont très nombreux; elles sont difficiles à bien placer, exigent un traumatisme spécial; elles font beaucoup souffrir le patient, et peuvent provoquer tous les accidents que cause la présence de corps étrangers. Aussi le professeur a-t-il renoncé à leur emploi et s'est-il contenté de maintenir le fémur en place par un bandage approprié.

M. le professeur Lücke applique ordinairement le procédé en H; de plus, il ne conserve pas la rotule, et enfin *il maintient le lambeau supérieur relevé;* cette façon de procéder, qui paraît singulière au premier abord, et qui est certainement une cause de douleur pour le malade, a pour but de faciliter l'écoulement du pus; en effet, c'est à cette difficulté que l'on se heurte d'ordinaire dans la résection du genou; l'ouverture étant antérieure, le pus a de la tendance à stagner sur le plan postérieur et à former des clapiers; cela arrive surtout lorsqu'on suture le lambeau, ou même lorsqu'on le rabat sur la plaie sans le suturer; c'est ce qui explique la pratique du professeur[1].

Comme particularité, j'ai vu deux fois le pus des résections affecter une coloration bleuâtre très nette; le docteur Lechten rapporte aussi cette observation; on sait que ces singulières colorations n'ont pu encore être expliquées; d'après des recherches au microscope faites chez M. Lücke, elles ne sont pas produites par la présence de *micrococcus*, lesquels ne sauraient exister d'ailleurs dans un pansement antiseptique bien fait; on sait que, d'après M. le professeur von Recklinghausen, ces organismes jouent un grand rôle dans la production des maladies infectieuses.

N'oublions pas de dire que M. le professeur Boeckel se sert toujours de la rugine d'Ollier pour détacher le périoste et les insertions tendi-

1. M. Lücke a eu dernièrement un beau succès très rapide en procédant de cette façon.

neuses; cet excellent petit instrument ne le cède en rien à l'elevatorium, et il offre l'avantage d'être plus court, mieux en main, et, vu sa coupe en biseau et en demi-cercle, de détacher le périoste avec beaucoup plus de facilité encore que l'instrument préconisé par le professeur Langenbeck. J'espère en toute humilité que vous voudrez bien, à ce propos, ne pas m'accuser de versatilité; j'ai trouvé *bien* là-bas, je trouve *mieux* ici, et je le dis. Du reste, chacun de ces instruments trouve son indication dans les difficultés que l'opérateur rencontre si souvent dans le cours d'une résection, et je pense qu'il est bon de les avoir tous deux à sa disposition.

V. Nous avons vu un grand nombre de résultats de *greffes dermo-épidermiques* dans le service de M. le professeur Boeckel. Les cas dans lesquels ces greffes hâtent la cicatrisation sont nombreux; mais ceux pour lesquels elles réussissent le mieux sont les cas de plaies récentes, chirurgicales ou accidentelles. Après une opération de rhinoplastie, par exemple, l'application d'une ou de plusieurs greffes à la perte de substance produite au [front donne de très bons résultats. Il en est de même pour les arrachements de la peau; nous avons vu une jeune fille entre autres, ouvrière de fabrique, qui eut la peau de l'avant-bras presque totalement arrachée; il ne restait qu'une lanière étroite sur le côté externe du membre; *cinquante* greffes furent successivement appliquées de tous côtés; plusieurs ne prirent point, mais la plupart s'implantèrent et formèrent comme des centres d'où la cicatrisation partait par zones successives; la peau de l'avant-bras se régénéra entièrement.

Il va sans dire qu'on ne songe à appliquer une greffe que lorsque la plaie est couverte de bourgeons charnus. Les ulcères chroniques donnent en général de moins bons résultats; leur traitement par la greffe est trop connu pour que nous nous y arrêtions.

Le manuel opératoire est assez simple, et la douleur éprouvée par celui à qui la greffe est empruntée est peu sensible ou nulle, quand on se sert des pulvérisations d'éther ou de bichlorure de méthylène.

Pour *cueillir* une greffe (c'est le mot consacré), on saisit, à l'aide d'une pince à griffes, un petit lambeau cutané sur le bras du malade ou sur celui de la personne qui veut bien se prêter à l'opération; puis on l'excise d'un coup de ciseaux courbes; on choisit ordinairement le haut du bras, et même sa face postérieure, car la cicatrice laissée par l'excision d'une greffe reste longtemps visible. L'hémorrhagie est presque nulle. Cela fait, on applique le petit lambeau sur les bourgeons charnus préalablement bien nettoyés, on le recouvre d'une bandelette de taffetas français que l'on cérate en son milieu pour que la greffe n'y adhère pas, et d'un morceau de sparadrap; le reste de la plaie se panse comme d'ordinaire.

La greffe a le plus souvent 10 millimètres de long sur 5 de large environ. Le sparadrap et le taffetas s'enlèvent deux à trois jours après, et on trouve la greffe ordinairement très adhérente; si la plaie a une certaine étendue, on répète l'opération; aussitôt qu'on s'est assuré que la greffe a *pris*, on panse la plaie quotidiennement avec un linge glycériné ou huilé. L'épiderme qui recouvre la greffe s'exfolie presque toujours, sans que cela nuise en général à son adhérence à la plaie; au contraire, une suppuration abondante est le plus souvent une cause directe de la chute des greffes; il faut donc, dans ce cas, s'efforcer de la diminuer par des pansements non irritants et fréquents. Il arrive quelquefois que la greffe devenue adhérente s'entoure de bourgeons charnus exubérants qui empêchent le liséré cicatriciel de se former autour d'elle; il ne faut pas craindre de réprimer ces bourgeons à l'aide du crayon de nitrate d'argent.

Il est à noter que le lambeau ainsi enlevé, et qui constitue une greffe *dermo-épidermique* doit comprendre, non seulement les deux couches élémentaires de l'épiderme, mais encore une partie du derme, et même le derme tout entier, jusqu'au tissu cellulaire sous-cutané exclusivement; cette greffe se différencie donc essentiellement de la greffe épidermique de Reverdin, dont je n'ai pas vu l'application, et qui ne peut guère servir, paraît-il, qu'à remplacer les pertes de substance de peu d'étendue. (Voy. J. Boeckel, article *in Gaz méd. de Strasb.*, juillet 1875.)

Enfin l'anesthésie locale complète, pratiquée sur la peau avant d'y cueillir la greffe, n'enlève en aucune façon et à aucun degré la vitalité de celle-ci; les observations rapportées dans l'article que nous venons de citer le prouvent d'ailleurs surabondamment.

VI. Nous voyons ponctionner la vessie, dans les cas de rétrécissements infranchissables, avec aussi peu d'hésitation qu'un hydrocèle; la ponction, qui est sus-pubienne, se fait à l'aide de l'appareil aspirateur de Potain; elle n'est nullement douloureuse, la vessie se vide rapidement, et les malades ne présentent jamais le moindre accident. Il est à remarquer que l'instrument que l'on fait pénétrer dans la vessie est un véritable trocart dont la pointe s'enlève, et non une aiguille creuse et pointue comme on en fait aussi; de cette façon, la vessie en se rétractant ne rencontre que le bord mousse du tube du trocart et ne peut être blessée. Il est assez curieux, après avoir été témoin de l'innocuité de la ponction hypogastrique, de lire dans Guérin que cette opération est bien rarement pratiquée et qu'elle expose *nécessairement* à des accidents mortels.

Quant aux rétrécissements, quelles qu'en soient l'origine et la nature, M. Boeckel y remédie par l'uréthrotomie interne, pratiquée à l'aide de l'uréthrotome de Sédillot. Le professeur n'aime pas le cathétérisme forcé; il est d'avis qu'on s'expose, en pratiquant cette opération, à pousser la partie rétrécie du canal devant le bec de la sonde et à produire ainsi des déchirements beaucoup plus graves que ne peut l'être la petite plaie produite par l'uréthrotome. On sait que l'illustre Thompson, de Londres, partage entièrement cette opinion.

Pour nous, nous ne pouvons qu'affirmer avoir souvent vu le professeur Thiry pratiquer le cathétérisme forcé avec une adresse et un succès qui ne peuvent être contestés; toutefois, puisqu'il est convenu que je ne m'occuperai que des *faits* dont je suis témoin, permettez-moi de laisser ici comme ailleurs, la question d'appréciation comparative de côté.

L'instrument préconisé par Sédillot, et dont nous avons vu M. Boeckel se servir, se compose d'une sonde courbe ou droite et de deux fines tiges métalliques qui glissent toutes deux dans une rainure de la sonde; elles supportent l'une la lame, l'autre le capuchon qui protège la lame. A l'extrémité de la sonde se visse une bougie filiforme, comme dans l'uréthrotome de Maisonneuve.

Nous venons de dire que la sonde est courbe ou droite; c'est de la sonde droite que le professeur se sert le plus habituellement; il est d'avis que le cathétérisme est aussi facile avec l'instrument droit qu'avec le courbe; d'autre part, il pense que la sonde droite suit beaucoup plus aisément la direction imprimée par la bougie qui passe devant elle; c'est ainsi qu'il lui est arrivé plusieurs fois, après avoir cherché inutilement à passer avec l'uréthrotome courbe, de passer tout de suite avec le droit; c'est ainsi encore qu'il lui est arrivé deux fois de devoir faire l'uréthrotomie externe pour retirer la bougie filiforme que des praticiens, à force de remuer la sonde courbe pour pénétrer dans le rétrécissement, avaient fini par détacher de l'uréthrotome et par laisser dans le canal.

Quelques jours avant d'opérer, le professeur habitue son malade à être sondé et à supporter une bougie ou une sonde en gomme à demeure, si fine qu'elle soit d'ailleurs. Le but de cette pratique est d'empêcher le frisson qui survient parfois après le cathétérisme, de se produire de ce chef après l'opération. Tout étant prêt, on chloroformise le malade, et l'opérateur introduit la bougie filiforme, puis l'uréthrotome vissé dessus, la lame en bas et cachée par le capuchon. Si le méat urinaire est trop étroit, on le débride. Arrivé à la région du canal voisine de l'endroit où commence la peau du scrotum, on s'aperçoit facilement qu'on risquerait de pénétrer jusqu'à la peau si l'on forçait l'instrument; il suffit alors de le retourner la lame en haut; quel que soit le siège du rétrécissement, au moment où on y est arrivé, on fait saillir la lame en la faisant pénétrer dans le rétrécissement en avant de son capuchon; la section étant faite, le professeur retire l'uréthrotome et visse aussitôt sur la bougie, qu'il laisse en place, une sonde *conique* en argent, qui est à son tour introduite jusque dans la vessie et laissée quelques instants dans le canal. Puis, la sonde métallique et la bougie filiforme étant définitivement retirées, le professeur introduit successivement une bougie olivaire du calibre 18, puis enfin une sonde à béquille du même calibre et en gomme; cette sonde est fixée à demeure de manière à ce que son extrémité interne ne dépasse pas l'entrée de la vessie (ceci afin d'éviter les ulcérations de la muqueuse vésicale et quelquefois même sa perforation).

Quant aux résultats, le malade n'éprouve pas ordinairement de frisson; dans le cas contraire, on lui administre de la quinine à haute dose. Le second jour, le plus souvent, on enlève la sonde à demeure, et le malade voit avec joie couler son urine d'un jet plein et droit; le soulagement qu'il éprouve est grand d'ailleurs, et il ne se fait pas faute d'en témoigner. Une uréthrite peu intense peut se montrer au bout de huit jours; c'est vers cette époque que la dilatation graduelle se pratique à l'aide des bougies en étain de Beniqué; ces bougies sont tout à fait analogues aux sondes de Mayor, mais elles sont pleines; le malade est sondé deux fois par jour, et apprend bientôt à se sonder lui-même. Dès ce moment, on lui permet de sortir, avec la recommandation de pratiquer le cathétérisme de temps à autre.

VII. Quelques mots sur la *trépanation;* voilà une opération au sujet de laquelle les avis sont très partagés; beaucoup de praticiens la considèrent comme radicalement mauvaise, prétendant que les cas qui peuvent guérir, guérissent toujours par les émissions sanguines et les applications froides, et que la trépanation, à l'aide de laquelle on prétend remédier aux compressions exercées sur la masse encéphalique par un épanchement ou par une lame osseuse, est une opération qui est par elle-même trop souvent mortelle pour qu'elle ne doive pas être rejetée dans l'immense majorité des cas. C'était l'opinion de Boyer, de Desault, de Malgaigne, réagissant contre l'ancienne pratique qui consistait à trépaner même lorsque aucun signe de compression n'existait. Ces praticiens affirment d'ailleurs que jamais la trépanation n'a sauvé un malade chez lequel les symptômes, c'est-à-dire les effets de la compression s'étaient pleinement déclarés. Stromeyer a été jusqu'à dire humoristiquement que ce n'était pas le malade qu'il fallait trépaner, mais bien le médecin qui voulait lui infliger une pareille opération.

Sédillot, M. Boeckel, sont d'un avis tout opposé; et leur opinion s'appuie, non sur des raisonnements, mais sur des faits; toutefois ils concèdent à leurs adversaires que la trépanation pratiquée quand les symptômes de la compression sont pleinement établis, a moins de chances de réussir. Aussi préconisent-ils la *trépanation préventive;* c'est-à-dire que, un enfoncement quelconque, une dépression si petite qu'elle soit étant constatée *physiquement loco dolenti*, ils n'attendent pas que les effets (paralysie unilatérale, attaques épileptiformes) se soient déclarés, et opèrent tout de suite. Cependant M. le professeur E. Boeckel n'est pas partisan absolu de la trépanation préventive; *s'il n'y a pas de plaie*, que l'enfoncement soit modéré et qu'il n'y ait pas de symptômes généraux, il attend, se tenant prêt à agir immédiatement s'il se montre le moindre symptôme de paralysie ou de contracture (*trépanation hâtive*, voy. Sédillot, *Communication à l'Institut*, septembre 1876). C'est dans ces conditions que nous avons vu le professeur trépaner un sujet qui est en ce moment presque complètement guéri.

Les résultats de cette pratique, les voici : tous les malades offrant des symptômes physiques d'enfoncement du crâne que ces chirurgiens ont traités par les émissions sanguines et l'application du froid, et tous ceux qu'ils ont trépanés après l'apparition des effets physiologiques de la compression, sont morts; tous ceux qu'ils ont trépanés préventivement ou hâtivement, ont guéri, sauf un; voilà des faits qui parlent haut.

Il est certain qu'on peut répondre à cela que ces malades auraient guéri sans la trépanation; mais ceci est un reproche qu'on peut faire à toute espèce de traitement; ce qui tend à infirmer ce reproche, c'est que l'immense majorité des cas de compression sont suivis de mort, même entre les mains de ceux qui ne veulent pas de la trépanation; et enfin, comme nous le disait le professeur, on voudra bien admettre que ces malades ont guéri *malgré* la trépanation, ce qui est déjà quelque chose; cela prouve tout au moins que cette opération n'est pas en elle-même aussi souvent mortelle qu'on le dit; j'ai pu, pour ma part, voir un certain nombre de cas d'individus trépanés et guéris, dans le service de M. Boeckel. La guérison se fait ordinairement, comme on sait, par la formation d'une membrane fibreuse qui bouche le trou rond fait par le trépan; quant à la régénération osseuse, elle est moins fréquente, cependant elle existe; plusieurs pièces du beau musée d'anatomie pathologique de Strasbourg en font foi; j'ai pu visiter ce musée en détail, grâce à l'obligeance de M. le docteur Friedlaender, assistant du professeur von Recklinghausen; la belle collection de squelettes crâniens qui s'y trouve, est intéressante à étudier au point de vue qui nous occupe; ces pièces proviennent des cliniques de M. Sédillot et de M. Schützenberger, quelques-unes datent des guerres de la première République. Dans les cas où la solution de continuité (accidentelle ou opératoire) a été comblée par du tissu fibreux, les bords de cette solution se sont ordinairement amincis d'une manière graduelle, de façon à donner insertion à la toile fibreuse par un bord tranchant; cependant le contraire peut arriver, comme le prouve la pièce 532 *b*, qui montre les bords de la perte de substance énormément épaissis. J'ai pu compter six pièces montrant la régénération osseuse complète de la perte de substance; sur l'une d'elles, n° 554 *a*, le tissu osseux s'est régénéré sur une étendue d'un centimètre de large sur trois de long environ. Quelles sont les causes qui influent sur la régénération du tissu osseux de la voûte crânienne? Cette question n'a pas encore, je crois, reçu de solution bien satisfaisante. Quelques pièces montrent à quelles dépressions la masse encéphalique peut quelquefois s'habituer : la pièce 554 *a*, déjà citée, montre une plaque faisant une saillie considérable à l'intérieur de la boîte osseuse, c'est-à-dire à la partie antéro-latérale gauche du crâne; cette plaque s'est consolidée ainsi par une soudure osseuse; la pièce 551 montre un frontal portant une esquille qui fait saillie directement à l'intérieur du crâne et qui a été produite par un coup; l'esquille s'est soudée dans sa nouvelle position et le patient a vécu longtemps après l'accident; or, cette esquille est longue de *sept* millimètres. Une autre pièce montre un fragment de *cinq* millimètres consolidé et faisant de même saillie à l'intérieur du crâne. La pièce 530 *f* montre encore la table interne faisant une saillie de *trois* millimètres à l'intérieur, sur une étendue de *cinq* centimètres sur *trois* environ; le fragment s'est consolidé dans sa nouvelle position par une cicatrice osseuse. On ne peut pas se dissimuler que ces pièces ne plaidênt en faveur de l'abstention, même dans les cas d'enfoncements bien constatés; mais il est non moins certain que ces faits de tolérance du cerveau sont trop rares pour qu'ils puissent servir de base à un mode de traitement [1].

Quelques-uns de ces squelettes enfin montrent combien la dépression peut être considérable sur la table externe, tandis qu'elle est nulle ou presque nulle sur la table interne. Ceci a lieu surtout quand le coup a porté sur le haut du frontal, même tout près de la suture fronto-pariétale, ce qui est expliqué par la présence du sinus frontal et le commencement d'écartement des deux tables de l'os, écartement qui est déjà sensible à cet endroit, au moins chez certains individus. La pièce 609 est frappante à cet égard.

Permettez-moi, à ce propos, de vous signaler un petit livre qui traite longuement de la question de trépanation et relate des observations très intéressantes recueillies pour la plupart à l'époque où les obus éclataient de toutes parts dans les rues de Strasbourg, produisant de fréquentes lésions crâniennes. Ce livre est intitulé : *Examen critique des doctrines de la trépanation dans les plaies de tête*, par le docteur Jules Boeckel, chirurgien-adjoint à l'hôpital de Strasbourg. L'auteur fait d'abord l'historique de la question, donnant l'opinion des principaux auteurs qui ont écrit sur ce sujet tant controversé. Il analyse ensuite vingt et une obser-

1. Nous apprenons d'ailleurs par M. Boeckel que beaucoup de ces malades sont morts des suites éloignées de l'enfoncement.

vations recueillies dans les circonstances que nous venons de dire; les résultats des faits qu'il rapporte confirment les propositions émises plus haut. Voici ces résultats :

1° Tous les cas d'enfoncement bien constatés du crâne, et non trépanés, ont été suivis de mort, sauf deux; or, il s'est agi dans ces deux cas d'un enfoncement de l'*os frontal*, c'est-à-dire de ces cas dont nous parlions tout à l'heure, où l'enfoncement de la table externe peut être considérable sans que la table interne ait été atteinte (pièce 609 de la collection de Sédillot).

2° Tous les cas d'enfoncement, non compliqués d'attrition de la substance cérébrale, qui ont été traités par la *trépanation préventive* ont guéri, sauf deux (dont l'un offrait des lésions du crâne multiples, et l'autre est mort atteint de la septicémie qui régnait épidémiquement dans la salle).

3. Tous les cas traités par la trépanation *curative*, c'est-à-dire après l'explosion des accidents consécutifs, sont morts, sauf un (observ. XI); une autre exception s'est présentée ces jours derniers dans les salles de M. E. Boeckel.

4° Enfin, deux cas où on avait cru à un enfoncement qui n'existait pas, et qui ont été traités par la trépanation, ont parfaitement guéri de l'opération.

Les conclusions de l'auteur sont les suivantes :

« 1. Les fractures de la table interne sont le plus souvent mortelles.

» 2. Toute fracture reconnue, ou soupçonnée avec quelque vraisemblance, exige l'application du trépan.

» 3. La trépanation doit être appliquée préventivement, c'est-à-dire avant l'apparition des accidents secondaires; une fois qu'ils ont éclaté, l'opération devient le plus souvent inutile.

» 4. L'intervention chirurgicale immédiate est la plupart du temps suivie de succès; la guérison s'effectue sans accidents et avec une réaction locale et générale à peine sensible.

» 5. Le trépan est contre-indiqué :

» *a*. Dans tous les cas où malgré une dénudation plus ou moins étendue de l'os, la table externe est restée intacte; à moins qu'il ne se présente dès le début des accidents graves (paralysie) pouvant être attribués à une fracture isolée de la lame vitrée (table interne).

» *b*. Dans tous les cas où la violence du coup a produit des délabrements tels que la mort est à peu près certaine. »

Enfin une série de six cas publiés dans les *Archives* de Langenbeck par le docteur Busch de Bonn est venue encore récemment confirmer ces conclusions[1].

1. Voy. J. Boeckel, *loc. cit.*, page 17.

Dans la première observation, le malade, offrant un enfoncement de *cinq* millimètres, guérit sans l'intervention de l'art; mais il présenta pendant plus d'un an de la perte de mémoire et un affaiblissement des facultés intellectuelles.

Les trois observations suivantes ont trait à des fractures du crâne, avec enfoncement et esquilles, où le relèvement des fragments enfoncés et l'extraction des esquilles détachées, pratiqués *primairement*, furent couronnés de succès.

Les deux derniers cas, offrant les mêmes lésions que les précédents, furent suivis d'insuccès; *on avait attendu, pour intervenir, que les accidents se fussent déclarés.*

Vous avez vu par les comptes rendus de l'Académie des sciences, que M. Sédillot vient de rendre de l'actualité à la question de la trépanation en la traitant devant ses collègues dans la séance du onze de ce mois; l'illustre chirurgien reconnaît les difficultés qu'offre le diagnostic des fractures isolées de la lame vitrée; mais c'est précisément dans ces cas douteux qu'il engage à recourir sans hésiter à la trépanation explorative et préventive; M. Sédillot déclare que l'abstention dans ces cas n'est qu'un pur aveu d'impuissance, et que l'impuissance est un fait qu'il faut bien se garder d'élever au rang de doctrine.

VIII. J'ai assisté dernièrement, grâce à l'obligeance de M. Boeckel, à la délicate opération qui consiste à *sectionner le nerf sous-orbitaire* à son entrée et à sa sortie du canal de ce nom. Le procédé du professeur se résume à pratiquer, sous la paupière inférieure, une seule incision fortement concave en haut, qui se confond plus tard avec le sillon qui existe normalement à cet endroit; le professeur relève le lambeau ainsi obtenu, détache les tissus qui adhèrent au rebord orbitaire inférieur, puis se sert d'une simple cuillère à café en argent pour relever le globe oculaire et découvrir le canal sous-orbitaire. On sait que la partie antérieure de ce canal est osseuse; il faut donc aller assez profondément pour trouver la partie membraneuse; arrivé là, le professeur ouvre le canal avec un fin bistouri, relève le nerf à l'aide d'un crochet mousse et le sectionne d'un coup de ciseaux. Cela fait, il découvre avec une rugine la face antérieure du rebord orbitaire, et cherche le trou sous-orbitaire que l'on va ordinairement chercher *trop en dehors.* — Le nerf trouvé est de nouveau saisi à l'aide d'un crochet et coupé une seconde fois à sa sortie du canal; le professeur retire alors le fragment intra-osseux du nerf ainsi réséqué, à l'aide d'une pince. Le pansement consiste à éponger avec de l'eau de Pagliari et à pratiquer une suture entortillée. Dix jours après, j'ai pu voir le résultat qui a été magnifique; la plaie était complètement réunie par première intention, et la cicatrice linéaire et peu visible.

Voici un beau résultat d'*amputation ostéoplastique du pied* d'après le procédé de Le Fort. — Ce procédé, qui n'a d'ailleurs été publié qu'à une époque relativement récente (1873), est peu connu ; cependant il mérite d'être appliqué en lieu et place de l'amputation de Pyrogoff ou de celle de Syme, toutes les fois que l'affection pour laquelle on opère n'a pas atteint le calcanéum, ce qui est très souvent le cas. Le procédé de Le Fort consiste à enlever tous les os du pied excepté le calcanéum qui reste presque entier; dans ce but on forme, à partir de la malléole, un lambeau plantaire qui doit aller jusqu'à la base du cinquième métatarsien; faisant d'autre part une section supérieure de la peau réunissant les deux malléoles, on pénètre par cette incision supérieure dans l'articulation tibio-tarsienne qu'on ouvre largement; on enlève ensuite l'astragale, puis on résèque au moyen de la scie les deux facettes articulaires supérieures du calcanéum et l'extrémité inférieure des os de la jambe. Le lambeau d'autre part étant disséqué, et les autres os du pied enlevés, la nouvelle face supérieure du calcanéum est appliquée contre la face inférieure que présentent les os de la jambe, et le lambeau est réuni. On voit que ce procédé diffère de celui de Pyrogoff, en ce que dans le premier, c'est le plateau supérieur du calcanéum qu'on enlève, tandis que dans le second, c'est la moitié antérieure de l'os; il en résulte que lors de la réunion, par le procédé de Le Fort le calcanéum reste dans sa position normale.

Quant aux avantages, ils sont très marqués, et résultent de ce que nous venons de dire : l'os restant presque entier, la base de sustentation est infiniment plus large (environ trois fois) que dans le procédé de Pyrogoff dont nous avons pu voir quelques applications chez le professeur Langenbeck; le patient de M. Boeckel présente une surface d'appui de 11 centimètres de long sur 9 de large; ensuite la partie de peau qui supporte le corps est la même que celle qui le supporte normalement, c'est-à-dire la peau de la plante du pied; tandis que dans le procédé de Pyrogoff, c'est une petite surface de la partie postérieure du talon qui joue ce rôle. Il est donc bien certain que toutes les fois que le calcanéum ne sera pas lésé, le choix entre les deux procédés ne peut être douteux.

Dans une communication faite à la Société de chirurgie de Paris, (voy. *Gaz. médic de Strasb.*, sept. 1875), le professeur Boeckel a proposé une modification qu'il a appliquée dans le cas que nous avons vu et qui a pour but de souder le calcanéum bien à angle droit avec les os de la jambe, autrement dit de maintenir sa face inférieure bien horizontale. Cette modification consiste en ce que la plaque du calcanéum qu'on enlève est plus épaisse en arrière qu'en avant; la section de l'extrémité inférieure des os de la jambe est aussi pratiquée obliquement; des essais pratiqués par le professeur sur le cadavre lui ont prouvé que sans cette précaution l'extrémité antérieure du calcanéum est relevée et forme avec le tibia un angle aigu. Un autre point que recommande le professeur, c'est de former un lambeau assez large pour couvrir l'angle antérieur et externe du calcanéum (Boeckel, *loc. cit.*) ; ce lambeau est maintenu à l'aide d'une gouttière plâtrée.

Le raccourcissement par le procédé de Le Fort n'atteint que 5 à 6 centimètres; on y supplée par une bottine rembourrée et munie de deux attelles; le malade marche sans fatigue et sans claudication apparente.

IX. — M. le professeur Boeckel traite les pieds-bots des enfants par un appareil particulier qui porte le nom de *Stoess;* il se compose d'une planchette sur laquelle s'articule à angles variables une lame de fer; l'articulation se compose d'une tête que l'on peut fixer par deux écrous; sur la lame de fer se visse une semelle. Pour appliquer l'appareil, on entoure d'amadou le pied et la jambe, on fixe la semelle solidement à l'aide de bandes rembourrées qui y sont attenantes; la semelle est alors vissée sur la lame de fer. On place ensuite celle-ci dans une position convenable, ce qui se fait très aisément, grâce à son genre d'articulation; on n'a plus alors qu'à serrer la tête avec les deux écrous.

Le principal mérite de cet appareil consiste en ce que, au bout de quelques jours d'exercice, la personne qui soigne l'enfant, à condition qu'elle ne soit pas tout à fait bornée, est à même d'enlever et de replacer l'appareil avec une grande facilité et une grande exactitude; il s'ensuit que l'on peut faire subir à intervalles réguliers, aux pieds de l'enfant, des mouvements divers et forcés en sens contraire de la déviation, une sorte de gymnastique enfin, à laquelle le professeur tient beaucoup, et qui est, de l'aveu de tous, très favorable au redressement. Cet appareil, combiné avec ces mouvements imprimés au membre, donne à M. Boeckel des guérisons complètes et beaucoup plus rapides que par aucun autre mode de traitement; il coûte de 20 à 25 francs.

Quand il s'agit d'un adulte, le professeur se sert d'un appareil à traction élastique muni de bandes en caoutchouc ; cet instrument, imaginé par Leblanc et modifié par M. Lücke, se distingue par la douceur et la continuité de son action ; il vient à bout des contractions les plus rebelles, sans faire souffrir le sujet; il est encore beaucoup plus perfectionné que l'appareil de Stoess, mais il nécessite pour son application un pied formé, offrant des plans résistants, de sorte qu'il est inapplicable à la petite pelote molle et ronde que forme le pied des petits enfants. Son prix varie de 30 à 46 francs.

Le professeur opère les *becs de lièvre doubles,* chez lesquels les narines et la bouche ne forment qu'une seule ouverture, par un procédé original qui donne de très beaux résultats, et qui réalise ce qui nous a toujours semblé être un des *desiderata* de cette opération, à savoir d'*aviver sans produire de nouvelle perte de substance*. Ces deux termes semblent contradictoires; les choses qu'ils expriment sont cependant réalisées ensemble par ce procédé. Je vais faire de mon mieux pour vous l'exposer, quoique, à vrai dire, il me soit difficile d'être clair sans employer de dessin. Il consiste à aviver les deux lèvres de la solution de continuité *de bas en haut*, en laissant le lambeau adhérent par un pédicule au bord externe de la narine correspondante; on relève ensuite ce lambeau, dont on suture l'extrémité libre d'une part à la sous-cloison, d'autre part au lobule médian préalablement avivé, s'il existe. Le chirurgien, ayant opéré de même pour l'autre narine, retrouve ensuite les deux bords de la solution de continuité tout avivés, et les réunit sur la ligne médiane et au lobule médian.

Ce procédé réalise plusieurs avantages; la nouvelle narine est faite avec un rebord *naturel*, non avivé, et on lui donne exactement la grandeur que l'on juge convenable; les lambeaux que l'on forme pour produire l'avivement ne sont pas enlevés et servent au contraire à combler la solution de continuité; enfin la réunion des deux bords de la lèvre, se faisant sur la ligne médiane, est moins visible, et l'encoche, si elle se produit, est peu appréciable. Ce procédé en outre est d'une très jolie exécution, et donne les meilleurs résultats que l'on puisse obtenir dans des cas aussi défavorables.

Nous avons vu que le professeur traite les *tumeurs télangiectasiques* par l'anse galvanocaustique, sans hémorrhagie et sans récidive. Mais ce n'est que dans les cas où la tumeur a envahi la peau; au contraire, quand une peau saine recouvre l'angiome, il enlève la tumeur à l'aide du bistouri. Nous avons vu le professeur extirper ainsi, entre autres, une tumeur érectile assez développée et en voie de développement progressif, siégeant à l'extrémité du nez d'un enfant d'un an environ; la peau qui recouvrait la tumeur était saine; l'opérateur fit une incision courbe, de manière à circonscrire un petit lambeau qu'il disséqua de dessus la tumeur sans entamer celle-ci; il disséqua ensuite la tumeur elle-même comme on dissèque un kyste sébacé du cuir chevelu; il parvint ainsi à l'énucléer tout entière sans avoir d'hémorrhagie bien notable; par précaution, il cautérise alors le fond de la plaie et particulièrement de petits points rougeâtres qui peuvent se montrer comme des restes de la tumeur, puis il rabat le lambeau cutané. Ce traitement donne rarement lieu à une récidive. Il y a pourtant un reproche à lui faire, c'est qu'il faut posséder une délicatesse de main toute particulière pour procéder ainsi; mais cette méthode offre un avantage considérable sur toutes les autres, c'est que, la plaie étant recouverte par de la peau saine, la cicatrice est à peine visible; or, ce point est très important quand on opère à la face. On sait d'ailleurs que ces productions ont une prédilection marquée pour la face et le cou [1] : sur 38 cas de Lebert, 23 occupaient la tête; sur 29 cas du professeur Boeckel, 17 siégeaient à la face et 3 au cuir chevelu. Virchow explique cette prédilection singulière en l'attribuant à l'existence des fentes branchiales; pour M. Boeckel, il explique cette fréquence des angiomes à la tête par les violences, c'est-à-dire les pressions considérables auxquelles cette partie du corps est soumise pendant l'accouchement. Ce qui tend à confirmer cette manière de voir, c'est que beaucoup d'angiomes survenus chez l'adulte succèdent à des traumatismes; c'est que, d'autre part, les contusions ou blessures des artères céphaliques sont très souvent suivies d'anévrysmes cirsoïdes, productions qui ont avec les angiomes une grande analogie.

Quant à la multiplicité des angiomes, elle est assez rare chez la même personne; cependant Esmarch en a extirpé jusqu'à 54 chez la même femme (voy. art. ERECTILES, *loc. cit.*).

Le professeur traite les *incurvations rachitiques* des enfants par la fracture artificielle pratiquée à l'aide des mains seulement, le sujet étant chloroformé, et par l'application d'un bandage plâtré, ou bien par la résection d'un fragment cunéiforme de l'os incurvé. Dans le dernier cas, il opère sous le Lister et n'a pas d'accidents grâce à ce pansement antiseptique. Nous avons pu voir de très beaux résultats d'incurvations rachitiques ainsi traitées par M. Jules Boeckel. Il a l'excellente habitude de faire mouler la jambe avant et après l'opération, afin de constater rigoureusement le progrès obtenu. C'est d'une façon analogue que procède le professeur Lücke pour ses becs de lièvre; il va sans dire qu'il ne s'agit pas ici d'un moule en plâtre, mais d'une photographie pratiquée avant l'opération et après la guérison; pendant les cliniques, le professeur fait passer aux élèves les photographies ou les moules; c'est une façon ingénieuse de multiplier les *pièces en main*.

X. J'ai été reçu avec une grande bienveillance par le savant traducteur du *Traité d'accouchements* de Nægelé. M. le professeur Aubenas, élève et agrégé spécial de M. Stoltz avant que celui-ci eût quitté Strasbourg pour Nancy, ne partage pas entièrement les opinions de son maître sur l'avortement provoqué et sur l'embryotomie. On connaît les opinions professées à cet égard par le célèbre doyen de l'ancienne école de Strasbourg. D'accord en cela avec Hubert, de Louvain, M. Stoltz repousse absolument la destruction du fœtus alors que l'on est forcé de choisir entre cette destruction et l'opération césarienne; celle-ci pouvant sauver les deux êtres à la fois, le célèbre professeur n'hésite jamais à la pratiquer, sauf dans les cas où la mort est bien constatée. M. Stoltz entreprit de prouver par des faits que l'hystérotomie, exécutée dans de bonnes conditions et loin

1. Voy. E. Boeckel, art. ERECTILES in *Nouv. Diction. de médecine et de chirurgie pratiques.*

des grands centres de population (on sait qu'à Paris elle a été constamment mortelle depuis le commencement de ce siècle) est moins périlleuse qu'on ne le croit généralement; il exécuta sept fois l'opération dont nous parlons, quatre de ces cas se terminèrent heureusement pour la mère et pour l'enfant.

L'opinion de M. le professeur Aubenas se rapproche, au contraire, de celle de notre professeur M. Hyernaux, et de celle qui est professée à l'école de Paris; il n'hésite pas à sacrifier l'enfant et à appliquer le céphalotribe quand le bassin est vicié à 9 centimètres au plus et 8 centimètres au moins, réservant l'opération césarienne pour les cas où le céphalotribe ne pénètre plus. Comme instruments, il se sert volontiers du trépan à tige courbe de Braun, puis du céphalotribe.

J'ai voulu connaître, à ce propos, l'opinion du professeur sur les deux instruments préconisés par le prédécesseur de M. Hyernaux à la Maternité de Bruxelles, c'est-à-dire sur le forceps-scie et le pelvimètre universel de M. Van Huevel. M. Aubenas ne conteste pas les avantages que présente le forceps-scie: celui de pouvoir s'appliquer dans les rétrécissements de 44 millimètres, alors que l'emploi des autres embryotomes est impossible; celui d'obtenir une section nette, sans esquilles ni fragments osseux d'aucune sorte, sont particulièrement notables; mais le professeur pense que l'emploi de cet instrument exige une étude approfondie et spéciale de son maniement, qui est incomparablement plus difficile et plus compliqué que celui du céphalotribe. C'est l'opinion de Schrœder et de la plupart des accoucheurs allemands.

Quant au pelvimètre universel, c'est le seul dont le professeur se serve; il constitue, d'après lui, le meilleur de tous les pelvimètres, le plus facile à manier et le seul qui donne des mensurations exactes.

Enfin, grâce à l'obligeance de M. Aubenas, j'ai pu visiter la collection de bassins rachitiques ostéomalaciques formée par M. Stoltz; c'est une magnifique réunion des types de bassins viciés les plus caractéristiques; parmi eux, le bassin justo-minor et l'oblique-ovalaire de Nægelé (gauche et droit) sont particulièrement intéressants à étudier.

Tout en examinant ces bassins rétrécis, nous avons naturellement causé du grand débat sur l'applicatiou du forceps ou l'emploi de la version dans les cas de rétrécissement. Les traités d'accouchements belges et français posent comme une des conditions *sine qua non* de l'emploi de la version podalique l'absence de disproportion entre les dimensions du bassin et le volume de la tête. Conséquents avec ce principe, c'est l'application du forceps qu'ils conseillent lorsque cette disproportion existe, On sait qu'il n'en est pas de même en Allemagne; les accoucheurs allemands rejettent absolument l'application du forceps dans les cas de rétrécissement, et mettent exclusivement en œuvre la version podalique. Les raisons qu'ils mettent en avant pour procéder ainsi ont certainement *du poids*. La principale, c'est que l'extraction, d'après eux, se fait plus facilement quand la tête vient la dernière que lorsqu'elle sort la première; ils expliquent ce fait en comparant la tête à un *cône* qui, dans le premier cas, pénètre dans le bassin par son sommet (diam. bi-mastoïdien), et se trouve, par conséquent, dans de meilleures conditions pour le traverser que dans le second cas où c'est la base du cône (diam. bi-pariétal) qui se présente à l'orifice, circonstance qui, si elle est exacte, est évidemment défavorable. En outre, le corps étant sorti, on a prise sur lui pour aider à l'énergie des douleurs par de fortes tractions; enfin ces tractions exercées sur le corps laissent à la tête la complète liberté de s'adapter le plus convenablement possible à la forme du bassin rétréci, tandis que cela n'a pas lieu pour le forceps. Lorsque le col est dilaté, et la tête mobile au détroit supérieur, la version ne présente aucune difficulté, ni aucun danger; elle a pu extraire des enfants vivants dans des bassins rétrécis à 7 1/4 centimètres (Schrœder, *Lehrbuch der Gebürtshülfe*, Bonn 1874); si elle ne réussit pas, la perforation n'est pas plus difficile la tête venant la dernière. Il arrivera même, dit l'auteur que nous venons de nommer, que la crâniotomie pourra être évitée quand on aura fait la version, parce que le diamètre transversal arrivant le dernier peut passer par la formation d'un enfoncement en forme de cuillère, tandis qu'on aurait dû nécessairement pratiquer la perforation, la tête venant la première. Cet enfoncement est, il est vrai, mortel dans la moitié des cas, mais la perforation l'est toujours. C'est pour ces raisons que l'auteur ne craint pas de conseiller la version jusqu'aux limites du bassin absolument rétréci.

Outre tous ces faits, qui plaident en faveur de la version, une raison suprême plaide contre le forceps : c'est qu'il ne peut être appliqué, quand la tête est élevée, que dans le diamètre transverse du bassin, de telle façon qu'il augmente le diamètre bi-pariétal de l'enfant, et agit ainsi, pour les bassins aplatis d'avant en arrière, dans le sens directement opposé à l'adaptation de la tête à la forme du détroit supérieur. Donc, dans les angusties pelviennes, un seul cas indique le forceps : c'est, dit l'auteur en propres termes, quand les forces de la nature auront à peu près à elles seules triomphé de l'obstacle; dès lors, ce ne sera plus contre le rétrécissement qu'on l'emploiera, mais contre les douleurs insuffisantes pour achever la sortie de l'enfant.

Simpson, Blot, Schrœder, Nægelé, et l'immense majorité des accoucheurs allemands professent les opinions que nous venons de résumer.

M. le professeur Aubenas partage les idées de l'école française, qui sont aussi radicales que celles des Allemands; il rejette la version dans tous les cas et n'emploie que le forceps.

Il est bien difficile de se former une opinion au milieu d'avis si diamétralement opposés; les autorités en présence sont égales des deux côtés; et l'on ne peut guère mieux faire que se laisser guider par l'inspiration du moment.

Permettez-moi de vous parler de la façon dont M. Kœberlé opère ses *ovariotomies*. L'habile praticien a présenté en 1875 à la Société de médecine de Strasbourg le *dix-huitième* cas d'une série non interrompue de guérisons; cette série aurait atteint le chiffre de trente-deux, si une des opérées n'avait succombé à une affection pulmonaire intercurrente. Le manuel opératoire, tel que le pratique M. Kœberlé, offre quelques particularités très intéressantes. L'opérateur ponctionne ordinairement le kyste cinq à six jours avant le jour fixé pour l'opération. Pour opérer, la malade se trouve couchée sur un lit ordinaire, les cuisses recouvertes d'une toile cirée; l'opérateur se place à droite du lit; la malade étant chloroformée, le professeur pratique une incision sur la ligne blanche, longue de huit à dix centimètres, partant d'un peu en dessous de l'ombilic. Le professeur recommande de ne pas, autant qu'il est possible, prolonger l'incision jusqu'au pubis, parce que plus tard le pédicule de la tumeur empêche la vessie de se développer, et parce que cette incision prolongée prédispose à l'éventration. Cette première incision ne comprend que la peau et le tissu cellulaire sous-cutané; l'opérateur s'arrête là un moment, attend que l'hémorrhagie capillaire ait cessé et saisit les vaisseaux qui donnent, avec les pinces presse-artères qui portent son nom, en les laissant attachées à la plaie. L'hémorrhagie, qui est ordinairement très faible, étant complètement arrêtée, le bistouri est repris et pénètre dans la ligne blanche, puis à travers le péritoine jusque dans la cavité abdominale; cette boutonnière faite, l'opérateur y introduit un doigt, puis deux et incise la ligne blanche et le péritoine sur une longueur de cinq à six centimètres environ, sans sonde cannelée.

La tumeur est ensuite saisie avec des pinces à griffes (de Muzeux) et fixée, tandis qu'on la ponctionne à l'aide d'un gros tube métallique taillé en biseau. Si la tumeur offre encore un volume trop considérable, l'opérateur incise la poche principale, y introduit la main et déchire les autres poches d'où le liquide peut alors s'écouler. Il retire la tumeur de la cavité abdominale et le pédicule est divisé en deux parties en ayant bien soin de choisir, pour cette séparation, un endroit qui ne soit parcouru par aucun vaisseau; chacune des deux parties du pédicule est entourée d'une ligature en fil de fer, faite de deux fils tressés, et fortement serrée à l'aide d'un serre-ligature particulier. M. Kœberlé se servait autrefois d'un petit clamp, aux deux mors duquel étaient soudés deux larges anneaux plats destinés à le maintenir au-dessus de la plaie; le serre-ligature ou serre-nœud que le professeur emploie maintenant est le serre-nœud de Maisonneuve auquel il a fait subir une modification qui consiste en ce qu'il est plus petit et en ce que la clef en est séparée.

Au-dessus de la ligature en fil de fer, l'opérateur en place encore une autre en fil de soie, serrée aussi très énergiquement. La tumeur est ensuite séparée de son pédicule à coups de ciseaux. L'opérateur procède alors à la toilette du péritoine; il étanche avec une éponge fine et des linges secs le peu de sang et une partie du contenu du kyste qui a pu s'écouler dans la cavité abdominale. Il étale le grand épiploon au-devant des intestins et des deux côtés du pédicule, en ayant bien soin d'éviter qu'une anse intestinale vienne se placer au-devant de lui. Deux à quatre sutures profondes, en fil de soie double, sont alors placées au fond de la plaie; ces sutures ne comprennent que les parties fibreuses de la paroi abdominale, *et n'intéressent point le péritoine;* les fils sont disposés le long de l'incision et aboutissent contre le pédicule, à l'angle inférieur de la plaie. Cette modification à la méthode de réunion constitue une innovation, M. Kœberlé la met en pratique depuis 1874, sans qu'elle produise ordinairement de suppuration dans la paroi abdominale. L'opérateur comprend les fils de la première suture, c'est-à-dire de la plus élevée, dans la torsion des fils de la seconde; et pour distinguer les fils les uns des autres il fait un nœud au fil de la première suture, deux à celui de la seconde, et ainsi de suite.

Pour fixer le pédicule à demeure, le professeur traverse chacune de ses parties par une cheville en acier, de dix centimètres de long environ, et de la grosseur [d'une aiguille à tricoter, introduite à travers le tube d'un trocart. Afin d'empêcher que les extrémités de ces chevilles ne blessent la peau, il les garnit de bouts de sonde ou de tubes de caoutchouc.

Les sutures superficielles sont entortillées, et, après les avoir placées, l'opérateur procède toujours avec beaucoup de soin à l'adossement exact des deux lèvres de la plaie, dans le but d'obtenir la première intention d'emblée. Cela fait, la section du pédicule est badigeonnée avec du perchlorure de fer, pour empêcher toute absorption; la plaie est recouverte de charpie sèche, la région sus-ombilicale couverte de compresses destinées à la comprimer, et le tout est recouvert d'un bandage de corps. Quelques heures après l'opération, M. Kœberlé procède à un premier pansement, dont le but est de rapprocher latéralement les parois abdominales, de manière à relâcher la plaie et à empêcher ainsi les effets de la toux et des efforts de vomissement, s'il s'en produit. L'appareil se compose de mèches de coton effilochées, recouvrant tout l'abdomen des deux côtés, et fixées à l'aide de collodion. Un simple nœud des cordons amène le relâchement de la plaie.

Les épingles des sutures superficielles sont enlevées, les unes, 24 heures, les autres, 48 heures après l'opération. Le pédicule tombe souvent, chez les femmes jeunes, du quatrième au cinquième jour; ordinairement il résiste huit à dix jours.

Si, dans le cours de l'opération, quelque vaisseau donne dans la cavité abdominale, par suite d'adhérences, M. Kœberlé ne pratique pas, autant qu'il est possible, de ligatures, et se borne à appliquer ses pinces hémostatiques qu'il laisse en place quelques minutes. Pendant tout le temps de l'opération, un aide comprime sans excès la région sous-sternale pour empêcher l'accès de l'air dans la cavité abdominale.

Il est bien certain que la simple application des pinces hémostatiques, prolongée quelques minutes, mais sans torsion, sur des vaisseaux de petit et de moyen calibre, suffit pour arrêter complètement et définitivement l'hémorrhagie. Nous sommes souvent témoin du fait à la clinique de M. Boeckel; dans une amputation du sein entier atteint de tumeur adénoïde, pratiquée devant nous par M. Kœberlé, vingt à vingt-cinq de ces pinces furent successivement placées, puis enlevées; or, l'opérateur ne dut faire qu'une seule ligature d'artère avant de fermer la plaie. Il n'y eut pas trace d'hémorrhagie consécutive. Notons encore, comme particularité, que M. Kœberlé se sert pour pratiquer le drainage, au lieu des tubes de caoutchouc de Chassaignac, de tubes en verre qu'il fixe à l'aide d'un fil de soie.

M. Kœberlé traite les ulcérations du col utérin, quelle que soit leur nature, par la cautérisation à l'aide de l'acide chromique, qu'elles soient simples, papillaires, folliculaires ou carcinomateuses. On connaît les singuliers effets physiologiques de cet agent; appliqué même en petite quantité sur le col de l'utérus, il détermine presque constamment des vomissements qui peuvent se renouveler pendant un certain temps; dans quelques cas, M. Kœberlé a vu aussi se déclarer une diarrhée assez intense. Mais l'acide chromique offre cet avantage qu'il suffit ordinairement d'une seule cautérisation bien faite, suivie d'injections vaginales détersives pratiquées de temps à autre, pour guérir radicalement la lésion, ce qui ne se présente pour aucun des caustiques généralement employés, tels que le nitrate d'argent, la teinture d'iode ou le nitrate acide de mercure. Il suffit donc que la patiente veuille se soumettre à ce léger inconvénient des vomissements pour être très rapidement débarrassée de son mal. Il y a plus, M. Kœberlé pense que l'acide chromique possède une action spécifique sur les cancers du col; dans un cas notamment où il avait pratiqué l'amputation du col pour une lésion de ce genre, et qui avait présenté une récidive sur place, la cautérisation à l'acide chromique fut suivie d'un succès complet, et le mal ne se renouvela plus. (Voy. *Gazette méd. de Strasbourg*, septembre 1876.)

XI. Dans d'intéressantes « Observations pratiques sur le traitement de la syphilis constitutionnelle », présentées à la Société de médecine de Strasbourg, M. le professeur Schützenberger a entretenu ses auditeurs d'une méthode particulière d'inonctions mercurielles, méthode à laquelle il a donné le nom d'*hydrargyrose sub-aiguë*, et qui lui fournit de très beaux résultats, non seulement dans les cas récents, mais surtout dans les cas de syphilis invétérée.

Contrairement à la méthode des frictions telle qu'elle est pratiquée d'après les préceptes du professeur Siegmund (méthode de l'*hydrargyrose chronique*, Schützenberger, *Inünktionskür* de Simon), c'est-à-dire par des frictions à intervalles relativement peu rapprochés, alternant avec des bains, mais longtemps continuées, le célèbre professeur de Strasbourg préconise l'application de frictions assez multipliées pour amener les effets physiologiques du médicament, c'est-à-dire la salivation, vers la dixième friction environ. Son traitement se divise en trois périodes : dans la première, *cure préparatoire, cura famis*, il soumet le malade à une diète relative et à des purgations fréquentes; elle dure ordinairement de quatre à huit jours, et a pour but d'amener le sujet à un état de dénutrition notable. Dans la seconde période, le professeur se propose de produire dans un temps relativement court (trois à quatre semaines), « une impression médicamenteuse assez forte pour faire disparaître les manifestations syphilitiques, et pour en empêcher le retour. » De douze à seize frictions sont pratiquées, de deux jours l'un; la salivation se montre de la sixième à la dixième friction; on la traite par le chlorate de potasse, et le traitement est interrompu un jour ou deux, après quoi il est repris en entretenant le plus souvent une salivation d'une intensité médiocre. Pendant cette seconde période, le malade garde la chambre, la diète est encore maintenue, et loin de prescrire les bains alternant avec les frictions, le professeur fait conserver au malade le même linge de corps et de lit.

La troisième période constitue celle de la réparation. A ce moment, les malades sont, en général, épuisés, amaigris et ont perdu jusqu'à *douze* kilogrammes de leur poids; on le conçoit sans peine. L'alimentation est augmentée progressivement; au bout de deux mois, le professeur prescrit une cure iodée de trois à quatre semaines de durée.

On se tromperait si l'on croyait, d'après ce que nous venons de rapporter, que M. Schützenberger regarde la salivation comme un élément nécessaire à la guérison de la syphilis; cette vue de l'esprit, et la méthode qui y conduisait (*hydrargyrose aigüe*, Schützenberger) sont rejetées par le professeur au moins autant que la méthode de l'expectation pure et simple; mais il pense que la salivation est « utile au praticien comme signe d'une impression mercurielle suffisamment énergique », sans croire que cette salivation exerce par elle-même aucune influence thérapeutique.

M. Schützenberger cite un grand nombre de cas intéressants à l'appui de sa méthode rapide de traitement. Il a traité avec succès, de cette façon radicale et rigoureuse, un grand nombre de syphilis récentes; ce qui est plus marquant, il a guéri radicalement et sans récidives des syphilitiques qui avaient subi en vain des traitements mercuriels longtemps continués, suivant la méthode chronique.

Mais venons-en aux inconvénients : la salivation n'entre pas pour le professeur en ligne de compte; (il le dit) il ne la craint pas, il la recherche même en temps que signe physiologique favorable. Mais les inflammations cutanées, voilà un second inconvénient sérieux; il empêche quelquefois d'une façon absolue la continuation du traitement. Il y en a un troisième, qui est d'un tout autre ordre : il faut, pour pouvoir faire subir la méthode des frictions, que le malade soit séquestré; en effet, il est bien difficile, pour ne pas dire impossible, surtout par la méthode du professeur Schützenberger, de faire subir le traitement par frictions à un malade à l'insu des siens; il lui est impossible de cacher à ses parents, à sa femme, à ses domestiques même l'affection dont il est atteint; or, elle constitue une de celles qu'on aime le moins à montrer, et cet impedimentum, pour n'être pas d'ordre médical, n'en est pas moins celui qui détermine d'ordinaire le médecin à administrer le mercure à son malade par la voie gastrique. Un cas cité par M. Schützenberger est frappant à cet égard; il avait proposé les frictions, elles furent refusées pour les raisons *sociales* que nous venons de dire; il dut se résigner aux pilules; le malade ne saliva pas, mais ses organes digestifs furent compromis, la digestion fut altérée, et le malade atteint d'une diarrhée chronique qui le fit maigrir et l'épuisa pour longtemps. Combien de fois des fait pareils ne se présentent-ils pas? Or, les *injections sous-cutanées* échappent encore à cet inconvénient; il n'est pas difficile d'aller trouver son médecin tous les matins sans attirer de soupçons, et l'intégrité des fonctions digestives reste entière.

Du reste, le professeur termine ses observations en déclarant qu'il est loin de vouloir généraliser sa méthode et qu'il ne conteste nullement les succès obtenus par d'autres méthodes « moins dffficiles à manier et plus faciles à adapter aux exigences des malades ».

Permettez-moi, en terminant, Monsieur et très honoré maître, de témoigner toute ma reconnaissance à M. le professeur Boeckel pour la bonté avec laquelle il a bien voulu m'accueillir, et pour l'extrême complaisance avec laquelle cet éminent praticien a daigné me mettre au courant de son service et de sa pratique. Si le travail que je vous envoie a pu vous intéresser, s'il a quelque valeur à vos yeux, c'est bien grâce à toutes les facilités que le sympathique professeur a bien voulu me donner; il a daigné accueillir et encourager tout particulièrement le jeune confrère qui venait profiter de ses leçons; je suis heureux de lui en exprimer ici ma profonde gratitude.

P. S. Je n'ai que de mauvaises nouvelles à vous donner de l'Office de

Santé de l'Empire (*Reichs Gesundheits Amt*), dont je vous parlais dans ma dernière lettre; la *Gazette de Voss* avait annoncé que l'Office avait enfin soumis son règlement à la sanction de la Chancellerie; le Moniteur officiel de l'Empire (*Reichsanzeiger*) vient de démentir cette nouvelle; les membres de l'Office ne sont pas encore au complet, et le Comité n'a d'ailleurs pas le droit de régler lui-même ses attributions, le cercle de son action devant lui être tracé par l'autorité supérieure. Ces renseignements concordent avec ceux que j'ai pu recueillir ici. C'est l'éternelle dispute de l'autorité et de la liberté; il est fâcheux de penser que, dans cette occasion, c'est la santé publique qui en pâtit.

QUATRIÈME LETTRE

Bonn.

I. — Le sujet que je vais essayer de traiter est, je crois, peu connu en Belgique; il est aussi tout nouveau en France. En Allemagne, au contraire, il tient, comme le dit M. Küss, le haut du pavé, quoiqu'il ne soit guère connu que depuis 1870[1]. Il s'agit de la *pneumothérapie*, c'est-à-dire du traitement de quelques affections pulmonaires chroniques très communes, par la gymnastique respiratoire, exécutée dans un air artificiellement comprimé ou raréfié (maximum 1/30 d'atmosphère).

Nous nous proposons d'étudier le but de cette méthode, les données anatomiques et physiologiques sur lesquelles elle repose, ses moyens d'action, et les résultats qu'elle a donnés jusqu'ici.

Son but est contenu implicitement dans la définition que nous venons d'en donner; c'est la guérison, obtenue mécaniquement, des maladies de l'appareil respiratoire sur lesquelles la thérapeutique interne a peu ou pas d'action.

Étant donnée la structure alvéolaire du poumon, les maladies qui affectent cet organe ont, en somme, pour effet immédiat et principal de restreindre la surface respiratoire, soit en dilatant les alvéoles de telle façon qu'elles ne peuvent plus se contracter (emphysème), soit en détruisant leurs parois par cette dilatation même et par l'inflammation qui s'y produit (emphysème, bronchite chronique), soit en y développant un processus inflammatoire qui, au contraire, empêche d'abord les vésicules de se dilater; il se produit alors dans le sein de l'organe des néoplasmes inflammatoires ou spéciaux dont les reliquats remplissent ces alvéoles, les font communiquer entre elles, et finissent par transformer partiellement le poumon en une masse dans laquelle il est désormais impossible de retrouver sa structure primitive (tuberculose, pleuro et broncho-pneumonie chroniques, congestion chronique accompagnant les affections cardiaques).

1. Le premier traité concernant la pneumothérapie est de Haucke : *Ein apparat zur kunstlichen Respiration, und dessen Anwendung zu Heilzwecken*. Vienne, 1870. Nous entendons parler de la nouvelle médication pneumatique, et non de l'ancienne, qui se faisait au moyen de cloches dans lesquelles le malade tout entier était plongé; cette dernière méthode est presque complètement abandonnée aujourd'hui.

En effet, en examinant la *capacité respiratoire* d'un malade atteint d'une affection pulmonaire chronique quelconque, à l'aide d'un *spiromètre*, on constate que cette capacité est moindre que la capacité pulmonaire normale.

D'autre part, en examinant à l'aide d'un *pneumatomètre*, la *force de pression respiratoire* d'un malade atteint d'une des dernières affections que nous venons de nommer (tuberculose, pleurésie et pneumonie chroniques), on constate que le fait saillant est la diminution de la *force d'inspiration;* cette diminution est due à la présence des exsudats ou des tubercules, au rétrécissement des bronches consécutif à la pression de ces exsudats, à l'hyperémie pulmonaire et aux adhérences secondaires pleurales.

Au contraire, c'est la diminution de la force de pression *expiratoire* que l'on constate au pneumatomètre chez les malades atteints d'emphysème ou de bronchite chronique; si bien qu'on a pu d'après ces données poser en principe :

« 1° Qu'à l'état normal, la force d'expiration mesurée au pneumatomètre est toujours supérieure à la force d'inspiration ;

» 2° Que tout individu bien portant possède un certain maximum de force de pression en rapport avec son âge et son sexe;

» 3° Que toute anomalie du rapport entre ces deux forces (rapport qui est d'environ 20 p. 100) indique une altération pulmonaire correspondante dont le diagnostic différentiel est jusqu'à un certain point possible par la pneumatométrie seule (d'après les données indiquées plus haut.) Toutefois on ne peut *a priori* considérer comme anormaux les cas où la force d'inspiration égale celle d'expiration[1]. »

(Disons tout de suite que le pneumatomètre que nous avons vu fonctionner chez M. Schützenberger consiste en un tube en U ouvert aux deux bouts et à moitié rempli de mercure; l'un des bouts reçoit un tube de caoutchouc.)

Or, la méthode se propose d'agir mécaniquement en sens contraire de ces déviations de fonctionnement; elle fera expirer l'emphysémateux dans un air raréfié; la raréfaction aura pour effet immédiat de permettre vésicules trop dilatées de se contracter; il se passera le même phénomène qui se produit lorsqu'on pratique le cathétérisme chez un homme dont la vessie est complètement distendue par l'urine; l'organe aura à peine donné son trop-plein, que ses parois pourront de nouveau se contracter et que le fonctionnement deviendra normal.

Au contraire, elle fera inspirer les malades atteints de tuberculose commençante dans un air comprimé dont le premier effet sera de dilater

1. Voy. Waldenburg, *Pneumatische Behandlung der Circulations und Respirations organe*. Berlin, 1875. — A. Küss, *Thèse de Strasbourg*, 1876.

forcément les vésicules pulmonaires en empêchant ainsi le néoplasme de s'y installer.

Examinons ceci de plus près ; la question mérite qu'on s'y attache. L'air contenu dans les poumons d'un homme *sain* peut être divisé physiologiquement en quatre parties :

1° L'*air de résidu*, c'est-à-dire la quantité d'air qui reste dans les poumons après l'expiration forcée ;

2° L'*air de réserve*, c'est-à-dire la quantité d'air qui peut encore être expulsée après une expiration normale ;

3° L'*air de respiration*, c'est-à-dire la quantité d'air qui entre et sort par une respiration normale ;

4° Enfin l'*air complémentaire*, c'est-à-dire la quantité qui peut encore pénétrer après une inspiration normale, par le fait d'une inspiration forcée.

Or, quand on inspire de l'air comprimé, la quantité d'air qui pénètre dans les poumons est de beaucoup supérieure à la *capacité pulmonaire vitale* (celle-ci étant composée de l'air de réserve, de l'air respiratoire, et de l'air complémentaire) ; autrement dit, la quantité d'air inspirée à forte pression est supérieure à la quantité qui pénètre dans les poumons par une inspiration même forcée d'air à la pression atmosphérique normale.

Prenons un exemple : pour un homme donné, la quantité qu'il inspirera à l'air libre étant de 4 000 cent. cubes (capacité vitale), cette même quantité atteindra 6 150 cent. cubes dans un air comprimé à 1/40 d'atmosphère. Réciproquement, si cet homme inspire de l'air raréfié, la quantité d'air inspiré sera moindre que la capacité vitale ; elle ne sera plus que de 2 000 cent. cubes, même par une inspiration forcée.

D'autre part, si ce même homme expire dans l'air raréfié, il donnera une quantité d'air supérieure à la capacité vitale ; celle-ci étant toujours de 4 000 cent. cubes, l'air expiré sous une raréfaction de 1/30 d'atmosphère atteindra 5 000 cent. cubes, et plus[1] ; et s'il expire dans de l'air comprimé, la quantité d'air expiré diminuera, par contre, énormément ; de 4 000 cent. cubes, elle descendra à 1 025 sous une pression de 1/40 d'atmosphère[2].

Il va sans dire que ces chiffres varient avec chaque individu, mais le résultat est toujours le même. Ces faits paraissent tout d'abord singuliers ; ainsi on ne comprend pas très bien comment un homme peut, dans n'importe quelle circonstance, expirer une quantité d'air supérieure à la

1. L'augmentation peut aller jusqu'à 2,500 centim. cubes, d'après Waldenburg (voy. *Pneumatische Behandlung*, Berlin, 1875 ; Biedert pense que ce chiffre est trop élevé (voy. *die Pneumatische Methode, etc., in Sammlung klinischer Vortræge* de R. Volkmann nº 104. Leipzig, 1876).

2. Voy. Küss, *loc. cit.*

capacité vitale de ses poumons ; mais cela s'explique très facilement par ce que nous avons dit de l'air de résidu, c'est-à-dire de cette quantité d'air qui reste encore dans les poumons même après une expiration forcée ; or, cette quantité d'air de résidu n'est pas absolue pour un homme donné ; elle peut être augmentée ou diminuée : ainsi l'expiration dans l'air raréfié augmente l'air expiré aux dépens de l'air de résidu. Le reste s'explique de même : l'inspiration d'air comprimé augmente la capacité vitale en augmentant d'abord l'air complémentaire ; au contraire, l'expiration dans l'air comprimé diminue cette capacité aux dépens de l'air de réserve ; et enfin, l'inspiration d'air raréfié diminue de même la capacité vitale, mais aux dépens de l'air complémentaire.

Or, comme le dit M. Küss : « Dans tous les cas où il y a augmentation permanente de capacité vitale, il est clair qu'il doit y avoir augmentation concomitante des forces musculaires de la respiration.

» En effet, l'inspiration, surtout complète, n'est possible que par les muscles, et réciproquement l'expiration forcée ne peut pas non plus se faire sans eux. Donc, quand le travail à fournir augmente, les organes qui en sont chargés deviennent plus forts ; c'est la loi en physiologie ; d'un autre côté, il va de soi qu'une seule inspiration de 600 cent. cubes, par exemple, renouvelle mieux l'air renfermé dans les poumons que deux inspirations de 300 cent. cubes ; on peut donc affirmer que si l'on habitue par l'exercice un individu à augmenter la profondeur moyenne de sa respiration, on facilite *ipso facto* la ventilation de ses poumons. »

On le voit, l'idée théorique est bonne ; elle repose sur des bases physiologiques et expérimentales indiscutables ; passons à l'examen des appareils destinés à obtenir ces effets.

Il y en a quatre principaux : ce sont l'appareil de Waldenburg et celui de Frænkel que nous avons pu examiner dans le service de M. Leyden[1] ; le soufflet cylindrique-pneumatique de Biedert, de Worms, que nous avons vu chez M. Schützenberger ; et enfin, l'appareil de M. Schnitzler, de Vienne, que les membres du Congrès ont pu voir fonctionner à Bruxelles.

Nous n'avons aucune expérience personnelle qui puisse nous faire apprécier la valeur comparative de ces quatre instruments ; qu'il nous suffise de dire que l'appareil de Frænkel est généralement rejeté parce que, consistant en une sorte d'harmonica que le malade fait mouvoir lui-même, il oblige le sujet à faire avec les épaules, au moment où il doit *inspirer*, exactement le mouvement contraire à celui qu'il devrait faire physiologiquement ; l'appareil de Biedert, beaucoup plus petit et plus transportable

1. L'*appareil transportable* de Waldenburg, tout monté, coûte 45 thalers chez Windler à Berlin ; une notice détaillée accompagne l'instrument.

que les deux suivants, consiste en un soufflet de cuir, vertical, pouvant être retourné alternativement, de façon à produire à volonté la compression ou la raréfaction de l'air qu'il contient; il coûte beaucoup moins cher que l'appareil de Waldenburg, mais il offre l'inconvénient d'être difficilement lavé et désinfecté[1]. L'appareil de M. Schnitzler est encore peu connu; c'est l'appareil de Waldenburg dont on se sert presque partout; je le décrirai très brièvement : c'est en somme un gazomètre composé de deux cylindres d'un mètre chacun, s'emboîtant l'un dans l'autre; le supérieur contient l'air, l'inférieur sert de récipient à l'eau. L'emploi de l'instrument est extrêmement simple; il est décrit très clairement dans la brochure de M. Sieffermann[2].

Voyons maintenant les moyens de contrôler les résultats obtenus; c'est d'abord l'auscultation et la percussion pratiquées et délimitées exactement avant et après le traitement; c'est ensuite la mensuration de l'ampliation du thorax, ou *thoracométrie*, méthode très infidèle; c'est enfin la *spirométrie*, qui indique très exactement les progrès accomplis, c'est-à-dire la quantité dont la capacité pulmonaire vitale d'un sujet s'est augmentée depuis le commencement du traitement.

Rameaux, dans un mémoire de l'Académie royale de Belgique, pose à propos de la spirométrie le théorème suivant[3] :

« Chez les vertébrés à respiration pulmonaire et à température constante, les dimensions de l'animal déterminent la capacité des organes respiratoires, de telle sorte que celle-ci étant connue pour un individu de dimensions données, on peut, par le calcul, en assigner la valeur dans un autre individu de même espèce, pourvu seulement que l'on connaisse de celui-ci les dimensions correspondantes à celles du premier. »

Les moyennes de capacité pulmonaire trouvées par Rameaux à l'aide de ce théorème sont pour l'homme de 3585 cent. cubes, pour la femme, de 2442. Waldenburg pose en règle générale que l'homme sain et adulte possède une capacité vitale de 3 à 4000 cent. cubes, la femme une capacité de 2 à 3000 cent. cubes. On voit que ces moyennes se correspondent. Quant aux spiromètres, il y a celui de Hutchinson, que les élèves de M. Gluge ont pu voir fonctionner pendant les leçons de physiologie de ce professeur; l'appareil de Waldenburg peut tenir lieu de spiromètre, c'est même un des avantages de cet instrument; enfin nous avons vu fonc-

1. M. Schützenberger a signalé la possibilité de la transmission de la *tuberculose* par l'intermédiaire du tube d'aspiration et de la pièce qui est en contact avec la bouche. Voy. *Gazette médicale de Strasbourg*, octobre 1875.

2. Voy. Dr Sieffermann. *Aérothérapie et pneumothérapie*, Strasbourg, 1876. — Waldenburg a soin de donner à chacun de ses malades un embout dont il se sert exclusivement, et son appareil est soumis à des lavages fréquents, vu la possibilité de transmission que nous avons mentionnée.

3. Voy. Rameaux, *Des lois suivant lesquelles les dimensions des corps dans certaines classes d'animaux déterminent la capacité pulmonaire*. Bruxelles, Hayez, 1857.

tionner chez M. le professeur Schützenberger un spiromètre à air qui offre un très petit volume, une grande légèreté, et qui donne des mensurations assez exactes ; il consiste essentiellement en une sphère de caoutchouc, qui, au repos, s'aplatit de façon à être parfaitement vide ; quand on la fait fonctionner, elle s'élève et donne la mesure de son contenu au moyen d'une petite règle fixée à sa partie supérieure.

Il est à noter que le spiromètre diffère du pneumatomètre en ce que le premier indique la *capacité* pulmonaire, tandis que le second, vrai manomètre, indique la *pression* de l'air expiré ou inspiré.

M. Küss donne les conditions dans lesquelles la capacité pulmonaire doit être mesurée à l'aide du spiromètre, car si ce moyen d'investigation est excellent quand il est bien appliqué, il donne cependant facilement des résultats entachés d'erreur entre des mains inexpérimentées. En résumé, le sujet doit être debout et porter le moins de vêtements possible sur la poitrine (expérimentant sur lui-même, M. Küss trouve 4400 cent. cubes, habillé, et 4650, le thorax nu) ; la capacité ne doit jamais être mesurée quand l'abdomen est distendu par des gaz, par une grossesse qui diminue toujours la force d'expiration (Eichhorst), ou par toute autre raison ; enfin on doit toujours recommencer l'expérience plusieurs fois, et prendre comme chiffre vrai le plus fort obtenu, sauf erreur de la méthode suivie.

Passons aux *applications thérapeutiques ;* nous les avons indiquées brièvement au commencement de cette lettre, et elles se déduisent tout naturellement des bases fondamentales de la méthode.

Les lésions de l'*emphysème* sont une ectasie alvéolaire partielle du poumon, amenant l'atrophie raréfiante des cloisons et la fixité de la poitrine à un degré quelconque de la phase inspiratoire (Jaccoud) ; pour le fonctionnement, c'est la diminution de la force expiratoire, l'insuffisance de l'expiration. On fera donc *expirer le malade dans un air raréfié ;* les vésicules anormalement dilatées seront vidées mécaniquement par succion, elles pourront reprendre leur élasticité normale ; les muscles respiratoires pourront reprendre tout leur fonctionnement ; par suite, la circulation pulmonaire sera aussi rétablie ; enfin il se produira une augmentation de la capacité pulmonaire vitale aux dépens de l'*air de résidu dont la quantité trop grande constitue en somme la lésion tout entière*. Sommerbrodt [1] a démontré les *effets expectorants* de l'expiration dans l'air raréfié ; les mucosités qui bouchent les bronchioles sont aspirées de la même façon que l'air de résidu ; il s'ensuit que la *bronchite chronique* qui accompagne d'ordinaire l'emphysème bénéficie au même titre du traitement. Biedert [2] fait aussi ressortir l'action stimulante, irritante d'un courant d'air ainsi forcé sur la muqueuse bronchique ; cette action

1. *Berliner klin. Wochenschrift*, 1874.
2. *Sammlung klin. Vortræge*, n° 104, 1876.

existe certainement, car un malade atteint de bronchite aiguë est incapable de supporter le traitement un seul instant; cette action de frottement d'air, toute physique, est très favorable dans un processus chronique, comme le montrent d'ailleurs les résultats obtenus.

La capacité pulmonaire vitale diminuant au contraire chez les tuberculeux par la diminution du champ respiratoire, par l'accolement des vésicules, par le rétrécissement des petites bronches, c'est par les *inspirations d'air comprimé* qu'on traitera ces malades; on risquera par là de produire la lésion contraire, c'est-à-dire de l'emphysème; mais il est à remarquer que c'est là justement le but à atteindre, car les emphysémateux d'une part ne deviennent jamais tuberculeux, et d'autre part l'emphysème se produit le plus facilement, exactement dans les parties du poumon où siègent d'ordinaire les tubercules, c'est-à-dire aux sommets [1]. Lombard explique la guérison de la phtisie dans le climat des altitudes par le développement de l'emphysème. La preuve pour lui est dans les deux faits qui caractérisent ce climat des altitudes: la fréquence de l'emphysème et la rareté de la phtisie, qui s'expliquent l'une par l'autre, de telle manière que la première a été considérée comme un mode de guérison de la seconde [2]; d'autre part on pourra aussi employer, alternativement avec les précédentes, les *inspirations d'air raréfié;* l'air raréfié *inspiré* invite par besoin d'air à faire des inspirations profondes (Rhoden), ce qui force le malade à faire fonctionner avec énergie ses muscles inspiratoires; ces muscles sont ainsi fortifiés par l'exercice, et le malade se trouve dans les conditions semblables à celles du climat des altitudes.

Il résulte de ce que nous venons de dire de l'action irritante du courant d'air, que le traitement est contre-indiqué toutes les fois qu'il y a tendance à l'hémoptysie.

Les *rétrécissements pulmonaires* produits par des *inflammations pleurales* doivent être, de même, traités par les *inspirations d'air comprimé;* il n'est pas besoin d'explication pour comprendre le mécanisme suivant lequel le développement du poumon, revenu sur lui-même, s'opère.

Les *accès d'asthme bronchique* étant causés, la plupart du temps, par un rétrécissement spasmodique des bronches (Biermer) [3], on arrivera à les amender par les *inspirations d'air comprimé.* — Biedert [4] recommande de n'appliquer le traitement qu'en dehors des accès; il fait remarquer en outre que si l'affection date de quelque temps déjà, il s'est ordinairement produit de l'emphysème (voy. Jaccoud, *Path. int.*); on se trouve bien alors d'appliquer tout d'abord le traitement de celui-ci (expiration dans l'air raréfié).

1. Voy. Jaccoud, *Pathol. int*, tome II, p. 6.
2. Voy. docteur Sieffermann, *loc. citat.*
3. Biermer, *Uber bronchial Asthma* (*Sammlung klin. Vortræge*, n° 12).
4. Biedert, *Sammlung klin. Vortræge.*

Nous n'avons pas encore parlé des *affections cardiaques;* Waldenburg a montré que l'air comprimé a pour effet constant de diminuer la quantité de sang dans la petite circulation, tandis que celle-ci est toujours congestionnée par l'emploi de l'air raréfié; Gerhardt a obtenu les mêmes tracés sphygmographiques que Waldenburg par l'emploi de la compression du thorax [1]. C'est dans l'insuffisance mitrale que Waldenburg a obtenu les meilleurs résultats; sans doute l'aérothérapie n'a aucune prise sur la lésion cardiaque elle-même; mais elle peut certainement en amender les symptômes, favoriser la circulation pulmonaire et aider à l'hématose en agissant dans un sens contraire à l'effet de la lésion. Schnitzler, Biedert, Waldenburg citent des cas d'amélioration tels qu'ils équivalent presque à une guérison; le docteur Cron [2], pour citer un exemple, traite une malade atteinte d'*insuffisance et de rétrécissement mitral,* avec œdème des membres inférieurs et congestion pulmonaire très prononcée; depuis un an et demi la patiente est constamment hors d'haleine, et la lésion est progressive. Après trois semaines de traitement, la malade causait très facilement après avoir monté soixante marches d'escalier, alors qu'auparavant elle devait, pour monter ces marches, se faire soutenir par deux aides; l'œdème et la toux avaient disparu, le pouls était descendu de 100 à 80, et le souffle mitral n'était plus, à beaucoup près, aussi prononcé.

Les contre-indications sont, ici comme pour la tuberculose, la tendance aux hémorrhagies pulmonaires; mais, de plus, l'air comprimé est spécialement contre-indiqué dans les cas d'athérome artériel et d'habitus apoplectique.

Il est enfin très rationnel d'admettre que dans tous les cas de faiblesse des organes respiratoires, sans lésion de ces organes mêmes (faiblesse qui accompagne souvent la chlorose ou l'anémie), la gymnastique respiratoire pratiquée à l'aide d'un appareil pneumatique ne peut que produire d'excellents effets. En obligeant le malade à respirer profondément, elle augmente la quantité d'oxygène absorbé, et fortifie par l'exercice les muscles qui président au fonctionnement du soufflet organique. — Il est à noter cependant que l'effet que l'on cherche à obtenir doit être envisagé surtout comme le produit d'une action essentiellement mécanique; en effet, les expériences récentes de Paul Bert prouvent que si l'oxygène se dissout en plus grande quantité dans le sang par la compression, cette augmentation atteint à peine 1 pour 100 par atmosphère; si l'on se rappelle, d'une part que la quantité normale d'oxygène dans le sang est de 19 à 21 p. 100 en volume, d'autre part que le plus haut degré de compression que l'on puisse employer sans danger, en pneumothérapie, est de 1/30 d'atmosphère, on verra que cette augmentation est presque insi-

1. Biedert, *loc. cit.*
2. Biedert, *loc. cit.*, p. 15.

gnifiante. — Il en résulte que l'oxygène n'est absorbé en plus grande quantité que par l'ampleur et la répétition des mouvements respiratoires, et que le traitement pneumatique agit surtout par l'augmentation de la capacité thoracique (*Erweiterung des Thorax*), l'augmentation des forces musculaires respiratoires, et le retour des poumons à leur élasticité normale.

Comme effets généraux et constants de la méthode, Biedert cite l'amélioration de la nutrition, de l'hématose, de l'aspect extérieur des malades; l'appétit augmente constamment dans de grandes proportions, même dans les cas où l'affection locale semble rester stationnaire.

Cette fois-ci, il m'est impossible d'éviter une *appréciation;* si elle n'était que *comparative*, ce ne serait pas difficile; nous savons combien la thérapeutique interne a peu de prise sur des affections telles que la tuberculose ou l'emphysème. Mais il s'agit d'apprécier la valeur de la méthode en elle-même, et pour poser nettement la question, nous donne-t-elle les moyens, non pas seulement d'améliorer, mais de guérir la tuberculose au début et l'emphysème quand il n'a pas encore produit de trop graves désordres? Nous croyons qu'il serait prématuré et peut-être téméraire de répondre par un *oui* formel; cette intéressante question de la gymnastique respiratoire est encore toute neuve et en pleine étude; toutefois il est permis, pensons-nous, d'affirmer que les espérances qu'elle avait fait concevoir théoriquement ont subi l'épreuve du feu, et que la pratique les a presque toutes confirmées. Nous disons *presque* toutes; c'est qu'en effet la tuberculose au troisième degré, la phtisie confirmée, la pneumonie chronique avec formation de cavernes, avouons-le franchement, tout cela est inguérissable par la pneumothérapie aussi bien que par les autres modes de traitement: nous ne parlons pas des cas, malheureusement trop rares, où la nature agit seule par l'enkystement et l'absorption des produits pathologiques, « lorsque l'altération est peu étendue » (Jaccoud); c'est ainsi que le docteur Sieffermann, de Benfeld, grand partisan de la pneumothérapie, avoue qu'elle ne modifie point l'état local chez les malades atteints de ramollissement tuberculeux; il déclare aussi que l'augmentation de la capacité pulmonaire n'est que temporaire; Waldenburg n'est pas moins réservé; d'après Biedert, l'immense majorité des phtisiques avancés traités par lui « dorment depuis longtemps sous le vert gazon » (voy. Küss, *loc. cit.*). Vous voyez qu'on ne se laisse pas aller, dans le camp des promoteurs de la méthode, à des espérances exagérées; seulement ces praticiens affirment non moins légitimement que la méthode dont nous parlons prolonge évidemment la vie des malheureux phtisiques, en mettant leurs poumons dans de telles conditions que l'hématose peut encore s'y faire, au moins pour quelque temps; les faits multipliés que l'on publie tous les jours ne laissent aucun doute à cet égard; citer une seule observation de ce genre ne sert de rien, il faut avoir vu le même fait se répéter un nombre considérable de fois pour être persuadé; or, en conscience, quel est le traitement dont on peut en dire autant?

Quant aux bons effets du traitement pneumatique dans les cas d'emphysème compliqué ou non de bronchite chronique, non seulement ils sont éminemment rationnels, mais ils sont, en fait, indéniables; Waldenburg entre autres cite dix cas de résultats si favorables, qu'il regarde (et n'est-ce pas avec raison?) l'exhalation méthodique dans l'air raréfié comme le meilleur et le *seul* agent curatif de l'emphysème; quand d'autre part un professeur aussi autorisé que M. Jaccoud déclare que « l'art thérapeutique est à peu près impuissant » contre cette affection, ne devons-nous pas nous rendre aux conclusions du médecin allemand [1]?

D'un autre côté, les cas de tuberculose commençante améliorés et même guéris par la méthode ne paraissent pas moins évidents; tels sont les cas publiés dans la thèse de M. Küss, telles sont surtout les remarquables observations publiées par M. Sieffermann (voy. *loc. cit.*).

Pour ce qui regarde les affections pleurales, M. Küss déclare « qu'il n'est pas une seule maladie où l'influence de l'air comprimé soit aussi rapide et aussi évidente; il produit en quelques jours des effets qui paraissent quelquefois tenir du prodige, et que la nature seule aurait mis des années à obtenir; de plus ces effets sont permanents. »

Waldenburg affirme que les résultats qu'il a obtenus avec son appareil, pour ce qui regarde la pleurésie chronique, dépassent tout ce que l'on peut obtenir avec n'importe quel moyen [2]. Est-ce aller trop loin de dire qu'une méthode qui donne de tels résultats peut légitimement être mise au niveau des agents thérapeutiques les plus importants (Waldenburg)?

Nous pouvons donc conclure en disant que le traitement pneumatique est éminemment rationnel, que les résultats qu'il a donnés jusqu'ici sont très favorables; et sans vouloir en faire une panacée, on peut affirmer avec Waldenburg « qu'il constitue une méthode qui permet d'agir avec la certitude inhérente aux lois de la physique, et qui satisfait à des indications que jusqu'à présent il était impossible au médecin de remplir. »

« Il est facile de prévoir, ajoute M. Sieffermann, que cet appareil amènera toute une révolution dans le traitement d'un genre d'affections qui sont d'ordinaire réfractaires à presque toute médication [3]. »

Nous devons cependant prévenir ceux qui seraient tentés d'appliquer ce traitement, qu'il n'y a peut-être pas de méthode qui exige autant de soins, autant de sollicitude, autant de patience que la pneumothérapie; il faut apprendre d'abord à son malade à inspirer et à expirer, il faut lui faire

1. Dans la troisième édition de son beau *Traité de pathologie interne*, M. Jaccoud parle déjà avec faveur du traitement pneumatique de l'emphysème.

2. Voy. *Gazette médicale de Strasbourg*, nov. 1875.

3. Voy. *Gazette médicale de Strasbourg*, *loc. cit.*

comprendre le but qu'il doit atteindre, et lui montrer que le résultat dépend de lui seul, de sa constance, de sa confiance aussi.

Il faut enfin toujours assister aux séances, ne pas permettre que le malade se serve à chaque instant de l'appareil, *dans le but d'aller plus vite*. Pour citer une dernière fois nos auteurs, M. Sieffermann pense qu'il faut que ce soit le médecin lui-même qui prenne le soin de surveiller les différentes opérations, quelque longues et fatigantes qu'elles lui paraissent. M. Küss déclare que les meilleurs résultats qu'il a obtenus l'ont été parce qu'il tournait lui-même le robinet de l'appareil. Et il ajoute : « Les auteurs qui se sont occupés de la question, Waldenburg en tête, insistent tous plus ou moins là-dessus; pour moi je suis même convaincu que certains cas d'insuccès qui sont cités ne tiennent qu'au défaut de surveillance de la part du médecin. »

J'ai fait de mon mieux, dans ces quelques notes, pour vous présenter l'état de la question en Allemagne ; la pneumothérapie fait ici le sujet d'une foule de thèses, d'articles de journaux, de brochures, de discussions et d'expériences; en outre, je ne crois pas trop m'avancer en disant qu'elle mérite d'être prise en sérieuse considération. Je compte d'ailleurs pouvoir vous envoyer de Vienne quelques applications pratiques qui viendront compléter cette notice.

II. — Quelques mots sur la clinique de M. le professeur Busch : Table d'opérations, anesthésie chloroformique employée à tout âge (l'appareil employé ici est celui de Skinner), anesthésie locale fréquemment mise en œuvre, pansement antiseptique rigoureux, tout cela est identique à ce que nous avons vu dans les services chirurgicaux de Berlin et de Strasbourg. Il est bien certain que, comme le disait M. von Langenbeck, tous les chirurgiens seront amenés un jour à employer un pansement antiseptique quelconque; nous disons quelconque, à condition que l'agent employé soit apte à tuer les germes qui pourraient s'introduire dans la plaie, et qu'il soit manié de façon à les tuer tous.

« Il est assez singulier, nous disait M. le professeur Busch, de voir les chirurgiens de Londres, par exemple, rejeter le pansement de Lister; mais il est encore plus étonnant de leur entendre dire qu'ils ont de la suppuration par l'emploi du catgut aussi bien qu'avec les fils de soie, alors que nous, dans l'Allemagne tout entière, nous obtenons si facilement l'enkystement et l'absorption de ces mêmes fils, et par suite la réunion immédiate. Il faut bien savoir, ajoutait-il avec un certain humour, que pour un Anglais ce qui vient de l'Écosse est sujet à long examen, et réciproquement; il faut que la découverte ait fait le tour de l'Europe en passant par la France ou par chez nous; elle est alors adoptée très facilement. Vous verrez, messieurs, qu'il en sera ainsi du pansement antiseptique. »

C'est qu'en effet, c'est grâce à ce pansement, et grâce à lui seul, que certaines opérations, très dangereuses naguère, n'amènent aujourd'hui presque aucun accident. Il en est ainsi des plaies d'articulation, des plaies osseuses surtout; c'est grâce à lui qu'on tente la réunion immédiate pour des plaies de grande étendue, et qu'on l'obtient; c'est grâce à lui qu'on n'a plus peur des fractures compliquées, de la trépanation, de la résection d'un coin d'os pour redresser la jambe d'un rachitique. Combien de fois n'avons-nous pas entendu depuis un an répéter ces paroles: « Sans pansement antiseptique, messieurs, je n'oserais tenter cette opération, parce qu'elle ne m'avait donné que des revers avant le Lister; maintenant je n'hésite plus jamais, et j'opère chaque fois que l'occasion s'en présente; c'est vous dire qu'en *Listérisant* je réussis dans la grande majorité des cas, comme vous en serez témoins vous-mêmes. »

L'autorité de ceux qui parlaient ainsi est hors de conteste, et les faits d'ailleurs venaient confirmer leur dire. Cette opinion, l'immense majorité des chirurgiens allemands la professent et la mettent en pratique.

La méthode suivant laquelle M. le professeur Busch opère ses *ovariotomies*, par exemple, est encore une remarquable application de la façon de procéder de Lister, et en particulier du principe suivant lequel les ligatures de catgut incluses dans le péritoine n'y déterminent aucun travail pathologique (*unschædlich sind*). Le cas dont nous avons été témoin avait ceci de particulier que le processus pathologique avait envahi, à un égal degré, les *deux* ovaires d'une femme d'une cinquantaine d'années environ; ils étaient transformés en un amas de loges arrondies, à contenu liquide, et de différentes grosseurs; on ne pourrait guère mieux les comparer, pour l'aspect extérieur, qu'à des ovaires de poule contenant des vitellus à différents degrés de développement.

Le professeur fit son incision, de 8 à 10 centimètres plus bas qu'on ne la fait ordinairement, parce que, ne comprenant pas le pédicule dans la plaie, il n'a plus de raison de pratiquer son incision plus haut. Le liquide de l'ascite s'étant écoulé, le professeur retira avec la main les deux tumeurs de l'abdomen, saisit un des pédicules avec la pince à vis de Smith (en opérant une forte constriction), le sectionna au-dessus de l'instrument, et lia, avec du fil de catgut, tous les vaisseaux de ce pédicule; en ayant fait autant du second, il réduisit les deux pédicules dans la cavité abdominale, et fit une suture à points séparés sur la plaie extérieure; les points de suture comprenaient le péritoine en même temps que la peau.

Les pulvérisations d'eau phéniquée furent mises en œuvre tout le temps de l'opération; de 7 à 8 ligatures avaient été placées sur chacun des pédicules.

Les jours suivants, la température monta, il est vrai, à 39° le soir, ce qui n'est pas ordinaire; un peu de péritonite circonscrite se montra dans la région des pédicules réduits, ce qui est dû à cette petite partie du pédicule qui se trouve au-dessus de la constriction opérée par la pince, et qui, par ce fait, se mortifie en partie. La malade eut de plus une syncope, et offrit de la diarrhée; elle présenta un urticaire généralisé, et il se forma un petit abcès à la surface de la peau de la paroi abdominale, au point d'entrée d'une des sutures *extérieures* en fil de soie. Cette femme, d'une constitution chétive, était en outre, lors de l'opération, très affaiblie par les ponctions successives qu'elle avait subies de son ascite, le liquide se renouvelant après chaque ponction avec une rapidité plus grande. Elle fut présentée aux élèves de la clinique *douze* jours plus tard, parfaitement guérie; après s'être reposée, elle retourna chez elle le vingt-deuxième jour de l'opération.

Voilà donc 14 ligatures (au moins) de fil de catgut qui, réduites dans la cavité abdominale, se sont enkystées et résorbées, et dont la présence dans le péritoine n'a déterminé aucun accident et n'a pas empêché une guérison rapide.

Permettez-moi de rapprocher de ce fait les opérations d'ablation du sein pratiquées par M. Boeckel, dont je vous parlais dans ma dernière lettre; je crois qu'il n'en faut pas davantage pour être convaincu. L'opération de l'ovariotomie est de plus singulièrement simplifiée par cette manière de faire.

Il en est de même chez M. Veit. Le professeur de gynécologie et de clinique obstétricale à l'Université de Bonn opère ses ovariotomies d'une façon plus simple encore, s'il est possible, que le professeur Busch. Pour tout instrument, il a un bistouri, deux pinces à disséquer, deux érignes, un trocart ordinaire, une sonde cannelée, des aiguilles et du fil de catgut. Après l'incision de la paroi abdominale, il fixe la tumeur au moyen des érignes, la ponctionne avec un trocart ordinaire de calibre moyen, et l'extrait à l'aide des érignes et de la main; s'il y a des adhérences, et qu'elles donnent du sang, il y jette une ligature de catgut; la tumeur extraite, le pédicule est divisé en 3 ou 4 parties, en choisissant pour opérer cette division (comme le fait M. Kœberlé), les endroits où ne se trouvent point de vaisseaux; chacune de ces parties est ligaturée très fortement avec du fil de catgut; ces fils sont coupés à *un* centimètre de leur nœud; il en est de même du pédicule, qui est coupé à un centimètre environ des fils de catgut.

Cela fait, le professeur introduit dans la cavité abdominale, dans le but d'étancher le sang qui s'y trouve, des éponges qui ont trempé dans l'eau phéniquée. La toilette du péritoine étant faite, et le pédicule réduit dans la cavité, la plaie extérieure est complètement fermée à l'aide de points de suture en fils de soie; ces fils comprennent toute l'épaisseur de la paroi abdominale, y compris le péritoine.

Le deuxième cas que nous avons vu présentait cette particularité (et quelle ovariotomie n'en présente pas?) que le contenu d'une des loges de la tumeur (biloculaire), était un liquide ressemblant beaucoup à de l'encre étendue d'eau, trouble ; de plus il s'y trouvait une pelote de poils longs et châtains; enfin sur une partie épaissie de ses parois se présentaient des poils très régulièrement implantés et analogues à ceux de la pelote ; quant à la seconde loge, beaucoup plus petite, elle contenait une bouillie épaisse, de même couleur que le contenu de la première. C'était chez une *fille* d'une vingtaine d'années environ[1].

Si nous comparons les deux procédés, nous voyons qu'ils ne diffèrent qu'en des points de détail : M. Busch sectionne d'abord le pédicule et lie séparément tous les vaisseaux; M. Veit divise longitudinalement le pédicule en plusieurs petits pédicules qu'il lie de même, mais avant de les couper ; il y trouve cet avantage qu'il n'a pas à employer de pinces serrantes, et que les ligatures se font beaucoup plus facilement tout en étant moins nombreuses; enfin il est parfaitement sûr de lier tous les vaisseaux. La méthode générale est donc la même; elle porte déjà un nom, c'est la *méthode intra-péritonéale*[2]. Ainsi, plus de pédicule maintenu dans la plaie, plus de clamp, de serre-ligature, de pinces spéciales, de trocarts spéciaux, ou quoi que ce soit d'analogue; on opère une ovariotomie avec les instruments ordinaires de sa trousse, plus une petite bouteille de fils de catgut.

M. le professeur Veit se sert de l'appareil de Junker pour chloroformer ses malades ; cet appareil coûte assez cher, *quarante-cinq* marks (au moins à Bonn); mais son prix est très vite racheté par l'*économie considérable de chloroforme* que son emploi procure.

Pour en revenir aux pansements, la manière dont on applique un bandage chez M. Busch est certainement la plus simple, la plus facile, la plus pratique que nous ayons vue. On sait combien le *plâtrage* des bandes est une besogne longue et ennuyeuse : M. Busch l'évite en ne s'en servant pas. Une bande en laine étant mise en place, on prend des fragments de bandes ou de compresses, longs de 20 à 30 centimètres, on les trempe tels quels, à mesure qu'on s'en sert, dans une bouillie de plâtre, et on les applique en les imbriquant, comme on fait des bandelettes de Scultet,

1. Elle a été opérée le 9 novembre; elle nous a été présentée le 20, date de cette lettre, guérie.

2. Cette méthode est désignée par M. le professeur Kœberlé sous le nom de *méthode par pédicule perdu*, et il donne le nom de méthode intra-péritonéale au traitement qui consiste à laisser plonger les fils de ligature à une certaine profondeur, tout en maintenant l'extrémité de ces fils au-dehors (voy. Kœberlé, *Des maladies de l'ovaire et de l'ovariotomie*, Paris, 1878). — Toutefois nous laisserons ici à la méthode employée par MM. Busch et Veit le nom de méthode intra-péritonéale qu'elle a conservé en Allemagne; l'illustre maître de Strasbourg déclare lui-même que cette méthode est celle de l'avenir, grâce aux procédés antiseptiques de Lister (voy. *loc. citat.*, pages 583 et 588).

ou des bandelettes de sparadrap qu'on applique sur un ulcère de la jambe; par dessus on gâche avec les mains de la même bouillie de plâtre qu'on a rendue un peu plus épaisse en y ajoutant un peu de plâtre en poudre. Le bandage n'a donc nécessité aucune espèce de préparatifs, et il est appliqué en moins de temps qu'il ne faut pour le décrire. C'est la seule façon qui soit usitée à la clinique de M. Busch.

Le professeur a eu la bonté de me montrer, dans un grand cabinet attenant à sa clinique, la magnifique collection de *moules pathologiques* en *plâtre*, de pièces préparées, et de photographies qu'il forme depuis nombre d'années, et qui lui est d'une si grande utilité dans ses leçons cliniques. *Toutes les luxations, toutes les fractures marquantes ou typiques* sont là en plâtre, rangées sur des planches couvertes d'épaisses feuilles d'ouate; les tumeurs de tout genre, les difformités tératologiques ou rachitiques auxquelles le professeur a remédié, y sont représentées en moules pris avant l'opération et après la guérison; on y remarque, dans cet ordre, toute une collection de rétractions cicatricielles des doigts et des membres, telles quelles d'abord, et, à côté, guéries. Il en est ainsi des rétractions de l'aponévrose palmaire, de toutes les variétés de pieds bots, des lupus et des éléphantiasis des membres, deux affections qui sont malheureusement très communes sur les bords du Rhin.

Les photographies, toutes de grandes dimensions, ne sont ni moins nombreuses ni moins remarquables; ici encore le sujet est photographié malade, puis guéri : résultats de résections, becs-de-lièvre, opérations d'anaplastie de la face en général, genoux valgus, etc.; si je me mets à les citer, je ne finirai pas; permettez-moi de vous en nommer encore une, à cause de son excessive rareté : c'est la luxation de l'humérus *directement en haut*, par suite de la fracture de l'acromion et de l'extrémité externe de la clavicule.

Parmi les lésions chroniques qui nécessitent les résections d'articulations, l'une des plus rares et, en même temps, l'une des plus remarquables à plusieurs points de vue, c'est l'*ostéite raréfiante* de la tête d'un os long, amenant la disparition complète de cette partie de l'os, si on n'interrompt la marche de ce singulier processus pathologique. Nous disons que ces cas sont rares; M. le professeur Busch en a vu *dix* ou *onze* cas en tout; nous avons pu en voir deux, l'un à Strasbourg, l'autre ici, à deux différents degrés de développement. La marche de cette singulière affection est essentiellement chronique et de longue durée. Souvent sans traumatisme occasionnel, *toujours* sans manifestation diathésique quelconque (comme on pourrait le croire), un sujet (il est ordinairement jeune) s'aperçoit qu'il ne lève pas un bras aussi facilement que l'autre; peu à peu la région de l'épaule maigrit; il n'y a de douleur que pendant les mouvements, encore est-elle peu prononcée; au bout d'un temps plus ou moins long, les tissus qui environnent l'articulation ont tellement diminué de volume, que l'articulation elle-même présente exactement l'aspect qu'elle offre dans une luxation sous-coracoïdienne : au lieu de la saillie produite par la tête de l'humérus, il y a un méplat, et même un enfoncement; l'acromion, au contraire, fait une saillie très forte; la distance de la ligne médiane du corps à l'épaule est plus petite du côté de la lésion; le bras est plus court aussi. Deux signes pourtant de la luxation sous-coracoïdienne manquent : c'est la tête de l'humérus qui ne se retrouve nulle part, c'est ensuite l'éloignement du coude, du thorax, autre symptôme qui n'existe pas. Les mouvements sont, d'ailleurs, très limités, comme dans une luxation; si bien qu'au premier aspect, et sans les commémoratifs, on se croirait très facilement en présence de cette dernière lésion. Notez que l'articulation n'a pas présenté de gonflement un seul instant, et qu'il n'y a jamais eu trace de suppuration ni de fistule.

C'est qu'à ce moment la tête a diminué de la moitié environ de son volume, qu'elle s'est en partie soudée à la cavité glénoïde, et que le manque de fonctionnement qui en a été la suite a produit la *fonte* de tous les tissus environnant l'articulation.

A ce moment, il est encore temps d'agir; mais si la lésion continue, elle produit la résorption et la disparition complète de la tête articulaire; le résultat a un aspect tout à fait étrange, c'est celui que présentait la malade que nous avons vue à Strasbourg : le bras pend inerte le long du corps; si on saisit le coude, et qu'on le relève directement en haut, on s'aperçoit qu'il n'y a plus aucune continuité osseuse entre le bras et le tronc; l'extrémité supérieure de l'humérus, qui atteint à peine le niveau du tiers supérieur du bras, fait saillie quand on l'incline, à travers les muscles amaigris et la peau du membre, comme un bâton à moitié enfoncé dans la manche d'un habit. En un mot, arrivée à ce point, l'affection reproduit absolument l'aspect d'un résultat de résection articulaire où il ne se serait fait ni régénération osseuse, ni réunion nouvelle entre les extrémités sciées des os. Tout d'abord, comme nous avions été témoin, à Berlin, d'un résultat de résection offrant le même aspect, notre premier mouvement fut de rechercher la cicatrice de l'incision opératoire. Il n'en était rien, la malade n'avait subi aucune opération, et la lésion s'était lentement produite comme nous venons de le raconter. Arrivé à ce degré, le mal est irrémédiable.

Au contraire, le malade de M. Busch, jeune homme de *seize* ans, bien constitué et sans diathèse aucune, n'en était arrivé qu'à la période qu'on pourrait appeler *période de luxation apparente*, quand il se présenta à la clinique. Le professeur posa le diagnostic d'ostéite raréfiante, *caries sicca*, au grand étonnement de ceux qui l'entouraient et qui, à première vue, croyaient à n'en pas douter à une luxation sous-coracoïdienne. Il nous dit que nous trouverions la tête en plein contact avec la cavité glénoïde mais en partie résorbée; que l'ostéite raréfiante occuperait principalement le côté opposé à la gouttière bicipitale, et que le cartilage de la tête en contact avec la cavité glénoïde serait le seul respecté par la lésion; enfin que nous ne trouverions ni fongosités, ni pus, ni traces d'inflammation quelconque des tissus environnants. Après nous avoir donné l'histoire de cette singulière affection, il fit la résection de la tête humérale par l'unique procédé usité aujourd'hui, et trouva la lésion telle qu'il l'avait décrite : tête humérale fortement diminuée de volume, paraissant comme rongée sur son côté externe; points d'entrée des vaisseaux nourriciers énormément dilatés; surface percée d'une multitude de trous correspondant à des canalicules très dilatés; capsule articulaire adhérente à l'os ; cartilage disparu sauf sur une petite partie de la face interne, tendon du biceps exfolié et méconnaissable, et pas la moindre trace de pus d'aucun côté, de fongosités encore moins. De plus, la tête était assez fortement adhérente au pourtour de la cavité glénoïde, et le cartilage de celle-ci s'était aussi partiellement résorbé.

C'est dans de pareils cas que l'usage des moules en plâtre et des pièces préparées est précieux. A la clinique suivante, le professeur nous montra quatre moules de demi-thorax d'individus ayant présenté la lésion dont nous nous occupons; tous quatre avaient l'apparence de luxations sous-coracoïdiennes, mais toujours sans saillie de la tête en avant; en regard, le côté sain de chacun de ces sujets; enfin cinq pièces conservées à l'alcool de têtes d'humérus atteintes à différents degrés de la *caries sicca*, et provenant des résections faites chez ces mêmes sujets dont on avait d'abord, pris le moule. Ces os présentaient tous la lésion au même endroit, plus ou moins avancée.

La résection de la tête humérale est le seul moyen à opposer à la marche envahissante de ce processus, et le résultat de l'opération est d'autant plus favorable qu'on opère sur des individus sans diathèse scrofuleuse, tuberculeuse ou autre (le professeur insiste sur ce point). Les mouvements se rétablissent dans la nouvelle articulation, et surtout les muscles reprennent, par le retour à leur fonction, tout leur développement. Le seul mouvement qui soit ordinairement difficile, c'est l'élévation directe du bras en dehors et en haut; mais l'abduction jusqu'à angle droit avec le tronc se fait très facilement, et comme il est rare qu'une abduction plus forte soit nécessaire dans la vie ordinaire, le sujet peut se considérer comme parfaitement guéri.

Nous avons pu admirer une fois de plus, dans les pansements de ce cas de résection, combien le pansement de Lister favorise la première intention et met les plaies dans d'excellentes conditions de guérison rapide; au bout de huit jours la résection a, comme nous le faisait remarquer le professeur, tout l'aspect d'une opération qui vient d'être faite : ni gonflement, ni rougeur, ni pus; un peu de sérosité s'écoule par les tubes à drainage ; mais la réunion s'est faite de la plaie extérieure, et la place laissée vide par la tête humérale se remplit déjà de tissus de nouvelle formation. Enfin la douleur est nulle, et l'opéré, ordinairement exempt de fièvre, mange et dort à souhait.

Permettez-moi de vous citer, à propos des arthrites, le très intéressant « Discours sur les progrès de la chirurgie depuis 50 ans » prononcé dernièrement à Berlin par le professeur Bardeleben. L'éminent praticien a, dans cette communication, entretenu ses auditeurs du traitement de la coxalgie appliqué généralement en Allemagne.

Après avoir rendu justice au bandage plâtré, et aux efforts faits par le « Bruxellois Seutin » pour rendre le principe de l'inamovibilité plus facilement applicable, le célèbre chirurgien de la Charité montre comment l'inamovibilité a été remplacée par un principe plus raisonné, mieux adapté aux exigences de ce cas particulier, et par conséquent plus fécond, *le principe de la distraction*. Employer contre une *contraction* musculaire permanente, qui contribue si puissamment à la déformation et à l'érosion des parties articulaires, une *distraction* permanente qui annihile complètement l'action contraire et maintient en même temps le membre dans le repos, c'est certainement mettre l'articulation dans les meilleures conditions de guérison ; c'est mieux faire que l'immobilisation dans un bandage, car un bandage s'accompagnant toujours d'une certaine pression, aide à la contraction musculaire au lieu de la supprimer, et va ainsi, sur ce point, à l'encontre du but à obtenir.

Le professeur nous apprend que du temps de Seutin déjà, on avait tenté d'appliquer ce principe de la distraction, sous le nom d'extension permanente, et que ces commencements d'application avaient été jetés dédaigneusement dans le « coffre aux vieux clous ». Ce n'est pas sans une certaine raison d'ailleurs qu'on avait comparé ces premiers appareils, ces primitives machines, aux instruments dont se servait la vieille Inquisition, et qu'on avait déclaré que leur emploi infligeait une torture inutile. « La faute que l'on commettait, dit M. Bardeleben, était de confondre l'idée avec la manière dont on l'appliquait. L'exécution méritait un blâme absolu ; car on *bouclait* lesmembres de manière à rendre les appareils non seulement insupportables, mais même dangereux. Mais l'étonnement fut grand quand on apprit du nouveau monde que des bandelettes de sparadrap, « de ce vieux sparadrap dédaigné », simplement enroulées autour de la jambe, sans même être serrées, supportent sans subir le moindre déplacement des poids de 15 et de 20 livres, et que l'effet de ces poids est ainsi transmis par leur intermédiaire, directement et sans diminution, à l'extrémité supérieure de la cuisse. Ce fut (dit le professeur en propres termes) traité de *canard d'Amérique*. On avait enfin trouvé le moyen d'appliquer le principe sans dommage pour le malade. Longtemps on a cru que l'inamovibilité était le dernier mot de la science ; la distraction est cependant venue la remplacer complètement pour les lésions osseuses ou articulaires de la cuisse; ceci doit nous apprendre que notre art ne permet pas qu'on se repose sur une idée sans s'occuper d'aller plus loin, et que le nouveau principe n'est, pas plus que son devancier, le dernier progrès que nous puissions espérer.

» Combien de centaines de fractures de cuisse ont été guéries depuis, sans raccourcissement, alors qu'un bandage plâtré ou amidonné produisait toujours ce dernier et malheureux résultat; et combien sont plus nombreuses encore les coxalgies guéries ou améliorées au-delà de toute attente. Le principe reçut encore une application plus parfaite lorsqu'on eut trouvé un appareil qui, tout en produisant la distraction, permet au malade de marcher. »

La traction continue la nuit, l'appareil de Taylor le jour, voilà le mode de traitement des coxalgies *au début* appliqué par presque tous les chirurgiens de ce pays. Mais si la lésion est avancée, si les fistules laissent s'écouler un pus intarissable, si les fongosités remplissent l'articulation, les désordres ont atteint un trop haut point pour que l'on puisse espérer la résorption de ces produits pathologiques, même par une distraction et une immobilisation prolongées. C'est alors à la résection que l'on a recours; je n'ai pas à revenir sur cette opération, dont j'ai essayé de vous montrer, dans la mesure de mes moyens, les bonnes raisons et les excellents effets.

Quand il s'agit du genou cependant, M. le professeur Busch est d'avis que la distraction doit être appliquée avec grands ménagements; le professeur a souvent vu des tractions de 10 et 12 livres, appliquées pour redresser une tumeur blanche du genou, produire non pas une diminution dans les symptômes, mais au contraire une accélération notable du processus inflammatoire. C'était dans les cas où le redressement du membre avait été rapidement obtenu grâce à une traction énergique; on avait, atteint le but qu'on se proposait, c'est-à-dire le redressement; mais la lésion avait pris une marche aiguë telle qu'on était bientôt forcé de choisir entre l'amputation et la résection. Ces faits s'expliquent en ce que, les tissus et les muscles entourant l'articulation *coudée* étant fortement contractés, une traction exercée sur la jambe ne fait qu'augmenter la pression des deux surfaces articulaires l'une contre l'autre, et cela tant que la jambe n'est pas redevenue droite; on peut facilement s'assurer de cet effet en cassant une canne quelconque sous un certain angle, en reliant les milieux des deux moitiés par un cordon tendu, et en tirant ensuite sur les deux extrémités. C'est, si nous pouvons nous exprimer ainsi, l'hypoténuse d'un triangle que l'on s'efforce de rendre aussi longue que les deux autres côtés; le point de pression sera l'angle qui réunit les deux côtés, c'est-à-dire les deux surfaces articulaires. On a voulu, après avoir obtenu le redressement rapide, appliquer une traction encore plus forte afin de séparer les deux surfaces d'articulation; c'est, de l'avis du professeur, une idée des plus malheureuses; car d'une part le tort fait à l'article n'en existe pas moins, d'autre part la séparation violente des deux surfaces produit nécessairement un vide qui se comble par les tissus fongueux et le pus, et met ainsi l'articulation dans des conditions détestables. Ces faits ne se produisent point par une traction *modérée;* on obtient le redressement plus lentement, mais on est certain de ne pas nuire au malade en activant la marche de la lésion.

Quand celle-ci est trop avancée pour laisser espérer la résorption de ces produits, et que la résection ou l'amputation devient nécessaire, le professeur a bien soin d'examiner les organes internes avant de faire son choix; si le malade présente aux sommets des poumons des bruits anormaux dénotant une lésion avancée, si l'hypertrophie du foie ou de la rate fait soupçonner un commencement de dégénérescence amyloïde des organes internes, le professeur n'hésite pas et pratique aussitôt l'amputation de la cuisse. Nous l'avons vu procéder ainsi pour un cas de ce genre; le procédé suivi est l'amputation par lambeau antérieur formé en allant de la peau à l'os, et l'opération est pratiquée avec une extrême rapidité, bien que le nuage de Lister et le constricteur d'Esmarch assurent contre l'action nuisible de l'air et contre l'hémorrhagie.

Un cas d'*uréthrotomie externe* nécessitée par un rétrécissement infranchissable et une rétention d'urine presque absolue datant de trois jours, nous a montré toute la difficulté que présente cette opération, lorsque des essais plusieurs fois répétés de cathétérisme ont créé dans la région périnéale des fausses-routes multiples. Le professeur préfère toutefois dans ces cas l'uréthrotomie externe à la ponction, même sus-pubienne, parce que d'un côté elle présente *à ses yeux* moins de dangers pour le malade; et de l'autre parce qu'elle remédie immédiatement à la lésion elle-même, ce qui n'est évidemment pas le fait de la ponction.

Le cas dont nous parlons était encore un exemple de la facilité avec laquelle les rétrécissements se reproduisent dans le canal de l'urèthre. Cet homme avait présenté il y a quelques années un rétrécissement qui fut vaincu et parfaitement guéri par la dilatation graduelle; longtemps le sujet urina avec la plus grande facilité; il avait soin de sonder lui-même de temps à autre. Il finit par négliger cette précaution; il s'aperçut bientôt qu'il urinait moins facilement, et la lésion augmenta de nouveau peu à peu jusqu'à obturer presque complètement la lumière du canal. « Chaque fois que vous aurez opéré un rétrécissement, nous disait à ce sujet le professeur, que ce soit par la dilatation graduelle ou même par l'uréthrotomie interne, ayez bien soin de recommander instamment à votre malade de se sonder d'abord régulièrement tous les jours, puis en espaçant graduellement les séances de cathétérisme jusqu'au terme d'un mois, sans jamais dépasser celui-ci; tous les mois, au moins, le sujet se sondera, sous peine de présenter bientôt les symptômes que vous avez sous les yeux. »

Le professeur opère les *becs-de-lièvre* simples par le procédé à deux incisions concaves dû à Husson fils. « Dans une clinique de petite ville comme celle-ci, messieurs, nous disait le professeur, nous avons souvent l'avantage de revoir nos opérés cinq ans, dix ans après leur guérison ; or le procédé de von Langenbeck m'a très souvent montré, après quelques années, une encoche assez forte due à ce que la petite extrémité du lambeau qui est rabattu dans ce procédé, est trop mince pour se nourrir convenablement, et se rétracte ou bien finit par tomber. De plus la cicatrice est plus visible, parce qu'elle est en forme de V ouvert, et croise la ligne droite de la face. Dans le procédé de Husson, au contraire, rien de pareil n'est à craindre, et il m'a donné en effet de meilleurs résultats. »

Le professeur est d'avis, comme M. von Langenbeck, d'agir au plus tôt, *même si l'enfant est faible;* car il perd peu de sang, et on le voit se relever avec une grande rapidité aussitôt qu'il est apte à prendre sa nourriture naturelle.

M. Busch n'aime pas les cautérisations des *tumeurs télangiectasiques*, d'abord parce qu'il faut quelquefois y revenir à plusieurs reprises, ensuite parce que la douleur est de ce fait plus prolongée, enfin parce que la cicatrice est déprimée, difforme et très apparente. Le professeur traite en conséquence ces tumeurs par l'excision au bistouri ; par la compression avec les doigts il n'a presque pas d'hémorrhagie pendant l'opération ; il l'évite, après, en appliquant des sutures profondes qui agissent comme l'acupressure et arrêtent complètement l'écoulement du sang. Enfin il obtient une *cicatrice mince et linéaire*. Si la tumeur est trop volumineuse pour que les deux bords de la plaie puissent être réunis après son excision, le professeur l'excise *en deux temps*, c'est-à-dire qu'il en enlève d'abord la moitié et réunit la peau saine à l'autre moitié ; la réunion s'étant faite et la plaie guérie, les téguments se sont assez relâchés pour que l'excision de la seconde moitié de la tumeur et la réunion des deux bords de peau saine n'occasionnent aucun tiraillement.

Comme production analogue, nous avons pu examiner un *anévrysme cirsoïde* très développé occupant la région occipitale. Comme antécédents, la tumeur ne s'est montrée, au dire de la mère, que vers l'âge de cinq ans sans traumatisme occasionnel, sous forme d'un *petit bouton* qui grandit peu à peu ; le sujet est une femme de 30 ans ; M. Busch procéda il y a un an à la ligature des deux carotides externes ; la tumeur s'affaissa à la suite de cette double opération, et sembla vouloir disparaître ; elle a repris aujourd'hui tout son volume primitif ; le professeur se propose de la traiter par l'extirpation au bistouri.

M. Busch ne manque pas de se servir de la galvanocaustie quand il s'agit de l'enlèvement d'un organe riche en vaisseaux, comme la langue, ou de la cautérisation d'une lésion profonde, comme un épithélioma du voile du palais. Le professeur se sert des appareils de Middeldorpf ;

nous avons donc vu en même temps fonctionner le fameux commutateur, et nous sommes obligés d'avouer que ces appareils n'ont fait que confirmer la bonne opinion que nous avons conçue des appareils du professeur Boeckel. Ce commutateur se borne exclusivement à interrompre ou à rétablir le courant; l'intensité de celui-ci, et par conséquent celle de la température du fil ne peut être modérée en aucune façon; aussi est-on obligé de se servir d'une pile faible, d'aller très lentement, *de ne pas beaucoup serrer le fil*, et d'interrompre souvent l'action du courant. Hâtons-nous d'ajouter que les opérations que nous avons vues ont cependant parfaitement réussi.

Le cautère à porcelaine fonctionne bien; toutefois on peut lui reprocher d'aller très lentement, et d'agir peu profondément.

Comme cas curieux, nous avons vu extraire un *calcul du canal de Sténon;* c'était une concrétion offrant exactement le volume et l'apparence d'un noyau de cerise; le professeur nous recommanda à ce propos de ne jamais faire l'incision sur la peau, de peur de produire une fistule salivaire dont la guérison est extrêmement difficile; nous avions déjà vu un autre cas de concrétion du même canal à la clinique de M. Boeckel; le calcul, ici, était plus petit, et offrait une facette qui avait fait soupçonner l'existence d'une seconde production du même genre, ce qui ne s'est pas vérifié.

III. — M. le professeur Veit pratique la *périnéoraphie* par la séparation des deux muqueuses vaginale et rectale, l'excision en V de la première, et les deux plaies d'avivement latérales telles que nous les avons vu pratiquer à Strasbourg. Mais le professeur de Bonn se sert exclusivement, pour ses sutures, de fils de soie; de plus, chacune des sutures (à points séparés) comprend le bord avivé de la muqueuse vaginale d'un côté, *la muqueuse rectale à nu, au milieu*, et l'autre bord de la muqueuse vaginale; enfin, le professeur ne se sert pas de sutures profondes. M. le professeur Boeckel préconise aussi l'excision en V de la muqueuse vaginale telle qu'elle a été pratiquée en premier lieu, si je ne me trompe, par le professeur von Langenbeck. Sans cette excision, le cône qui constitue le périnée refait, reste creux; il se remplit de sang et de sérosité dont la présence est cause de suppuration et empêche directement la réunion par première intention. Nous avons été témoin, à Strasbourg, de deux résultats comparatifs qui laissent ce point hors de doute. La suture de la muqueuse rectale est faite séparément, par M. Boeckel, et avec du catgut en surjet; enfin, cette suture est *laissée en place;* les deux plaies d'avivement sont réunies par des points de *suture profonde*, métallique et *enchevillée;* le fil d'argent de cette dernière suture ne fait que traverser la seconde cheville, et se trouve fixé par un petit étau en cuivre, de la grosseur d'un tuyau de plume et long de cinq millimètres à peine; cet étau, préconisé par le professeur, offre l'avantage de permettre de desserrer la suture les jours suivants, alors que la tuméfaction de toute la région obligerait, sans lui, de la couper.

M. Veit excise les *cancers du col* au début, au bistouri; l'hémorrhagie est assez forte, et comme on opère sur un organe profond, l'excision doit être faite au moyen d'une petite lame s'articulant à angle obtus avec un long manche ce qui augmente singulièrement la difficulté de l'opération. Des sutures à points séparés referment la plaie; nous avons été témoin de l'extrême difficulté qu'il y a à les placer. Afin d'empêcher l'oblitération du col, le professeur y enfonce un tube mince qui est maintenu à l'extérieur au moyen d'une rondelle de petite dimension.

Enfin, nous avons vu le professeur opérer un cas qui se présente rarement, c'est celui d'un *cystocèle vaginal*. Après avoir enfoncé une sonde d'homme en métal dans la vessie, et faisant ainsi proéminer la tumeur à l'ouverture de la vulve (la sonde étant maintenue par un aide), M. Veit excise de la muqueuse vaginale un lambeau ovalaire, commençant à un bon centimètre en arrière du méat, et ayant une longueur de 6 à 7 centimètres sur une largeur de 4 environ. Les deux bords de la plaie sont alors réunis sur la ligne médiane par quelques points de suture, et la plaie lavée à l'eau phéniquée. Les plus grandes précautions doivent être prises, d'abord pour ne pas laisser la vessie se remplir, ensuite pour éviter que l'opérée ne fasse de mouvement brusque, par exemple comme celui de se mettre rapidement debout.

IV. — Ce qui m'a le plus frappé depuis un an que je voyage en Allemagne, ce n'est ni l'habileté des praticiens de ce pays, ni le soin inquiet avec lequel ils s'enquièrent de ce qui se dit et se fait de nouveau, ni la parfaite connaissance qu'ils possèdent de ce qui se passe en dehors de chez eux et particulièrement en France, ni la direction pratique qu'ils ont su donner à leur enseignement clinique; ce que j'ai le plus admiré, ce sont les magnifiques établissements d'instruction publique qui s'élèvent de tous côtés sur son territoire. Voilà un pays dont les ressources sont restreintes, dont le commerce et l'industrie sont peu prospères, du propre aveu de ses habitants, et dont les charges militaires sont écrasantes; eh bien! ce pays trouve encore de quoi élever partout des instituts d'anatomie normale et pathologique, des laboratoires de physiologie expérimentale, d'histologie, de chimie, et ces bâtiments sont des palais. On ne peut s'empêcher d'admirer cet état de choses, et de l'envier pour son pays; permettez-moi de vous en dire quelques mots; ce sera un hors-d'œuvre, mais il vous intéressera certainement, si toutefois l'auteur n'est pas au-dessous de sa tâche.

Décrire, ou même citer seulement ces établissements serait trop long; je ne citerai que ceux de Bonn, et je ne décrirai que celui de Strasbourg, que j'ai pu visiter en détail, grâce à l'obligeance de l'architecte, car il est loin d'être achevé.

Bonn vient d'élever un immense laboratoire de chimie qui est à la disposition de M. Kékulé (*Chemiches Institut der Rhein. F. W. Universitat*), et un institut d'anatomie normale et pathologique dans le grand escalier duquel se trouve le beau portrait en bas-relief de Vésale, représenté donnant une leçon d'anatomie; un laboratoire de physiologie est près d'être achevé; ce sont trois grands palais offrant chacun à peu près les dimensions de notre université, et situés dans le plus beau quartier de la ville; celle-ci possède d'ailleurs depuis longtemps le magnifique bâtiment qui constitue l'université, plus un hôpital général, une maison hospitalière située très loin de toute habitation, où sont envoyés et traités tous les malades atteints d'affections contagieuses (fièvre typhoïde, variole, choléra, etc.), et un hôpital de clinique interne et externe; seulement, comme ce dernier bâtiment est vieux, et que ses locaux sont devenus insuffisants, l'université vient de faire poser les fondations de deux grandes constructions, l'une pour la clinique chirurgicale, l'autre pour la clinique médicale. — Enfin, près du Rhin s'élève la récente et monumentale clinique d'accouchements (professeur Veit). Ces trois derniers hôpitaux de cliniques sont ou seront situés non loin de l'hôpital général de Saint-Jean (*Joannes hospital*); ils constituent quatre bâtiments de grandes dimensions, parfaitement isolés les uns des autres, mais cependant rassemblés dans le même quartier; les terrains sur lesquels ils sont établis sont vastes et élevés; les conditions d'isolement, d'élévation et d'aération sont donc parfaites. Citons enfin l'hôpital militaire (*Königl. Garnisons Lazareth*) et l'hôpital des fous (*Irren-Anstalt*), construction vraiment gigantesque qui s'élève à un quart d'heure de la ville[1]. Veuillez noter que Bonn est une des universités allemandes les moins courues à l'heure qu'il est. (En effet, la faculté de médecine n'est guère fréquentée que par une centaine d'étudiants, chiffre du dernier semestre 1876; tandis que Leipzig, par exemple, en comptait *trois cent soixante-dix-huit*, et Würzbourg *cinq cent vingt-sept* à la même date).

Mais c'est à Strasbourg que je veux en venir. L'institut d'anatomie normale et pathologique que l'université fait élever dans cette ville constitue un vaste édifice en fer à cheval, fermé en avant par le corps de bâtiment principal, qui a *quatre-vingt-cinq* mètres de long; l'édifice est à un étage, et se trouve divisé en deux parties égales et symétriques dont l'une est réservée à l'anatomie pathologique, l'autre à l'anatomie normale. Un tunnel souterrain, servant au transport des cadavres, le relie à l'hôpital.

1. Ce dernier établissement a coûté trois millions sept cent cinquante mille francs (un million de thalers).

Voyons d'abord le sous-sol : on y trouve plusieurs morgues, une cave anatomique, une pièce spéciale où se feront des *expériences d'incinération*, une autre destinée à la pisciculture (éclosion des œufs de poisson, embryologie); une glacière, des écuries pour les animaux soumis aux expériences, des calorifères, des caves à macération et... le logement du concierge.

Pour le reste, examinons séparément les parties de droite et de gauche. Pour l'anatomie normale nous trouvons, au rez-de-chaussée, une petite et une grande salle de dissection remplies de tables de marbre, de petites salles pour travaux spéciaux, un musée où seront déposées les pièces d'anatomie normale *qui seront à la disposition des étudiants;* une grande salle aux larges fenêtres et aux nombreuses tables pour les travaux de microscopie; enfin un laboratoire de chimie physiologique.

Au premier étage se trouvent un musée d'embryologie, une bibliothèque, une salle de préparations, un second musée d'anatomie normale dont les pièces serviront exclusivement aux démonstrations du professeur (Dr Joessel), des logements d'internes et diverses autres salles. — Voilà pour la section anatomique.

La section pathologique renferme au rez-de-chaussée une grande salle d'autopsies cliniques, une autre salle d'autopsies non cliniques, un laboratoire de chimie pathologique, une salle pour les vivisections, une salle d'histologie pathologique, un magasin, et de petites salles de travail pour les internes. Au premier étage, un grand musée d'anatomie pathologique (pièces à l'alcool, pièces sèches, nombreux moules en plâtre, photographies de grandes dimensions, préparations pour le microscope), un second musée pareil dont les pièces pathologiques *seront constamment à la disposition des élèves*, une pièce pour les recherches délicates, une bibliothèque et diverses salles de travail.

Veuillez remarquer dans chaque section ce musée dont les pièces seront constamment soumises au libre examen des élèves; cette disposition si éminemment utile et pratique existe déjà dans le vieux musée attenant à l'hôpital; sans doute les pièces s'altèrent en passant à tant de reprises différentes entre des mains souvent inhabiles; j'en ai été témoin dans le vieux musée, et il ne peut en être autrement; mais il y a des préparateurs pour les renouveler; c'est une façon coûteuse sans doute, mais c'est l'unique façon de tirer quelque profit pour l'enseignement, des collections que l'on forme.

Au centre du fer à cheval, et séparant les deux sections, se trouve le grand amphithéâtre qui n'a pas moins de *cent cinquante* mètres carrés. Les cadavres sont montés par des ascenseurs, et les salles communiquent toutes avec de vastes cheminées d'aération; la magnifique façade monumentale est tout en pierre de taille (grès rouge des Vosges). Le bâtiment seul coûtera un million voté par le Reichstag en 1875, et il est douteux que cette somme suffise; l'édifice sera complètement terminé en 1877. Sur le fronton trouveront place les noms des savants les plus illustres de tous les pays.

On prépare en ce moment les plans nécessaires à la construction d'un hôpital de clinique externe et d'opérations chirurgicales.

Remarquez que, indépendamment de ces grands établissements de recherches scientifiques, il y a dans chaque service de médecine, à l'hôpital, deux chambres réservées aux *assistenten* (aides de clinique, internes et externes); dans la première se trouvent rassemblés tous les instruments nécessaires à l'examen des malades, ou de produits pathologiques; tels sont deux ou trois miscroscopes, des sphygmographes de Marey; les laryngoscopes de Moura, de Krishaber, de Tobold; des ophtalmoscopes de divers auteurs disposés dans un cabinet noir; l'appareil pneumatique de Waldenburg, celui de Biedert et même celui de Frankel. J'en passe, et des meilleurs; le cabinet à côté constitue un petit laboratoire où se trouve tout ce qui est nécessaire à une analyse rapide, produits chimiques, réactifs divers, fourneaux à gaz, etc. Il s'y trouve enfin une petite bibliothèque d'ouvrages spéciaux, à l'usage exclusif des *assistenten.* — J'ai pu examiner à loisir la commodité de cette petite installation, grâce à l'obligeance du docteur von den Velden, premier *assistent* du professeur Leyden, qui a bien voulu mettre les instruments à ma disposition; c'est là que j'ai vu pour la première fois les singuliers cristaux découverts par le professeur Leyden dans les produits d'expectoration des malades atteints de bronchite chronique compliquée d'asthme: ces cristaux, vus à un fort grossissement, ont la forme d'un octaèdre allongé; ils se trouvent *constamment* dans les produits d'expectoration des asthmatiques, et y sont en quantité d'autant plus grande que les accès d'asthme sont plus fréquents, ce qui a fait naître tout naturellement cette théorie que les accès d'asthme ne seraient causés que par la présence même de ces petits cristaux; leurs extrémités aiguës viendraient exciter la contraction des fibres musculaires lisses circulaires qui entrent dans la composition des parois des bronches; on aurait ainsi connaissance de la cause directe, efficiente de la convulsion des muscles bronchiques qui constitue l'asthme. Quant à l'origine, au mode de formation et à la composition chimique de ces cristaux, tout cela est encore ignoré[1].

Puisque nous voilà revenus à Strasbourg, permettez-moi de vous citer encore quelques points intéressants des cliniques de cette université; ce ne seront que quelques mots seulement.

Le traitement des *bubons* appliqué dans le service (affections syphilitiques) de M. le professeur Wieger est de tous points recommandable;

1. Voy. Leyden, *Zür Kenntniss des Asthma bronchiale;* Jaccoud, *Path. int.*, p. 851.

il consiste à pratiquer, aussitôt et même avant que la moindre fluctuation se fasse sentir dans la tumeur, de petites ponctions multiples *qui doivent être faites très tôt* (le professeur insiste sur ce point) ; aussitôt, la tumeur est recouverte d'un vésicatoire, et la plaie entretenue au moyen de l'onguent épispastique tant que le bubon fait encore saillie. On sait combien la simple incision, telle qu'on la pratique d'ordinaire, laisse d'affreuses cicatrices; le traitement que nous venons de citer ne laisse pour ainsi dire aucune trace, si ce n'est la tache brune laissée par le vésicatoire; celle-ci disparaît ordinairement du troisième au sixième mois après la guérison; si elle ne s'efface pas, sa teinte s'affaiblit toujours, de sorte que le malade n'offre presque plus de traces de la lésion qu'il a présentée (le *Journal de médecine*, cahier de juillet, parle des bons effets de ce traitement, connu d'ailleurs depuis longtemps, dans les abcès ganglionnaires scrofuleux). — Disons en passant qu'on applique, dans le traitement des affections parasitaires de la peau, à l'hôpital de Strasbourg, la méthode préconisée par le regretté président de l'Académie de médecine de Belgique, M. Vleminckx, c'est-à-dire le sulfure de calcium liquide.

La galvano-caustie, sert aussi chez M. Wieger, à l'ablation des tumeurs; c'est ainsi que nous avons vu M. le docteur Wolff, premier *assistent* du professeur, pratiquer l'ablation successive des différentes parties d'un énorme papillome, avec un plein succès.

Nous avons vu traiter avec avantage les érysipèles traumatiques par les *injections d'acide phénique*. Cette méthode, proposée, dit-on, par Hueter de Greifswald, et pour laquelle M. Déclat réclame la priorité, consiste, comme on sait, à circonscrire la zone envahie, par une série d'injections sous-cutanées d'acide phénique (solut. 1 0/0), répétées tous les jours, soir et matin, jusqu'à disparition de la fièvre; la lésion disparaît le plus souvent du cinquième au sixième jour; ces injections ne donnent naissance à aucune irritation locale.

Un rétrécissement inflammatoire de l'œsophage, causé par l'ingestion de soude caustique, et qui restait infranchissable, a cédé, dès la première séance, à l'application de l'électricité à courant continu; une sonde œsophagienne, à extrémité munie d'un bouton métallique, mis en communication avec un des réophores d'une pile voltaïque, a été introduite jusqu'au rétrécissement; l'autre réophore, muni d'une éponge mouillée, appliquée sur le point correspondant de la colonne vertébrale, mais un peu à gauche. Ce procédé est analogue à celui que Wertheimber a préconisé pour vaincre les rétrécissements de l'urètre; on sait que cette dernière application réussit rarement.

Nous avons encore vu des tumeurs adéniques, simples ou dégénérées, traitées par l'extirpation au bistouri, comme à Berlin; la ligature de la carotide externe, celle de l'épigastrique, et deux fois celle de la saphène interne, ont dû être pratiquées dans le cours de trois nouvelles opérations de ce genre, dont nous avons été témoin ; dans la dernière, en outre, le péritoine a dû être dénudé sur une très grande étendue. Ceci vient encore confirmer l'opinion générale, qui regarde ce genre d'opérations comme extrêmement délicates, pour ne pas dire plus. Outre le danger d'hémorragie, un autre danger plus grand encore, quand on opère dans l'aisselle pour extirper des ganglions indurés, après avoir enlevé un sein cancéreux par exemple, c'est la pénétration de l'air dans les veines, même dans la *veine sous-scapulaire*, qui est cependant petite et éloignée de la poitrine ; ce fut entre autres le cas de Warren, qui fut suivi de mort ; sept autres cas de ce genre ont été rassemblés par Wattman et Gunther[1] ; on entend un glouglou caractéristique, et le malade succombe brusquement. Il y a enfin la récidive sur place, dont nous avons été plusieurs fois témoin, et qui se présente quelquefois même dans les cas où il ne s'agit que d'un adénome simple, sans malignité. L'opération semble dans ces cas avoir imprimé au processus pathologique une marche plus active, et la tumeur se trouve reproduite trois mois, six mois après la guérison.

Nous nous empressons de déclarer que ce ne sont pas les insuccès dont nous aurions été témoin qui nous font parler ainsi ; les extirpations d'adénomes que nous avons pu voir, tant à Strasbourg qu'à Bonn, ont toutes parfaitement réussi, au moins dans leurs résultats immédiats. De plus, ceci était déjà écrit quand le professeur Busch nous a fait remarquer que, contrairement à ce que nous avançons plus haut, il a souvent vu, après l'extirpation d'une partie seulement d'un adénome simple, l'autre partie disparaître spontanément au bout d'un temps variant d'un à plusieurs mois ; le professeur se sert exclusivement, après l'incision faite à la peau, d'une paire de ciseaux à pointes mousses, *et de ses doigts*.

1. Voir Boeckel, *Dict. de méd. et de chir. pratiques*, article AXILLAIRE.

CINQUIÈME LETTRE

Leipzig-Halle.

Me voici dans la patrie du pansement salicylique, et vous vous doutez que mon premier soin a été d'aller le voir appliquer par son auteur, le plus souvent que j'ai pu. Les propriétés physiologiques de l'acide salicylique avaient déjà été signalées en 1855 par Bertagnini[1]; il nota le premier que l'acide salicylique ingéré à hautes doses donne des symptômes d'intolérance analogues à ceux de la quinine, c'est-à-dire des bourdonnements d'oreilles et un certain degré d'étourdissement; qu'une partie de l'acide ingéré se retrouve intacte dans l'urine, tandis qu'une autre partie s'y retrouve à l'état d'acide salicylurique; qu'on pouvait déjà constater la présence de ces deux corps dans l'urine, une heure après l'ingestion de l'acide, et qu'on les y retrouvait encore pendant *quarante huit* heures environ; il trouva enfin que le sang retiré de la veine d'un animal auquel on a administré de l'acide salicylique, se conserve pendant dix à douze jours sans se putréfier.

Ces observations de Bertagnini ne donnèrent lieu à aucune application thérapeutique; il en fut autrement quand les expériences du professeur Kolbe, à Leipzig, eurent mis en évidence les propriétés antiseptiques de l'acide salicylique. Ce professeur constata que les fermentations amygdalique, alcoolique, putride, les fermentations qui se produisent dans l'urine et le lait sont instantanément arrêtées sous l'influence de cet agent; elles ne dégagent plus aucune odeur. De la viande fraîche trempée dans une solution d'acide salicylique se conserve pendant plusieurs semaines, sans se putréfier; des œufs trempés dans la même solution et séchés à l'air se conservent beaucoup plus longtemps que les autres; de l'urine additionnée d'eau salicylique au 300°, s'est conservée neuf mois sans s'altérer[2]; il en est de même du sang et du pus. Ce sont ces expériences qui ont donné au professeur Thiersch l'idée d'employer l'acide salicylique dans les pansements, au lieu d'acide phénique.

1. *Nuovo cimento*, 1,363. — Voy. Art. du prof. Feser de Munich in *Archiv für Thierheikunde.*

2. Voy. Thiersch, *Klinische Ergebnisse der Lister'schen Wundbehandlung, etc.*, in *Sammlung Klin. Vortræge*, n° 84 et 85.

Les chirurgiens ont, de tous temps, cherché à protéger la surface d'une plaie, soit en la cautérisant, soit en la couvrant de pièces de pansement ou de baumes plus ou moins imperméables à l'air; pour quelle raison agissaient-ils ainsi? Ils sentaient instinctivement que tout le danger d'une plaie vient de l'extérieur : « En effet, le danger provient ici, non de la lésion d'un organe essentiel à la vie, mais d'une maladie accidentelle qui peut s'emparer de la plaie » (Thiersch, *loc. cit.*); ils sentaient que c'est du dehors que proviennent les causes de la fièvre, de la septicémie, de l'érysipèle, de la pourriture d'hôpital; ils sentaient que leurs malades étaient atteints d'*infection fébrile*, comme dit Billroth[1], d'infection septicémique dont l'origine était dans l'air; les chirurgiens de François Ier, qui versaient de l'huile bouillante sur les plaies d'armes à feu, n'avaient pas d'autre pensée; il est intéressant de lire, dans la brochure de M. Thiersch, l'histoire de ces cautérisations, de cette pensée de protection, subsistant dans l'esprit de tous les chirurgiens jusqu'à Lister.

Le professeur d'Édimbourg lui-même n'est redevable de son célèbre pansement qu'à cette préoccupation constante. En effet, que voyons-nous? Le premier pansement phéniqué consistait à appliquer de l'acide phénique *pur*, huileux, sur les plaies. Qu'est-ce que cela, si ce n'est la cautérisation à l'huile bouillante des contemporains d'Ambroise Paré? Il est fort heureux qu'en voyant les mauvais effets de ses cautérisations, Lister n'ait pas complètement abandonné sa façon de procéder, et qu'il se soit appliqué à la modifier de manière à ce qu'*elle ne s'attaquât plus à la plaie elle-même, mais aux germes qui pouvaient y pénétrer;* voilà le fait que les chirurgiens ont inutilement cherché à réaliser depuis des siècles; Lister aura le glorieux mérite de l'avoir trouvé. Le chirurgien écossais est en effet le premier qui ait expliqué l'innocuité des plaies sous-cutanées, non par ce fait qu'elles sont pratiquées à l'abri de l'air, comme on le croyait, mais bien à l'abri des germes que cet air contient.

Or, en examinant le procédé de Lister, nous voyons qu'il répond aux trois grands desiderata d'un bon pansement : il met les plaies à l'abri de toutes les complications (sauf peut-être de l'érysipèle); il livre un passage facile aux sécrétions; et il maintient le membre blessé dans un grand repos. Cependant, nous voici déjà en présence d'une modification de ce procédé presque universel en Allemagne — car il est à noter que M. Thiersch ne présente son pansement que comme une simple modification du procédé de Lister, comme une autre façon d'appliquer le grand principe qu'on pourrait appeler l'*asepticisme*, et qui ne disparaîtra certainement plus de la chirurgie. Nous avons donc à examiner les avan-

1. Voy. Billroth, *Untersuchungen uber Coccobacteria septica* in *Langenbeck*, *Archiv*. Band 20, heft 2, 1876. — Voir à ce sujet une remarque à la fin de cette lettre.

tages de cette modification; permettez-moi de résumer auparavant en quoi consiste le pansement salicylique : Une solution d'acide salicylique au 300e (on peut augmenter la force de la solution en y ajoutant du biborate de soude); de l'ouate contenant de l'acide salicylique en petits cristaux, préparée avec 3 0/0 ou avec 10 0/0 d'acide[1]; des bandes trempées au moment du besoin dans la solution salicylique; des drains trempés dans la même solution; le catgut est le même que celui du pansement phéniqué, et enfin l'eau phéniquée est employée pour y tremper les instruments, car l'acide salicylique en attaque le fil.

Au moment d'opérer, la région est soigneusement lavée au savon, puis à l'eau salicylique; les pulvérisations d'eau salicylique sont pratiquées comme avec l'eau phéniquée pendant l'opération; lorsque celle-ci est terminée, la plaie est lavée avec la même eau, et on applique soit un pansement salicylique sec, soit un pansement mouillé. Le dernier a l'avantage de renouveler l'agent antiseptique à la surface de la plaie; mais il attaque facilement l'épiderme, et c'est de l'ouate salicylique sèche, directement appliquée sur la plaie sans *protective*, que l'on emploie ordinairement.

Nous avons vu que l'acide salicylique a les mêmes propriétés désinfectantes que l'acide phénique; il n'est pas irritant comme ce dernier, de sorte que les érythèmes des bords et des environs de la plaie ne se produisent pas; il n'est pas volatile, ce qui permet de faire des pansements beaucoup moins fréquents; c'est ainsi que des faits d'amputation de jambe ou de cuisse, guérie avec *deux* pansements à dix jours d'intervalle, ne sont pas rares; le pansement salicylique respecte donc encore mieux que le pansement phéniqué le repos de la plaie. Enfin l'acide salicylique n'a aucune odeur; c'est certainement un mérite de plus; on sait combien l'odeur de l'acide phénique répugne à certains malades.

L'ouate a l'inconvénient d'être peu perméable aux liquides et d'empêcher ainsi, jusqu'à un certain point, le libre écoulement du sang, de la sérosité, et du pus s'il s'en produit; le professeur a fait avec une sorte de chanvre (*jute*), provenant des diverses plantes du Bengale (*Corchorus capsularis* et autres) des essais qui ont parfaitement réussi; le jute imprégné d'acide salicylique est très perméable, il s'applique directement sur la plaie et on le couvre ordinairement d'une couche d'ouate antiseptique pour rendre aux pansements une certaine élasticité que le jute ne possède pas.

Le prix du pansement n'est pas à dédaigner; un pansement d'ampu-

1. M. Thiersch donne les moyens (Voy. *Klin. Ergebnisse*) de préparer l'ouate salicylique, ce qui ne peut d'ailleurs être fait que par un pharmacien exercé; on peut se la procurer à la fabrique de M. Jaege, à Halle, au prix de 12 marks 80 (16 fr.) le kilogr. pour l'ouate à 10 p. 100 d'acide, au prix de 9 m. 60 (12 fr.) le kilogr. d'ouate à 4 p. 100. — L'acide salicylique cristallisé coûte 26 marks (32 fr. 50) le kilogr.

tation de cuisse, par exemple, fait d'après la méthode de Lister, coûte 2 marks 35 pf. (environ 3 fr.); le même pansement fait avec de l'ouate salicylique coûte 1 mark 50 (environ 1 fr. 90), c'est-à-dire un tiers de moins; et si l'ouate est remplacée par du *jute*, le pansement ne coûte plus que 92 pf. (1 fr. 15)[1]. Il est à remarquer que le pansement de Lister est comparativement d'autant plus cher qu'il doit être renouvelé plus souvent que le pansement salicylique.

Nous avons cherché à énumérer tous les avantages que présente le pansement salicylique; les inconvénients en sont assez marqués. C'est ainsi que les pulvérisations d'eau salicylique sont presque insupportables, parce qu'elles font tousser et éternuer presque constamment l'opérateur et les aides; d'autre part, vu sa fixité, il est douteux que cet agent ait sur les germes une action aussi *immédiate* que l'acide phénique, qui est volatile; il ne présente d'ailleurs, employé *de cette façon*, aucun avantage, aussi est-il complètement rejeté pour cet usage; M. le professeur Thiersch n'emploie que l'acide phénique en pulvérisations. Le principal reproche que l'on adresse ici au pansement salicylique, c'est que la guérison est ordinairement moins prompte qu'avec un pansement phéniqué; c'est aussi que la première intention est moins souvent obtenue. Enfin, et pour tout dire, le pansement salicylique dans toute sa rigueur est rarement appliqué dans les salles mêmes de M. le professeur Thiersch, au moins pour ce qui regarde les grandes opérations; les deux méthodes sont presque toujours combinées de façon à assurer à l'acide phénique une action efficace. M. le professeur Volkmann, de son côté, a tâché de remédier aux inconvénients de l'acide phénique en le remplaçant par l'acide benzoïque; ces essais ont réussi jusqu'à un certain point, sans que l'on puisse pourtant employer cet acide pour tous les usages du pansement antiseptique. Il résulte de tous ces faits, que le pansement du chirurgien écossais est resté tout entier debout, ce qui ne veut pas dire toutefois que la méthode soit intimement liée aux propriétés du seul acide phénique. Il est à espérer, d'après Lister lui-même, que de nouvelles recherches parviendront bientôt à trouver un agent moins désagréable et d'une application moins compliquée.

Les beaux résultats publiés par le professeur Thiersch, et que nous avons pu voir par nous-même, peuvent être d'ailleurs attribués en partie aux magnifiques conditions dans lesquelles se trouve installé l'hôpital de Leipzig qui peut servir de modèle à tous les établissements de ce genre. — Établi dans un quartier élevé et isolé de la ville, le service chirurgical tout entier se trouve installé dans des *baraquements du système américain*. Chacune de ces baraques constitue une grande

1. Voy. Thiersch, *loc. cit.* — Le jute ou chanvre salicylique ne coûte que 5 marks le kilogr.

salle qui contient 24 lits ; les murs en sont en briques, le toit en bois avec de nombreux ventilateurs ; de nombreux canaux aspirateurs évacuent l'air vicié ; entre chaque lit, une fenêtre double ; la salle, très éclairée et très aérée, est chauffée par deux calorifères à air chaud, et pourvue de robinets d'eau froide et d'eau chaude en toute saison ; les baraques, parallèles et très distantes les unes des autres, communiquent ensemble par un large couloir ; chacune d'elles est annuellement évacuée pendant un certain temps ; enfin chaque baraquement, précédé d'une antichambre où se tient le personnel de garde, est muni de cabinets désinfectés d'après le système hollandais *Suvern* (*E. Heinson-Suverns patent*), dont la seule installation a coûté *trente mille thalers* à la ville de Leipzig (112 000 francs environ). Mais aussi le but est pleinement obtenu ; pas la moindre odeur ne peut se percevoir, ni dans les cabinets, qui communiquent directement avec la salle même, ni dans les canaux égouts, ni dans le réservoir où les matières désinfectées restent de trois à quatre mois avant d'être évacuées ; l'analyse microscopique de ces matières, plusieurs fois renouvelée, n'a jamais pu y démontrer le moindre organisme, la moindre végétation ; une fermentation quelconque y est complètement impossible. Il est à noter qu'une fois installé, l'entretien de ce système de désinfection ne coûte presque rien ; il est basé sur les propriétés désinfectantes d'un mélange de goudron, de chaux et de divers chlorures en proportions déterminées. Avouons que le défaut, unique d'ailleurs, du système de baraquements, c'est qu'il est très difficile d'y entretenir une chaleur uniforme pendant l'hiver, malgré les fenêtres doubles et la grande quantité d'air chaud qui pénètre à chaque instant dans les salles[1].

On aurait tort toutefois de vouloir attribuer à cet ensemble de conditions si satisfaisantes *tout* le mérite des résultats obtenus ; la preuve que le pansement antiseptique y a sa part, ce sont les remarquables résultats de la clinique de Halle dont nous parlerons tout à l'heure, et dont le petit hôpital est situé, au contraire, dans des conditions extrêmement désavantageuses au point de vue de l'hygiène des malades et de la production des germes qu'engendrent fatalement les places étroites et encombrées.

Les pulvérisations sont assez fatigantes à pratiquer lorsque l'opération dure longtemps ; d'autre part, on les regarde ici comme indispensables à un bon pansement antiseptique. On a cherché par divers moyens à remplacer la main de l'aide qui pulvérise : une pédale a été ajustée au pulvérisateur ; mais dans ces conditions l'instrument ne peut être facilement déplacé ; nous avons vu se servir de pulvérisateurs mus par la

1. L'hôpital de Dresde, construit sur le même plan que celui de Leipzig, possède un système de chauffage qui ne laisse rien à désirer.

vapeur produite par une lampe à alcool, chez M. le professeur Olshausen : cet appareil laisse beaucoup à désirer sous le rapport du maniement et du renouvellement de l'eau phéniquée et de l'alcool, quand la provision en est épuisée. Le meilleur système est certainement celui qui est installé dans la salle d'opérations de M. le professeur Thiersch ; il consiste essentiellement en un système d'eau courante dans lequel l'air est comprimé et chassé avec la force voulue dans un tube en caoutchouc ; l'appareil est fixé sous l'amphithéâtre des élèves, et le long tube passe sous la table à opérations pour aboutir à un pulvérisateur ordinaire qu'un aide n'a plus besoin que de diriger sur le champ de l'opération. Il suffit d'ouvrir un robinet pour faire fonctionner l'appareil qui n'a besoin d'aucun soin ni d'aucune surveillance. Un manomètre en U permet de vérifier et de graduer la pression produite ; celle-ci ne doit pas être supérieure à cinq centimètres de mercure [1]. Le seul inconvénient que cet appareil présente, c'est de ne pouvoir être transporté, aussi n'est-il applicable que dans une salle d'opérations.

La bande de l'appareil d'Esmarch, qui reste à demeure pendant l'opération, est la même qu'à Berlin et à Halle ; seulement le professeur noue simplement l'extrémité de la bande sous le dernier tour, sans se servir de constricteur. Le chloroforme est administré à l'aide de l'appareil de Juncker, comme chez M. Veit ; d'après quelques faits dont nous avons été témoin, nous pensons que cet appareil, excellent chez les femmes, ne donne pas à un moment donné la quantité de chloroforme nécessaire pour abattre l'agitation du malade, au moins chez les alcooliques, et qu'il prolonge ainsi la période d'excitation. Aussi est-on obligé, dans la plupart des cas, d'injecter un centigramme de morphine sous la peau. — C'est l'avis de M. le professeur Busch, et c'est pourquoi il ne se sert pas de l'instrument.

Les *résections d'articulations* pour tumeur blanche ou dans les cas d'ankylose vicieuse sont très souvent pratiquées dans le service de M. Thiersch ; le professeur se sert d'une rugine analogue pour la coupe à celle d'Ollier, mais beaucoup plus longue ; la scie à résection est celle de Maw ; les procédés employés n'offrent rien de particulier ; notons toutefois que pour faire la résection du genou, le professeur se sert du procédé en H ; et que pour assurer l'immobilité des deux surfaces sciées et adaptées étroitement l'une contre l'autre, il enfonce à travers le tibia et le fémur un simple clou ordinaire, qu'on appelle chez nous *clou d'épingle*, et qui reste en place définitivement. Le professeur procède de même après une résection cunéiforme du tibia ou du fémur (opération sur laquelle nous reviendrons plus loin). La présence de ce corps étranger *ne détermine pas de suppuration éliminatrice*, ce que l'on attribue au

1. Cet appareil se fabrique chez Roeber, à Leipzig il coûte 40 thalers tout placé.

pansement. Toutefois ces essais sont encore au début, et l'on ignore encore ce que devient ce clou après la fermeture de la plaie.

Nous avons été témoin cette fois de tous les accidents qui peuvent survenir par l'application d'un appareil galvano-caustique sans modérateur, tel que l'appareil de Middeldorf. Nous avons vu le fil de platine se fondre instantanément; d'autres fois il a résisté, mais l'hémorragie a été aussi forte que si l'on avait employé le bistouri sans ligature, quoique l'on eût réduit la pile à un seul élément; les circonstances sont même beaucoup plus défavorables que par une section faite au couteau, parce que la masse noire, à moitié carbonisée, d'où s'échappent les jets artériels ne permet que très difficilement la ligature des vaisseaux, ceux-ci se trouvant rétractés de façon à empêcher la pince d'aller les saisir, et à obliger de pratiquer une ligature en masse. Quant à *serrer le fil* sur la partie à couper (ce qui est, comme on sait, une condition essentielle pour que l'instrument soit hémostatique), on ne peut y songer, parce que la section se fait alors instantanément, quelle que soit la grosseur de la tumeur, et que l'hémorragie n'en est que plus forte. — Il est certain que l'emploi d'un modérateur tel que celui du professeur Boeckel rend l'explosion de ces accidents absolument impossible. — Si ces lignes tombent sous les yeux de M. le professeur Thiersch, nous espérons qu'il voudra bien nous pardonner la liberté avec laquelle nous venons de parler des appareils de Middeldorf : *Amici professores, sed magis amica veritas.*

M. Thiersch cautérise les *angiomes* qui ne siègent pas à la face, à l'aide d'un petit appareil fort ingénieux de son invention; cet appareil consiste en une plaque de cuivre rouge percée de trous d'un petit diamètre; la plaque étant maintenue sur la tumeur à l'aide d'un manche, le professeur introduit à travers chacun des trous une simple aiguille à tricoter, chauffée au rouge à l'aide d'une lampe à alcool, et dont le manche est constituée par un bouchon de liège ordinaire. La tumeur est ainsi très également cautérisée sur toute son étendue et dans toute sa profondeur, car les aiguilles sont enfoncées perpendiculairement à la peau. La douleur est évitée, ici comme dans toute l'Allemagne, à l'aide du chloroforme, même chez les plus petits enfants.

Le professeur a la réputation méritée de ne jamais avoir de récidive après l'ablation d'un carcinome de la lèvre; l'explication, c'est qu'il a soin d'enlever tout autour de la tumeur au moins un centimètre de tissu sain. *Aussi n'emploie-t-il jamais le procédé en V.* Ce procédé n'enlève pas assez de tissu sur les deux côtés de la tumeur et en enlève trop vers l'angle du V; le résultat immédiat est plus favorable et la réunion plus facile, mais les récidives sont si fréquentes qu'elles constituent presque la règle, et la perte de substance que l'on est obligé de produire alors une seconde fois est naturellement beaucoup plus considérable que si l'on avait opéré largement du premier coup. Le professeur ne s'occupe en aucune façon de donner à son excision une forme particulière; il enlève, comme nous l'avons dit, tout autour de la tumeur un centimètre de tissu sain, quelle que soit sa forme; les tissus malades étant entièrement enlevés, il est facile de remédier à la perte de substance par un lambeau autoplastique pris au menton. — Nous avons vu appliquer à Strasbourg un procédé qui donne aussi de bons résultats, surtout quand la tumeur n'a pas une très grande étendue: le carcinome est enlevé à l'aide de deux incisions latérales et perpendiculaires, et d'une incision horizontale inférieure, rejoignant les deux premières, de manière à former un carré; la tumeur enlevée, on prolonge horizontalement l'incision inférieure à droite et à gauche, et l'on obtient ainsi deux lambeaux constitués par le bord libre de la lèvre; on les fait glisser horizontalement et on les réunit sur la ligne médiane; le rétrécissement de la bouche produit de cette façon est relativement peu marqué, et les tissus qui forment l'ouverture buccale sont si mous et si extensibles, qu'ils s'accommodent bientôt de manière à ne pas présenter une tension de la lèvre considérable.

Enfin nous avons vu pratiquer dans le service de M. Thiersch des lavages de la vessie à l'aide d'un appareil très simple et très pratique. Une sonde ordinaire étant introduite dans la vessie, on y applique un tube de caoutchouc dont l'autre extrémité communique avec le goulot d'une bouteille renversée, à fond ouvert, et remplie d'eau froide ou d'une solution de permanganate; au milieu de ce premier tube de caoutchouc se trouve un ajutage en verre auquel on adapte un second tube qu'on laisse pendre dans un récipient quelconque placé à terre. Pour faire fonctionner l'appareil, on élève la bouteille à une certaine hauteur, en pinçant avec les doigts le second tube, de manière à faire passer une certaine quantité de liquide dans la vessie; puis, opérant en sens contraire, on ouvre la lumière du tube correspondant au récipient, et on presse avec les doigts le tube correspondant à la bouteille; la vessie se contracte alors et évacue la solution qu'elle contient; on renouvelle ainsi cette opération autant de fois qu'il est nécessaire, avec la plus grande facilité. L'appareil fonctionne toujours très régulièrement, et il offre l'avantage considérable de pouvoir être fabriqué partout.

II. — Le professeur de clinique chirurgicale et de médecine opératoire à Halle, M. Volkmann, applique très rigoureusement le pansement de Lister, avec quelques modifications qui ont pout but de le rendre meilleur marché et plus facilement applicable. C'est ainsi qu'au lieu des bandes phéniquées de Lister, M. Volkmann se sert de bandes de toile fine qu'il trempe simplement, toutes roulées, et au moment de s'en servir, dans une solution d'acide carbolique à 3 pour 100; ces bandes sont toujours absolument *neuves*, comme toutes les autres pièces de pansement; la même solution est employée à Halle pour tous les besoins des pansements successifs, sauf pour le premier lavage de la plaie, qui se fait avec la solution au maximum (5 pour 100); aussi n'y avons-nous pas vu ces érythèmes des plaies que produit si souvent une solution plus forte. Le mackintosch de Lister est remplacé par une feuille de gutta-percha que l'on a soin de laver avec une éponge phéniquée au moment de l'appliquer. Les précautions les plus minutieuses sont prises à chaque pansement pour qu'aucune infection ne soit possible; jamais on ne permet à qui que ce soit de toucher un malade sans que les mains ne soient au préalable lavées et trempées dans la solution phéniquée; l'opérateur, les aides ne manquent jamais de s'acquitter de ce soin, et cela avec une constance qui montre bien l'importance qu'ils y attachent. A chaque nouvelle opération, le professeur met un habit fraîchement lavé. La région où l'on se propose d'opérer est toujours lavée au savon, rasée, puis lavée encore à l'eau phéniquée; M. Volkmann se sert, dans ce but, soit de l'irrigateur d'Esmarch, soit d'un simple arrosoir en fer-blanc (*Giesscanne*); l'opération terminée, les vaisseaux sont ligaturés avec du catgut, ce qui est fait avec un soin tout spécial, afin d'être sûr de l'arrêt complet de l'hémorragie; la plaie est ensuite injectée, arrosée avec de l'eau phéniquée à 5 pour 100, en grande abondance, dans tous ses recoins; c'est alors seulement qu'on place les drains de Chassaignac qui vont jusqu'à l'os, le protective et la gaze phéniquée; celle-ci a une consistance très molle, et on l'applique en petits paquets chiffonnés, non sous forme de compresses, comme nous l'avions vu faire jusqu'ici. La feuille de gutta-percha interposée entre plusieurs doubles de gaze antiseptique, de l'ouate benzoïque ou salicylique, et les bandes toutes mouillées complètent le pansement.

Lorsque l'application d'une attelle ou de la traction continue est nécessaire, nous avons vu se servir dans tous les cas des nouvelles attelles préconisées par le professeur; chacun a pu les voir à la récente exposition d'hygiène de Bruxelles, ce qui nous dispensera de les décrire. Ces appareils, intelligemment et *pratiquement* conçus, répondent à tous les besoins du pansement; le *T. schiene* est particulièrement recommandable; il maintient fermement le pied dans la direction que l'on désire, et le membre dans l'immobilité la plus grande, sans qu'il soit nécessaire d'employer de caisse de bois et de coussins; quant à l'appareil à distraction du professeur Volkmann, il est le plus simple que nous ayons vu; il s'applique immédiatement et répond parfaitement au but proposé; notons à ce propos que la contre-extension est employée par le professeur dans tous les cas de distraction; elle s'applique au moyen d'une bande ronde en caoutchouc passée dans l'aine, et de poids dont la corde se réfléchit sur deux poulies, absolument comme pour l'extension; en guise de poids, le professeur se sert de sacs de sable; notons aussi, à propos de la distraction, le singulier cas de fracture oblique de la cuisse que nous avons vu guérir avec un *allongement* de la jambe très manifeste et d'au moins un centimètre; nous ne mentionnons ce cas que pour confirmer une fois de plus l'efficacité de la distraction pour empêcher le raccourcissement. On connaît aussi le pelvi-support, simple tabouret en bois d'une forme particulière, dont le professeur se sert pour faire reposer le bassin quand il s'agit de faire un bandage de cuisse. Il n'en existe pas, à notre connaissance, de plus simple et de plus pratique; c'est celui qui sert au professeur Olshausen pour faire les pansements de ses ovariotomies, comme nous le verrons plus loin.

Quant au chloroforme, son action est aidée par une injection sous-cutanée de un centigramme à un centigramme et demi de morphine, et cela constamment (au moins chez les adultes); le professeur y trouve cet avantage, que la narcose chloroformique ne doit pas être poussée jusqu'à résolution complète, le malade étant cependant parfaitement insensible.

Le pansement d'une opération de quelque importance est toujours renouvelé le lendemain; le deuxième pansement et les suivants restent ordinairement en place de deux à trois jours et plus; à chaque renouvellement, la plaie est lavée à l'eau phéniquée au moyen de l'irrigateur, essuyée doucement au moyen d'ouate imbibée de la même eau, et les drains sont soigneusement visités; mais nous ne voyons injecter de l'eau dans les tubes à drainage que dans les cas où la plaie renferme une cavité creuse; dans les cas ordinaires *ces injections ne sont pas pratiquées, parce qu'elles contrarient la réunion par première intention et la font souvent échouer.*

Pour ce qui regarde la diète en général, le professeur donne à manger à ses opérés aussitôt qu'ils le demandent et autant qu'ils le désirent; il est assez ordinaire de voir l'appétit ne subir aucune interruption, même d'un jour.

Encore quelques mots sur les suites du pansement phéniqué en général; nous prendrons pour exemple un moignon d'amputation : le second jour, les pièces de pansement contiennent un peu de sérosité, quelquefois un peu de sang; la douleur est nulle dans l'immense majorité des cas; ce dernier fait n'est à la vérité réellement manifeste que lorsque l'appréhension du malade a disparu, lorsque la peur de la douleur ne le fait pas déjà souffrir, en un mot, lorsqu'il a une entière confiance dans celui qui le soigne; or ceci arrive au bout du deuxième ou troisième pansement; et il n'y a rien d'agréable, pour le malade aussi bien que pour le médecin, et en même temps de favorable à une prompte guérison, comme d'être reçu sans angoisses par un visage parfaitement calme ou souriant, et de pratiquer tout un pansement d'opération grave sans faire pousser un cri. Il est bien certain qu'indépendamment de ce que l'inflammation de la plaie n'existe pas, l'acide phénique possède par lui-même une action anesthésique locale qui rend compte du fait que nous venons de mentionner.

Pour en revenir à la plaie, les jours suivants elle reste dans le même état apparent; aucune rougeur nulle part, pas même aux points d'entrée des sutures qui peuvent rester dix jours et plus en place sans déterminer d'inflammation; la plaie reste pendant tout ce temps sans montrer le moindre gonflement de ses bords; quant à la sécrétion, elle consiste en un peu de sérosité; quelquefois il y a du pus en quantité très minime; ce qu'on a appelé le *nettoyage* de la plaie *manque complètement;* cependant celle-ci s'est réunie par première intention; de fines granulations, qui se sont développées très lentement, se montrent autour du drain en caoutchouc et dans tout le canal qu'il parcourt à l'intérieur du moignon.

Les pièces de pansement ne laissent percevoir aucune odeur, non seulement les premiers jours, mais pendant toute la durée de la guérison; l'odeur fade du pus est pour ainsi dire oubliée ici, et de fait il serait impossible de la trouver dans aucun des nombreux pansements que nous avons vu exécuter tous les jours. (Voir plus loin les exceptions possibles.) Tout ceci se résume à dire que la première intention est obtenue dans presque tous les cas, et que la réaction locale est extrêmement faible ou nulle; et par première intention nous entendons non seulement la réunion des bords de la plaie, mais l'adhérence complète et définitive d'un lambeau d'amputation, ou de toute l'étendue d'une plaie de résection du genou, ou d'extirpation du sein. Pour cette dernière opération, la première intention est devenue la règle, la suppuration une très rare exception.

Lorsque la plaie est arrivée à cet état, ou même plus tôt, les drains sont retirés et le canal qu'ils formaient se comble et s'efface en trois ou quatre jours par la formation de granulations, et presque sans pus. C'est de cette façon que nous avons vu guérir un moignon d'amputation de cuisse en trois semaines, une résection du genou en autant de temps, et par *guéris* nous entendons que les malades l'étaient au point de retourner chez eux.

Le professeur fait garder le lit le moins longtemps possible; les opérés ou les amputés du membre supérieur se promènent dans l'hôpital le second ou le troisième jour, en plein air en été; les opérés ou amputés de jambe ou de cuisse restent rarement plus de huit jours au lit, excepté dans les cas où l'application de la distraction est nécessaire.

Quant à la *fièvre*, elle est communément *nulle;* quelquefois la température monte à 38° et quelques dixièmes, les deux ou trois premiers jours, pour revenir et rester définitivement à la normale; les hauts degrés de température sont rares, mais ils se présentent quelquefois, comme nous en avons été témoin. Le professeur attribue ces cas à une faute commise dans l'application de la méthode; ce qui tendrait à prouver la justesse de cette appréciation, c'est que ces cas sont devenus de plus en plus rares depuis trois ans dans le service de Halle, et cela à mesure que, comme il le dit lui-même, *professeur* et élèves se perfectionnaient et se perfectionnent encore dans la technique de la méthode[1]. D'autre part, il est un fait singulier et qui démontre bien les propriétés antifébriles de l'acide phénique; nous supposons un amputé de la jambe ou un réséqué du coude qui est arrivé à la troisième semaine de son traitement, et qui n'offre plus que les fistules des drains, par exemple, ou une petite partie quelconque de sa plaie qui n'est pas cicatrisée; le malade n'a pas offert de fièvre depuis l'opération; si dans ces conditions on cesse d'employer le pansement antiseptique, et que pour plus de simplicité on applique un pansement ordinaire quelconque, *la fièvre se montre immédiatement,* à un degré souvent minime, mais enfin on peut dire qu'elle surgit tout à coup; elle dure d'ailleurs peu de temps. Si, au contraire, on continue le pansement phéniqué jusqu'à complète guérison, ces cas ne se montrent jamais. Disons, pour terminer, que la méthode n'a plus aucune action quand on la pratique après que la pyoémie ou que la septicémie s'est déclarée; son action est beaucoup moindre aussi pour diminuer ou empêcher complètement la sécrétion du pus, lorsque cette sécrétion est déjà pleinement établie, autrement dit quand la plaie a déjà été traitée précédemment par un pansement quelconque autre que le pansement antiseptique. Enfin, nous avons presque toujours constaté qu'une suppuration, amoindrie il est vrai, mais encore notable, s'établit, accompagnée de l'odeur caractéristique du pus dit de bonne nature, toutes les fois que l'agent antiseptique ne peut être mis directement en contact avec toute l'étendue d'une plaie offrant une cavité non fermée, comme celle d'un kyste à échinocoques du foie, ou la cavité creusée dans la partie postérieure d'un calcanéum lors de l'amputation de Pyrogoff. (Nous supposons pour ce dernier cas que le calcanéum était atteint de carie, ce qui a forcé d'enlever toutes les parties malades avec une cuiller tranchante.) Nous constatons aussi que, dès que la suppuration s'est établie pour une des causes que nous venons de nommer, un certain degré de fièvre l'accompagne très généralement, malgré le pansement antiseptique le mieux fait.

III. — Les opérations d'*ostéotomie* (résection cunéiforme) sont très souvent pratiquées dans le service de M. le professeur Volkmann; elles sont nécessitées ordinairement par une ankylose ou par une consolidation de fracture mal faite. Le professeur préconise une large incision, parallèle à l'os que l'on veut attaquer, de manière à avoir beaucoup de jour et d'es-

1. Voy. R. Volkmann, *Ueber den antiseptischen Occlusivverband, etc.*, in *Sammlung klin. Vortraege*, n° 96.

pace; l'os est alors dénudé de son périoste sur une assez grande étendue, à l'aide de la même rugine que celle du professeur Thiersch; mentionnous aussi les rétracteurs dont se sert M. Volkmann et qui ont la forme de petites fourchettes à quatre dents dont les extrémités sont recourbées et mousses[1]; l'opérateur attaque l'os avec le ciseau et le maillet; il y va très doucement, et l'*assistent* enlève avec une pince les fragments osseux qui se détachent, en ayant bien soin qu'il n'en reste pas dans la plaie; l'os étant coupé de manière à ce que les deux nouvelles surfaces en se joignant rendent au membre sa direction normale, la plaie est traitée comme nous l'avons dit à propos des pansements, et le membre mis dans une attelle, dans l'attelle en T quand il s'agit du membre inférieur. Il est à remarquer toutefois que le redressement *complet* du membre n'est pas pratiqué immédiatement; il n'est, au contraire, obtenu qu'en deux ou trois fois, en augmentant le redressement à chaque pansement. Dans un cas où l'ostéotomie avait été pratiquée pour une ankylose de l'articulation coxo-fémorale avec adduction et rotation du fémur en dedans (coxalgie guérie dans cette position), nous avons vu le professeur placer la jambe en abduction et en extension, position qui était maintenue par l'appareil à poulies; il a procédé de même pour un genou valgus (coin d'os enlevé près de la tubérosité antérieure du tibia). Lorsque la consolidation commence à se faire, on applique un bandage plâtré dans lequel on découpe une fenêtre offrant les dimensions de la plaie.

Lorsqu'il s'agit d'une *fausse articulation*, le professeur pratique dans les deux fragments deux entaillures symétriques de manière à ce qu'elles s'emboîtent l'une dans l'autre; les deux extrémités sont maintenues en contact, soit au moyen d'un fil d'argent très épais et très fortement serré, soit au moyen d'une cheville en ivoire enfoncée dans un trou préalablement pratiqué à travers les deux os (Dieffenbach). L'avantage de ce dernier moyen d'union est de ne pas nécessiter une nouvelle opération au bout de cinq à six semaines pour retirer le corps étranger de la plaie, attendu qu'il s'y résorbe très facilement; mais cette cheville fixe les os d'une façon trop lâche, les deux surfaces jouent trop facilement l'une sur l'autre, tandis que le fil d'argent les maintient dans une immobilité absolue.

Nous avons été témoin de toutes les complications que peut offrir une opération de fausse articulation, lorsque la rétraction musculaire a fait chevaucher les deux os sur une grande étendue. La plaie que l'on est obligé de faire prend des proportions quelquefois effrayantes, et la dénudation en même temps que la séparation des deux fragments offrent des difficultés presque insurmontables; il y a encore à compter sur l'impossibilité presque absolue d'aller lier les vaisseaux qui peuvent donner

1. Ces rétracteurs ressemblent beaucoup à ceux de Desmarres.

dans la profondeur de la plaie, lorsque la bande d'Esmarch a été enlevée; si bien que l'opérateur peut être, par le fait seul de l'hémorragie, mis dans le cas de pratiquer l'amputation séance tenante; ce n'a d'ailleurs été le cas, hâtons-nous de le dire, pour aucune des opérations de fausse articulation que nous avons vues.

Nous parlions tout à l'heure de la réaction locale qui est complètement évitée à l'aide du pansement antiseptique; cette action est si réelle, qu'il arrive parfois qu'elle s'exerce avec une trop grande intensité. Il en est souvent ainsi pour le genre d'opération dont nous parlons; la formation de tissus nouveaux étant en général en proportion de la réaction qui s'opère dans la plaie, il arrive qu'après avoir mis deux fragments osseux en parfait contact et avoir refermé la plaie, celle-ci se guérit par première intention sur toute son étendue; seulement aucun tissu osseux nouveau, aucun cal ne s'est formé autour des deux extrémités osseuses, et on retrouve après une guérison parfaite la fausse articulation exactement dans le même état. Le professeur nous racontait qu'il a fait cette expérience plusieurs fois, bien contre son gré; si l'on rouvre la plaie et qu'on laisse s'y produire une certaine suppuration par un pansement phéniqué intermittent, ou si l'on procède ainsi dès la première opération, un cal osseux et résistant se produit régulièrement. Il semble donc résulter de ces faits que, lorsque c'est la formation de tissu osseux nouveau que l'on a pour but d'obtenir, il est légitime et même nécessaire de se relâcher de la rigueur avec laquelle on procède ordinairement au pansement.

Il en résulte directement aussi que cette action que possède l'acide carbolique sur la formation des tissus en général, et du tissu osseux en particulier, est éminemment favorable dans tous les cas de *résections* où l'ankylose doit être évitée, comme dans la résection de l'articulation coxo-fémorale, de l'articulation de l'épaule, du coude, etc. La *fausse articulation* que l'acide phénique aide à produire ici constitue justement le but que l'on se propose d'atteindre. Autant donc le pansement antiseptique sévèrement pratiqué est peu favorable dans un cas d'ostéotomie, autant, au contraire, il est précieux pour les résections en général.

Les *résections d'articulation* sont d'une pratique courante à la clinique de Halle; pour ce qui concerne celle de la hanche, le professeur la pratique au moyen d'une incision qui n'est pas parallèle à la direction du fémur, mais qui est dirigée d'arrière en avant et de haut en bas, derrière le grand trochanter; dans tous les cas, le professeur suit la méthode que nous avons vu mettre en œuvre à Strasbourg; c'est-à-dire qu'il ne se contente pas d'abattre la tête articulaire, mais qu'il scie le fémur au-dessous du grand trochanter; les motifs mis en avant pour procéder de cette façon sont les mêmes : l'exploration de la cavité est plus facile, l'écoulement de liquides parfaitement libre, et les résultats au point de vue fonctionnel beaucoup meilleurs en général. La jambe est placée en *abduction*, et la traction continue appliquée de façon à maintenir le membre dans cette position; ceci a pour effet que l'extrémité supérieure du fémur qui s'arrondit et s'épaissit un peu (la nouvelle tête articulaire en un mot) se porte tout naturellement du côté de la cavité cotyloïde; les nouvelles connexions fibreuses se font aussi avec le pourtour de cette cavité, tandis que par le fait du pansement, aucune régénération osseuse exagérée, aucune soudure ne se produit entre le fémur et le bassin; les connexions fibreuses étant établies, la jambe est ramenée alors dans la ligne perpendiculaire, le bassin s'incline naturellement et reste incliné du côté opéré, et enfin, par le fait de cette inclinaison même qui devient permanente, le raccourcissement est fortement diminué, quand il n'est pas complètement effacé, ou même remplacé *par un peu d'allongement de la jambe opérée*, comme nous l'avons vu; ce léger excès, s'il se produit, disparaît d'ailleurs par la marche.

Il est à noter, relativement au raccourcissement en général, que l'allongement du fémur se fait physiologiquement, surtout par son épiphyse inférieure; en effet, si cet os croissait beaucoup par son épiphyse supérieure, ce ne serait pas la longueur de l'os en général, mais (comme nous le faisait remarquer le professeur), celle du *col* de l'os qui augmenterait; ce n'est donc pas le cas, et cette circonstance bonifie singulièrement le pronostic d'une résection de coxalgie, au point de vue de l'allongement ultérieur de la jambe; par contre, il est certain que cette circonstance est tout à fait défavorable à la résection du genou. Dès que la plaie est complètement fermée, sauf le canal du drain, on applique un appareil de Taylor et on commence à exercer le membre opéré.

La question de savoir si un réséqué de la hanche peut recouvrer une marche aisée sans aucune espèce de soutien est depuis longtemps résolue; indépendamment de ceux que nous avions vus précédemment, nous en voyons ici tous les jours se promener dans les rues de Halle; mais nous ne savons si la même question relative à une *double* résection de la hanche a souvent été agitée; les cas de résection des deux articulations coxo-fémorales chez le même sujet ne sont, d'ailleurs, pas nombreux, il n'y en a (si nous sommes bien informé) que deux jusqu'ici; tous deux ont parfaitement guéri. Le premier cas est du professeur Volkmann : le malade ne marche pas; le second cas est du docteur Bardenheuer, de Cologne : le malade a marché pendant un certain temps sans aucun soutien, mais il s'y refuse depuis; il est vrai qu'il s'agit d'un enfant; M. le professeur Volkmann pense toutefois que la question ne peut être douteuse, et que dans un cas de double coxalgie il n'y a pas lieu d'hésiter à pratiquer la double résection, à quelques semaines d'intervalle, bien entendu.

Nous avons vu plusieurs résultats très favorables de *résections du genou* à la clinique de Halle; les cas qui donnent le meilleur pronostic sont toujours ceux où l'articulation n'est pas atteinte d'un processus inflammatoire chronique; il est à remarquer aussi que l'hémorragie est dans ces cas beaucoup moindre et plus facile à arrêter, parce que les vaisseaux n'ont pas subi d'altération qui ait dilaté leur calibre et qui les empêche de se rétracter, comme cela a toujours lieu pour une tumeur blanche. Le procédé mis en œuvre est celui à lambeau antérieur; dans les cas d'arthrite fongueuse, le professeur enlève toutes les fongosités, la capsule synoviale tout entière; s'il y a des fistules, il enlève avec soin, à l'aide de la cuiller tranchante, tous les bourgeons fongueux qu'elles contiennent; les deux surfaces articulaires du tibia et du fémur ne sont pas sciées, mais *coupées* à l'aide d'un fort couteau à amputation; on obtient ainsi deux surfaces parfaitement lisses dont l'adhérence est plus intime que lorsqu'elles ont été sciées; afin de maintenir les deux nouvelles facettes l'une contre l'autre, le professeur les unit, à leur partie antérieure, par plusieurs sutures de fil de catgut que l'on passe à travers les deux os au moyen d'une forte aiguille courbe; l'aiguille passe d'ailleurs beaucoup plus facilement qu'on ne le croirait au premier abord, surtout lorsqu'il s'agit d'un enfant ou d'un adolescent, comme c'est le plus souvent le cas. La rotule enlevée et la plaie lavée à grande eau phéniquée dans tous ses recoins, le lambeau est toujours rabattu et suturé, et la plaie munie à ses deux angles de deux drains qui vont jusqu'à l'os.

Cette opération est une de celles qui produisent le plus souvent des degrés assez élevés de température; nous avons vu 38°,5, 39 et même 40 et plus; et dans aucun de ces cas la fièvre ne pouvait être expliquée par la suppuration de la plaie qui était extrêmement minime ou nulle, encore moins par la rétention du pus ou la formation d'un phlegmon dans le voisinage; malgré ces températures élevées, nous avons vu la plaie dans un excellent état; les résultats des cas opérés devant nous ont d'ailleurs été tous favorables, sauf pour un enfant opéré vers la fin de notre séjour à Halle et qui est encore en traitement.

L'attelle en T est appliquée les premiers jours, et il est à noter *qu'elle est enlevée à chaque pansement*, afin de pouvoir nettoyer et laver tous les environs de la plaie. Ce n'est que quand celle-ci est réunie sur toute son étendue, sauf le trajet des drains, que l'on applique un bandage plâtré. Le bandage de résection du genou renferme une attelle postérieure; il est largement ouvert au-devant du genou, et la partie supérieure du bandage n'est réunie à la partie inférieure, *en avant*, que par une forte lame de fer-blanc coudée et engagée par ses deux extrémités dans le plâtre. Cette modification a pour but de permettre de faire sur le devant du bandage une très large fenêtre, et de soulever commodément le membre à l'aide du manche formé par la lame. C'est une modification du bandage de résection de Watson.

Pour panser une *résection du coude*, le professenr emploie pour les premiers jours une attelle en bois coudée à angle droit, qui offre à son extrémité antérieure une palette sur laquelle repose la main; le plan de cette palette est perpendiculaire à celui de la partie coudée de l'attelle. Mais quand il s'agit de placer un bandage définitif, on ne peut guère se servir, comme pour le genou, d'un bandage plâtré qui maintient l'articulation immobile et favorise l'ankylose qu'il s'agit ici d'éviter; le bandage de résection du coude a donné lieu à beaucoup de recherches; il s'agit de trouver un appareil qui permette d'imprimer de temps en temps, au membre, des mouvements de flexion et d'extension; l'appareil d'Esmarch ne permet pas une exploration facile de la plaie; celui du professeur Langenbeck répond au but, mais il ne peut être employé dans les hôpitaux, à cause de son prix élevé; le professeur Volkmann cherche en ce moment même à réaliser un bandage de résection du coude à bon marché, en adaptant des deux côtés de l'articulation une charnière faite de deux bandes de fer articulées; les deux extrémités de ces bandes sont, comme la lame du bandage du genou, engagées soit dans un bandage plâtré, soit dans un bandage silicaté, celui-ci laissant d'ailleurs l'articulation parfaitement libre.

Les *amputations de cuisse* se font toujours par la méthode à lambeau antérieur, à moins de contre-indication formelle. Toutes les fois qu'il le peut, le professeur ampute au travers des condyles (amputation transcondylienne, Carden). Avant Lister, l'amputation transcondylienne ne donnait que de mauvais résultats, parce que la suppuration qui se propageait dans le tissu spongieux et le canal médullaire amenait ordinairement la septicémie ou la pyoémie; avec le pansement antiseptique, ces faits ne se produisent plus; pour obtenir la première intention, il est bon d'enlever toute la capsule qui remonte sous le tendon du triceps, parce que les séreuses ne se prêtent pas à l'agglutination immédiate et sont causes de suppuration. L'avantage que présente l'amputation transcondylienne est de donner un très long moignon auquel on peut beaucoup plus facilement adapter une jambe artificielle; en opérant de même par lambeau antérieur, la cicatrice se trouve tout entière sur la face postérieure du membre.

Voici quelques faits qui démontrent à la fois la confiance du professeur dans le pansement antiseptique, et l'efficacité de ce pansement contre la suppuration : M. Volkmann traite les hydarthroses par l'incision et le drainage, l'hygroma des gaines tendineuses des fléchisseurs au poignet par une incision, une contre-ouverture et le drainage; il ne se produit ni phlegmon, ni pus, et les mouvements des muscles fléchisseurs ne sont nullement altérés après la guérison. Le professeur traite de même les hydrocèles par l'incision, puis par la suture au catgut et le pansement de Lister; il est d'avis qu'on réussit plus sûrement et que le résultat est plus rapidement obtenu que par la ponction au trocart et l'injection de teinture d'iode. Ce dernier traitement fait beaucoup souffrir, la réaction générale et locale est souvent très violente, et enfin la récidive se montre quelquefois. Par l'incision, la douleur est peu prononcée et momentanée, la réaction est parfaitement nulle, et la récidive ne se montre jamais; d'après M. Volkmann, le traitement par l'incision avait été abandonné à cause des suppurations étendues et de longue durée, qui s'emparaient des enveloppes testiculaires; avec le pansement antiseptique, le professeur est d'avis d'en revenir à cette opération pour les raisons que nous venons d'indiquer. On a cru longtemps que l'injection de teinture d'iode produisait une inflammation adhésive des deux feuillets de la tunique vaginale; Astley-Cooper a démontré le premier, par des autopsies qu'il a eu l'occasion de faire de malades ainsi traités, qu'il n'en est souvent pas ainsi; il a souvent retrouvé la tunique vaginale avec ses deux feuillets intacts, et c'est ce qui explique les récidives qui se montrent quelquefois.

On connaît les nombreux procédés qui ont été successivement préconisés pour opérer les *kystes à échinocoques du foie;* on distingue parmi eux le procédé de Simon, qui consiste à enfoncer dans la tumeur et à laisser en place, deux petits trocarts qui ont pour effet de déterminer une inflammation adhésive des deux feuillets du péritoine; cette inflammation s'étend bientôt à tout l'espace qui sépare les deux trocarts, et l'on obtient ainsi un endroit où l'on peut inciser à la fois la paroi abdominale et la paroi antérieure du kyste, sans danger d'écoulement du contenu de celui-ci dans la cavité péritonéale. Il arrive quelquefois cependant que cette adhérence ne se produit pas, et après avoir laissé huit jours environ les trocarts en place, il arrive qu'en incisant la partie qui se trouve entre eux, on se trouve avoir ouvert la cavité abdominale avant de pénétrer dans le kyste. Le traitement de Simon a été essayé trois fois de suite à Halle, trois fois aucune adhérence ne s'était faite entre le péritoine pariétal et le péritoine hépatique; ce sont ces faits qui ont déterminé le professeur à adopter un procédé très simple par lequel on obtient sûrement l'adhérence des deux feuillets péritonéaux; ce procédé se réduit à inciser la paroi abdominale jusqu'au foie, en mettant celui-ci à découvert sur une certaine étendue, et à panser à plat sous lister.

La réaction locale est très minime, mais elle est suffisante pour déterminer sûrement l'adhérence des bords de la plaie au péritoine hépatique; ceci obtenu au bout de trois à quatre jours, il ne s'agit plus que d'inciser le kyste et d'y injecter une solution phéniquée ou salicylique; le professeur emploie ordinairement cette dernière pour éviter la possibilité d'une intoxication phénique.

Le *mal de Pott* est traité chez les enfants par application de l'appareil de Rauchfuss (professeur à Saint-Pétersbourg); cet appareil perfectionné et hautement recommandé par Reyer, de Dorpat, est d'une extrême simplicité; il consiste en deux larges bandes de toile appliquées l'une sur l'autre et cousues ensemble à leur milieu; on couche l'enfant sur cette double bande, de manière qu'elle corresponde au point lésé de la colonne vertébrale; la bande qui est immédiatement en contact avec la peau entoure le thorax ou la ceinture, et on la lie en avant; tandis que les deux extrémités de la bande postérieure sont liées aux deux côtés latéraux et un peu élevés du lit, de manière à ce que cette bande soit plus ou moins tendue entre ces deux côtés; le poids de la tête et du siège les fait tout mécaniquement descendre au-dessous du niveau où se trouve élevé le point carié de la colonne, si bien que ce point se trouve ainsi redressé dans un sens contraire à la gibbosité, sans qu'aucune sangle ou aucun ressort ne comprime un point quelconque du corps de l'enfant. Il se trouve là couché commodément, le ventre ou le thorax en avant, la tête et le bassin reposant plus bas sur des coussins. Aussi les enfants supportent-ils ce traitement avec une incroyable facilité; suspendus dans leur petite barcelonnette, sans rien qui les comprime ou les attache, libres de leurs mouvements, nous les avons vus jouer, rire et rester ainsi des heures entières sans se plaindre; il y en a même qui se plaignent aussitôt qu'on les relève, et ne sont heureux que dans leur appareil.

Quant au mal de Pott cervical, les bandes de Rauchfuss lui sont inapplicables; le professeur le traite par la distraction qui agit par le même principe que dans une coxalgie par exemple, et qui s'applique dans ce cas à l'aide d'un large collier de cuir (Glycern) aux deux côtés duquel est attaché une corde qui s'enroule sur une poulie et supporte un poids, absolument comme dans les autres applications de cette méthode.

IV. — Nous pouvons affirmer, sans crainte d'être démenti, que l'on trouve ici le triomphe de la méthode antiseptique; les résultats en général de la clinique de Halle sont si favorables et si marquants que nous défions le plus incrédule de visiter cette clinique sans s'en retourner convaincu; cela a été le cas de plus d'un chirurgien, de plus d'un chef de service que nous pourrions nommer, et cependant nous ne sommes pas, à notre grand regret, resté assez longtemps à Halle pour voir passer beaucoup de ces visiteurs. Les plus grandes facilités sont données aux praticiens étrangers pour tout voir, pour tout contrôler par eux-mêmes, les opérations aussi bien que les pansements de tous les opérés; les assistants du professeur mettent une extrême obligeance à montrer les résultats obtenus, à faire assister à tous les pansements dans les salles; en un mot, *tout montrer* est un principe auquel on ne manque jamais à la clinique de Halle. Permettez-moi de vous citer ici quelques résultats généraux : Depuis qu'il a commencé la pratique de Lister (c'est-à-dire depuis *trois* ans), M. le professeur Volkmann a traité par la méthode conservative et guéri *soixante-quatre* fractures compliquées, sans un mort; au moment où il a entrepris le pansement antiseptique, le professeur venait de perdre *douze* malades atteints de fractures compliquées sur *seize*[1]; il a fait près de *quarante* opérations d'ostéotomie pour incurvations rachitiques ou ankyloses vicieuses, dont *vingt-deux* cette année, sans un accident; il a exécuté cette année seulement *dix-neuf* résections de l'articulation coxo-fémorale pour tumeur blanche, *avec un seul mort;* il a trois fois largement ouvert l'articulation coxo-fémorale, dans des cas de diagnostic douteux; n'y ayant rien trouvé, il a refermé la plaie et n'a eu aucun accident à déplorer. Les résultats les moins favorables sont ceux des amputations de cuisse : sur les *vingt et une* dernières, le professeur a eu *quatre* morts; ce résultat n'est-il pas encore à envier? Depuis trois ans, le professeur a eu un seul cas de pyoémie, alors que précédemment cette affection était, comme on l'a vu, très commune dans son service; il ne connaît presque plus d'érysipèle (huit cas depuis deux ans); il n'a plus vu un seul cas de fusion du pus le long des aponévroses, ni de formations de clapiers, ni d'apparitions de phlegmons dans le voisinage de la plaie. La plupart de ces chiffres nous ont été donnés par le professeur lui-même; nous en avons extrait d'autres de documents administratifs que nous avons eus sous les yeux; ils ne sont donc pas sujets à caution. Il est d'ailleurs impossible d'attribuer ces résultats aux conditions extérieures; nous avons déjà noté que l'hôpital de cliniques de Halle est établi dans des conditions très défavorables; situé sur une petite place au milieu de la ville, il est entouré étroitement d'un côté par des maisons d'habitation, surplombé de l'autre par une grande église au pied de laquelle il est bâti et qui lui enlève beaucoup de jour et d'air; intérieurement il est composé de chambres très petites, la plupart mal éclairées, dans chacune desquelles de six à huit lits sont entassés. Des cabinets nullement inodores communiquent directement avec chacune de ces chambres[2]. On ne peut pas non plus invoquer le climat, ni la pureté de l'air; le malheureux état dans lequel s'est trouvé cet hôpital en 1872 prouve bien que ces éléments n'y sont pour rien. Force est donc bien d'attribuer ces résultats, pour une certaine part

1. V. Volkmann, *Ueber den antiseptischen Occlusivverband, etc.*, in *Samml. Klin. Vortraege*, n° 96.

2. Ajoutons que la ville de Halle ne reste pas en arrière des autres villes universitaires allemandes, et qu'elle fait construire en ce moment même un hôpital de cliniques conçu d'après le plan du magnifique hôpital de baraquements de Leipzig, avec certaines améliorations concernant le chauffage, qui en enlèvent toutes les défectuosités.

sans doute à l'habileté de l'opérateur, mais pour la plus grande part évidemment au pansement de Lister, ou, pour parler plus exactement, ***au haut degré d'habileté auquel on est parvenu à Halle dans la confection de ce pansement.***

Le professeur a eu la bonté de nous mener dans sa clinique privée; nous y avons vu en traitement, entre autres, deux cas de résection cunéiforme du fémur, deux résections de coxalgie, une résection du genou, une trépanation; sur les tableaux de températures les chiffres de *trente-sept* et des dixièmes s'alignent les uns sous les autres avec uniformité... bien faite pour étonner ceux qui ne sont pas habitués aux suites ordinaires d'un pansement antiseptique. Tout ceci apportera peut-être de singuliers changements dans les théories de la fièvre traumatique[1]. Fort heureusement pour nous praticiens, et pour les malades, il nous suffit de savoir que la cause de la fièvre et de l'inflammation suppurative traumatique est en dehors de l'organisme, que la porte d'entrée de cette cause, c'est la plaie[2], et que nous possédons enfin, comme dit le docteur Czerny, un moyen presque certain de fermer cette porte, même dans les cas de traumatisme profond et étendu[3].

Nous ne pouvons nous empêcher de faire observer, malgré l'autorité des noms que nous citons, que la fièvre étant ordinairement en proportion des tissus nouveaux à former, et l'acide phénique restreignant cette néo-formation au minimum, comme nous avons cherché à le démontrer, on pourrait expliquer de cette façon la diminution ou l'absence de fièvre produite par cet agent, sans qu'il fût nécessaire d'invoquer une infection fébrile qu'il empêcherait par sa présence. Nous nous bornons à poser la question, en nous gardant bien de chercher à la résoudre. Le fait matériel est toujours là : nous avons les moyens de restreindre la fièvre inflammatoire et la suppuration au minimum, ou même à rien, tout en menant sûrement le malade à une guérison parfaite. L'explication théorique viendra après... si elle le peut.

Un praticien de Cologne, M. le docteur Bardenheuer, nous racontait qu'ayant été chargé du service de chirurgie à l'hôpital de cette ville, il trouva presque tous les opérés atteints de septicémie, de pyoémie ou de pourriture d'hôpital; ses propres opérés furent atteints d'une de ces affections les uns après les autres; la mortalité était si effrayante qu'il n'était pas sûr, nous disait-il, de sauver un malade atteint de la plus pe-

1. Voy. Volkmann, *loc. cit.*, p. 31.

2. C'est aussi l'avis de Billroth. — Voy. *Unterswchungen über coccobacteria septica*, in *loc. cit.*; cet article est très remarquable au point de vue qui nous occupe.

3. Voy. *Die Freiburg. Chirurg. Klinik*, in *Berliner Klinische Wochenschrift*, 30 octobre 1876. — Volkmann, *Ueber den antisept.*, *etc.*, p. 16. — Voy. aussi Bardeleben, *Rückblick, etc.*, p. 30.

tite plaie accidentelle ou opératoire; c'est alors qu'il se décida à appliquer le pansement de Lister, dans lequel il n'avait eu aucune confiance jusqu'alors. A partir de ce moment, les choses changèrent subitement de face; *plus un seul opéré* n'offrit la moindre atteinte d'une infection quelconque, et la mortalité due aux infections en général descendit de 90 p. 100 à zéro.

Le professeur Volkmann lui-même, comme il le raconte dans sa brochure, ne commença à pratiquer le pansement antiseptique que lorsqu'il y fut en quelque sorte forcé en retrouvant, à son retour de la campagne de 1871, sa clinique dans le plus déplorable état, et ses malades mourant les uns après les autres de pyoémie et d'érysipèle. Faudra-t-il donc qu'il en arrive autant à chaque chirurgien d'hôpital, pour le décider à mettre ce pansement en pratique? Vous avez lu que M. Verneuil a appliqué dernièrement le pansement phéniqué dans une opération qui n'avait donné lieu jusqu'alors qu'à des revers, et qui a été suivie d'un beau succès; il y a lieu d'espérer qu'un exemple si frappant et venant de haut engagera bientôt les chirurgiens français à entrer dans cette voie si féconde; dès lors le principe sera adopté sur presque tout le continent, et la cause sera gagnée.

Il ne faut pas d'ailleurs que l'on s'attende, comme nous le faisait remarquer le professeur, à obtenir d'aussi beaux résultats du premier coup et aussitôt la pratique de Lister mise en œuvre. Cette pratique est compliquée, on ne parvient à ne plus commettre de faute qu'après un assez long temps d'exercice, et ce n'est pas dès les premiers mois que M. Volkmann a eu les magnifiques résultats qu'il nous montre aujourd'hui. C'est malheureusement cette complication du procédé, cet apprentissage nouveau, absolument nécessaire et souvent long, qui retient et retiendra bien des praticiens loin du pansement antiseptique. Ce pansement est si différent des autres, qu'on peut dire qu'il faut, pour le connaître bien, tout oublier et tout réapprendre. Devant une pareille perspective, il est, comme le disait un professeur, certainement permis d'hésiter, non de s'abstenir.

Vous voudrez bien me pardonner de revenir aussi souvent sur le pansement antiseptique; cette question domine toute la chirurgie en Allemagne, et on peut même dire, la chirurgie contemporaine. On ne peut entrer dans une clinique externe, si petite qu'elle soit, dans ce pays, sans voir appliquer avec rigueur et exclusivement un pansement antiseptique, et sans être bientôt convaincu de ses excellents effets; ces effets varient d'ailleurs avec chaque clinique, c'est-à-dire avec le degré d'habileté plus ou moins grand auquel on est parvenu pour satisfaire aux nombreuses et rigoureuses conditions de ce pansement; mais aussi les chirurgiens allemands, M. le professeur Olshausen nous le répétait encore, ne doutent pas que ce pansement ne devienne bientôt général. Le docteur Stilling le dit avec raison[1] : les trois grands ***desiderata*** de la chirurgie sont dès aujourd'hui obtenus; on évite la douleur grâce au chloroforme, dû à Simpson; on évite l'hémorragie grâce à la ligature des artères, immortelle découverte d'Ambroise Paré; on évite enfin la fièvre et la suppuration, grâce à la découverte non moins glorieuse du chirurgien écossais. Ces hommes comptent désormais parmi les plus grands bienfaiteurs de l'humanité. « S'il m'appartenait de me poser en prophète, s'écrie M. Bardeleben, je dirais que l'avenir tout entier de la chirurgie appartient sans contredit à la méthode antiseptique[2]. »

V. — Le professeur de gynécologie à l'université de Halle, M. Olshausen, opère ses *ovariotomies* sous lister, par la méthode intrapéritonéale, et sans drainage. Le professeur n'a renoncé au drainage de l'espace de Douglas qu'à une époque récente; à partir de ce moment, huit succès consécutifs sans une mort sont venus confirmer l'excellence du procédé. J'ai été assez heureux pour assister à deux ovariotomies faites par le professeur. Permettez-moi de vous envoyer les relations de ces deux opérations telles que je les ai écrites immédiatement après y avoir assisté; elles offriront ainsi plus d'intérêt, je pense, que si j'essayais de décrire la façon de procéder du professeur d'une manière générale. Ces opérations se font exclusivement dans un grand bâtiment (*Diakonissen Haus*) situé en dehors de la ville, sur une sorte de plateau élevé ou circule l'air pur et vif de la campagne; les malades y sont l'objet des soins très éclairés de diaconesses allemandes. Les préparatifs sont ceux du pansement de Lister, y compris une quinzaine d'éponges phéniquées dont le nombre est bien strictement compté avant et après l'opération, afin d'être sûr qu'il n'en est pas resté dans l'abdomen, ce qui arriverait très facilement sans cette précaution; citons encore le trocart et la pince de Spencer-Wells, un trocart ordinaire, une pince de Nélaton, des serre-nœuds de Kœberlé. Tous ces instruments trempent dans la solution phéniquée.

1. Jeune femme de 25 à 26 ans, mariée, assez amaigrie. Kyste uniloculaire s'étendant jusqu'à la région épigastrique. La première et unique ponction du kyste a été faite il y a quinze jours.

La malade, couchée sur une table d'opérations, est endormie (appareil d'Esmarch), et la langue attirée au dehors avec une pince à demeure; une toile caoutchoutée couvre les jambes. L'opérateur se place à droite de la malade; deux pulvérisateurs, mus soit par la poire en caoutchouc, soit par la vapeur produite par une lampe à alcool. Les poils supérieurs du pubis sont soigneusement rasés, l'abdomen lavé au savon puis à l'eau

1. *Deutsche medicin. Wochenschrift.*
2. Voy. Bardeleben, *Ruckblick aùf die Fortschritte, etc.*

phéniquée. Incision médiane de 8 à 10 centimètres (elle se réduit toujours à 5 ou 6 quand le kyste est sorti). Deux pinces presse-artères sont placées sur deux vaisseaux du tissu cellulaire sous-cutané, l'aponévrose et le péritoine sont incisés ensemble sans sonde cannelée; on arrive ainsi sur la tumeur sans qu'il sorte de liquide ascitique. La tumeur apparaît moins blanche que d'ordinaire; au milieu se montre une dépression; la tumeur semble donc bilobée; le trocart de Spencer Wells est enfoncé dans le lobe supérieur; le liquide, albumineux, noirâtre, translucide, avec un mélange de parties opaques et grisâtres, s'échappe en partie par le trocart, mais davantage encore sur les côtés de l'instrument, de sorte qu'on l'enlève et qu'on laisse couler le liquide librement; une partie pénètre dans la cavité abdominale. L'opérateur agrandit l'ouverture faite par le trocart et introduit la main dans le kyste, puis entre le kyste et la paroi abdominale, trouve ici quelques adhérences qu'il déchire, une entre autres dans les environs de l'endroit où la ponction a été faite.

Des tractus rougeâtres de péritoine provenant du mésentère adhèrent à la tumeur; l'opérateur les enserre dans le serre-nœud de Kœberlé, puis place en deçà de celui-ci une ligature de soie, et au delà (c'est-à-dire du côté du mésentère) une ligature de catgut; le tractus est alors coupé entre le serre-nœud et le fil de catgut; une seconde adhérence péritonéale est traitée de la même façon. Les deux lobes du kyste se vident pendant ce temps; mais des tractions exercées sur la tumeur ne parviennent pas à l'extraire; enfin une partie volumineuse, solide, de tumeur sort et entraîne avec elle le pédicule. Celui-ci est assez épais et montre, accolé à l'un de ses côtés, une sorte de boyau rougeâtre; l'opérateur s'assure qu'il n'est pas constitué par une anse intestinale dont il présentait l'aspect.

Le professeur divise le pédicule en deux parties, suivant la méthode de Kœberlé; sur chacune des parties sont placés successivement les uns à côté des autres, et en allant de la tumeur vers la base du pédicule : un serre-nœud de Kœberlé, puis une ligature de fil de soie, puis une ligature de catgut placée avec une simple pince à disséquer; enfin une troisième ligature de catgut embrasse le pédicule tout entier; chacun de ces fils est double. Cela fait, on enlève les fils de soie et les fils de fer des serre-nœuds, et on retranche la tumeur.

Cependant le grand épiploon est sorti par la plaie; on le repousse négligemment et on le maintient avec une éponge phéniquée introduite dans l'abdomen. Une portion de paroi du kyste, qui était restée adhérente au pédicule, est enlevée à coups de ciseaux, et le pédicule, muni de sa triple ligature de fil de catgut, est définitivement rejeté et abandonné dans la cavité abdominale. L'opérateur y introduit alors les éponges une à une pour étancher le sang et les liquides; le professeur est d'avis qu'en *listérisant*, la toilette du péritoine n'exige pas à beaucoup près autant de soins que lorsqu'on opère à l'air libre; aussi ne se préoccupe-t-il pas d'étendre et de replacer le grand épiploon, ni d'enlever absolument tous les liquides de l'abdomen; nous avons vu les professeurs Veit et Busch procéder de la même façon. Il est de fait qu'une partie du contenu du kyste, ou que de la sérosité et du sang peuvent être abandonnés dans la cavité abdominale sans provoquer aucun accident, *lorsque l'on procède antiseptiquement*, parce que ces liquides ne peuvent alors se décomposer, et que, n'étant pas irritants par eux-mêmes, ils sont rapidement résorbés. Le nettoyage complet du péritoine est d'ailleurs chose impossible, parce qu'il arrive dans un très grand nombre de cas qu'il transsude continuellement, des parties hyperémiées ou des adhérences déchirées, une sérosité sanguinolente, dont l'écoulement semble encore favorisé par les frottements des éponges et le contact prolongé de l'air avec la cavité abdominale. Ce qu'il y a de mieux est donc de fermer le plus vite possible, et d'appliquer un bandage compressif[1].

Les éponges comptées, l'opérateur fait à la peau, d'abord une suture profonde, enchevillée, médiane, n'intéressant pas le péritoine, placée avec une longue aiguille; aux deux angles de la plaie, une suture à points séparés, intéressant le péritoine; enfin plusieurs autres sutures, les unes mi-profondes, les autres superficielles, à points séparés, dont aucune n'intéresse le péritoine.

L'ouverture faite à la paroi abdominale étant complètement fermée, on procède au nettoyage de la plaie, du ventre et de toute la malade avec des éponges phéniquées; ce nettoyage est facilité par un petit pelvi-support analogue à celui du professeur Volkmann et sur lequel on fait reposer le bassin.

Le professeur attache une très grande importance au pansement et à la protection de la plaie. Il place directement sur celle-ci, sans intermédiaire de protective, de la gaze phéniquée chiffonnée (trois ou quatre petits paquets); par-dessus, une feuille de gutta-percha entre quelques couches de gaze aplatie; sur ce pansement on applique une grande quantité de feuille d'ouate salicylique à 10 p. 100; les plis de l'aine et du ventre sont garnis abondamment de la même ouate; le tout est maintenu par des bandes de gaze phéniquée *très fortement serrées*, et la malade transportée dans un lit bassiné. Les pulvérisations ne cessent que lorsque la dernière bande est mise en place; le pansement est de beaucoup facilité par le pelvi-support qui se place et s'enlève sans la moindre difficulté.

2. Femme d'une trentaine d'années, mariée; kyste multiloculaire.

[1]. Voy. Hégar, *Zur Ovariotomie*, in *Sammlung Klin. Vortraege*, n° 109. — Kaltenbach, *Beitraege zur Anatomie und chirurg. Behandl. der Ovarialtumoren.*

Lavage de la région et incision comme dans le premier cas; ponction avec le trocart de Spencer Wells qui est encore une fois bientôt inutile; ce cas offre beaucoup plus de difficultés que le précédent, les poches sont multiples, et nous avons été témoin de la difficulté qu'il y a à les vider successivement; les parois, en général plus épaisses que dans le premier cas, ne se déchirent pas malgré des tractions très énergiques; l'opérateur est obligé d'ouvrir les poches tantôt avec un bistouri, tantôt avec des ciseaux, en introduisant la main dans les loges successivement ouvertes; malgré l'incision d'un grand nombre d'entre elles, on n'a obtenu qu'une petite quantité de contenu, et le kyste résiste à des efforts vigoureux et persistants d'extraction. L'opérateur est obligé d'agrandir deux fois l'incision de la paroi abdominale, ce qu'il fait toujours vers le haut; de sorte que cette incision atteint bientôt le côté gauche de l'ombilic; les vaisseaux peu nombreux qui donnent, sont saisis comme précédemment avec des pinces presse-artères; ce sont celles de Spencer Wells que le professeur met cette fois en usage. (Ces pinces diffèrent fort peu de celles du professeur Kœberlé). Enfin, en introduisant souvent la main dans les poches, et aussi à l'extérieur du kyste pour *exprimer* son contenu, l'opérateur parvient à extraire la tumeur. Celle-ci ne présentait heureusement aucune adhérence péritonéale. Le pédicule est mince et plat; cette fois l'opérateur, variant un peu son procédé, remplace la ligature temporaire en fil de soie par la pince de Spencer Wells; c'est-à-dire qu'après avoir saisi le pédicule avec cette pince, il place au-dessus de celle-ci (du côté de la tumeur) deux serre-nœud de Kœberlé sur les deux parties du pédicule divisé; puis, entre la pince et les serre-nœuds, une ligature de catgut sur chacune des divisions, plus un fil de catgut embrassant le pédicule entier (ce dernier fil placé à deux centimètres environ des deux ligatures séparées de catgut).

Ayant alors retranché la tumeur, le professeur enleva successivement les deux serre-nœuds et la pince; il restait donc sur le pédicule deux ligatures partielles, plus une ligature générale de catgut, comme dans le cas précédent.

Les liquides de l'abdomen étanchés, et le pédicule réduit dans la cavité, la plaie fut fermée à l'aide des cinq sutures profondes en soie enchevillées et doubles, de manière à serrer la seconde cheville (bout de sonde) par un nœud de deux fils; quelques points de suture superficiels furent placés ensuite, et le pansement soigneusement fait comme précédemment.

Permettez-moi d'insister sur quelques points de cette façon de procéder : la manière dont le professeur fait la ligature du pédicule semble au premier abord assez compliquée; elle a pour but l'oblitération définitive et assurée des vaisseaux; M. Olshausen pense qu'en plaçant une simple ligature de catgut on s'expose, par suite d'un mouvement brusque de la malade, ou par des efforts quelconques pour tousser, pour se moucher ou pour aller à la selle, à voir la ligature céder et la malade périr subitement d'hémorragie consécutive[1].

Nous n'avons plus à revenir sur la méthode elle-même; le professeur pense avec MM. Veit et Busch qu'aucune autre méthode ne peut lui être comparée, et qu'elle sera bientôt seule mise en usage. Quant au nuage de Lister et à tout l'attirail antiseptique, il en est partisan déclaré. Sans doute on peut obtenir la guérison d'une ovariotomie sans le pansement de Lister; Kœberlé et Spencer Wells l'ont assez prouvé; le premier a eu dix-huit cas, le second vingt-cinq cas consécutifs de guérison. Qu'est-ce que cela prouve? Uniquement que les ferments qui amènent la péritonite ou l'infection purulente n'existaient pas dans l'air au milieu duquel ils ont opéré ces cas; ce qui tend à vérifier cette assertion, c'est que Spencer Wells a eu, à la suite, sept cas consécutifs d'insuccès; or ces derniers cas étaient en eux-mêmes aussi favorables à l'opération que les premiers, et ils ont été opérés de la même façon, avec la même habileté, sans complications. Pourquoi n'ont-ils pas guéri comme les autres? C'est parce que l'air dans lequel ils ont été opérés était infecté. On peut donc affirmer que si le célèbre chirurgien avait appliqué un pansement antiseptique, il n'aurait pas eu cette suite de cas malheureux; et de même qu'il est prudent de s'assurer contre les hémorragies consécutives, il est de la même façon fort sage de s'assurer contre l'action nuisible des germes que peut contenir l'atmosphère au milieu de laquelle on opère.

Le professeur Hégar aussi (de Freiburg)[2] a eu dernièrement *seize* ovariotomies suivies de succès les uns après les autres, et ce praticien n'emploie pas de lister; seulement ce professeur fait soufrer la salle avant chaque opération; l'opérateur et les aides se lavent les mains et les bras au savon et au permanganate de potasse; les *Assistenten* ne peuvent avoir mis de huit jours le pied à l'amphithéâtre, ni avoir vu un malade atteint d'affection contagieuse; les habits sont désinfectés et échangés; les instruments et les éponges sont lavés à l'eau de chlore, la cavité abdominale et la plaie lavées avec la même eau, et enfin la plaie pansée avec de l'ouate salicylique ou phéniquée. Qu'est-ce que tout cela, si ce n'est une pratique différente (et, semble-t-il, beaucoup plus compliquée) du même principe, de l'asepticisme?

« Une des précieuses qualités de ce principe consiste justement en

1. Au moment où nous recopions cette lettre, un accident semblable arrivé dans le service de M. le professeur Billroth, chez une femme, après l'extirpation de la rate, vient malheureusement confirmer la possibilité du fait; il est à noter que les ligatures, ici, étaient non en catgut, mais en chanvre.

2. Voy. docteur Czerny, *Die Freiburg. Chirurg. Klinik*, in *Berliner Klinische Wochenschrift*, 30 octobre 1876.

ce que le but peut être atteint de différentes façons, et nous sommes sur le meilleur chemin de simplifier le traitement de Lister encore cher et compliqué, sans nous écarter de la base sur laquelle il repose[1]. »

A l'entrée de la clinique du professeur Olshausen se trouve une affiche portant que tout élève ayant à examiner ou à toucher une femme du service s'oblige à se laver et à se désinfecter préalablement les mains; nous avons pu nous assurer que cette prescription n'est pas là pour la forme, et que les étudiants l'observent scrupuleusement.

Le professeur recommande d'employer pour les pulvérisations une solution phéniquée *tiède;* une bonne partie du tronc restant forcément à découvert pendant une opération de ce genre, il est bon de prendre cette précaution contre le refroidissement que pourraient amener des pulvérisations froides. Quelques praticiens semblent craindre que l'absorption par le péritoine de l'eau phéniquée ainsi pulvérisée, ne puisse amener une intoxication; il est certain que la quantité d'eau qui pénètre de cette façon dans la cavité abdominale est assez considérable, et naturellement en proportion de la durée de l'opération; toutefois, dans la plupart des cas opérés par le professeur, il n'y eut pas trace d'empoisonnement; quand la coloration des urines s'est montrée, elle n'a jamais été intense, et a disparu rapidement[2].

Tant qu'on a cru à l'origine traumatique de la péritonite qui suivait une ovariotomie, on avait nécessairement les mains liées, et on devait se fier à sa bonne étoile pour avoir ou pour n'avoir pas de *bonheur* dans les opérations. On sait aujourd'hui que l'on se trompait, que le péritoine supporte des traumatismes étendus avec la plus grande facilité, sans présenter la moindre réaction; mais qu'il est extraordinairement sensible aux matières infectieuses et qu'il les absorbe avec une grande rapidité[3]. Veuillez remarquer cette tendance à laisser le moins possible au hasard, à tout faire scientifiquement; après l'avoir appliquée avec succès à l'art de la guerre, les Allemands s'efforcent de l'introduire dans la chirurgie, et le pansement de Lister est venu les servir à propos.

Pour ce qui regarde les difficultés qui se rencontrent par rapport aux adhérences, dans tous les cas où des adhérences très étendues avec la vessie, l'intestin, le bassin, ne se séparent pas facilement par de légères tractions et avec le bout des doigts, le professeur conseille de couper la tumeur et de laisser ainsi un lambeau de la paroi adhérent. Si on ne peut enlever le kyste à cause d'adhérences multiples et étendues, il faut se borner à enlever une rondelle de la paroi, à vider la tumeur (ce qui peut se faire surtout quand elle n'est pas multiloculaire), et à la réduire de nouveau.

1. Docteur Czerny, *loc. cit.*
2. Olshausen, *Uber Ovariotomie,* in *Sammlung Klin. Vortraege,* n° 111.
3. Olshausen, *loc. cit.*

Si les difficultés d'extraction proviennent non des adhérences, mais du volume de la tumeur, il faut sans hésiter prolonger son incision jusqu'au delà du nombril, ce qui est bien préférable que de contusionner par des efforts de traction exagérés, les bords de la plaie abdominale; il est bon de procéder de la même façon lorsque, par suite des adhérences, il devient difficile de distinguer ce qui est paroi du kyste de ce qui est péritoine; enfin si l'on rencontre des adhérences avec le grand épiploon et que celui-ci soit hypertrophié, le professeur enlève de l'épiploon tout ce qui est malade et place sa ligature sur des tissus sains[1].

Les suites d'une opération ainsi pratiquée offrent quelques particularités; le fait dominant, c'est l'absence de réaction générale ou locale, au moins dans la plupart des cas. On observe assez régulièrement pendant les premières heures un abaissement de la température qui peut aller jusque 33°, 9; le professeur y remédie par des injections sous-cutanées d'éther sulfurique; le premier ou les deux ou trois premiers jours qui suivent, la température ne s'élève pas au-dessus de la normale, ou bien elle monte quelquefois jusque 39°; nous avons vu 40° chez l'opérée de la première observation; le professeur nous a fait part à ce sujet d'une remarque intéressante : si, la température étant très élevée, le pouls de la malade ne présente pas plus de 110 pulsations environ, M. Olshausen a observé que le pronostic est très favorable dans l'immense majorité des cas; au contraire, si, avec une température de 38° à 39°, le professeur observe un pouls de 120 à 130 ou plus, le pronostic est presque absolument mauvais. Cette observation s'est constamment vérifiée jusqu'ici, entre autres chez notre première opérée. Ajoutez qu'on applique le thermomètre de quatre à six fois par jour.

La fièvre, si elle se montre, dure peu; le troisième ou le quatrième jour en général la température revient à la normale; nous entendons naturellement parler des cas favorables, nous n'avons vu que des cas de ce genre à la clinique du professeur (en tout six; indépendamment des deux opérées, quatre cas observés en traitement, datant de huit jours, quatorze jours, trois semaines et six semaines; l'un de ces quatre derniers a offert une température de 38°,5 le soir; les autres n'ont pas eu un seul moment de fièvre). Le premier pansement reste le plus longtemps possible en place; la réunion par première intention de la plaie abdominale est toujours obtenue; dans notre second cas, deux des sutures enchevillées ont suppuré sans produire d'autre accident. Les pansements consécutifs consistent dans le nettoyage de la plaie avec de la ouate imbibée d'eau phéniquée, et l'application d'ouate salicylique maintenue par deux bandes de sparadrap.

VI. — Pour pratiquer une embryotomie, le professeur se sert du cépha-

1. Voy. Hégar, *loc. citat.*

lotribe de Martin auquel il a fait subir quelques modifications qui consistent en ce que les cuillers ne sont pas fenêtrées, en ce que leurs extrémités se rejoignent sur une plus grande étendueet en ce que les manches sont plus longs.

Les pessaires que le professeur prescrit sont formés d'un épais fil de laiton entouré de caoutchouc non durci; ces pessaires sont très légers, ils sont très mous, de sorte qu'ils n'offrent aucun danger de contusion; leur principal avantage est d'être très maniables, on peut ainsi leur donner intantanément une forme adaptée au cas qu'on a devant soi.

Enfin M. Olshausen traite l'ovarite chronique accompagnée du phénomènes hystériques par l'administration du chlorure double de soude et d'or, dans la proportion de 5 centigr. sur 20 gr. d'eau, à prendre 10 gouttes par jour, en augmentant progressivement la dose si l'estomac le permet.

Cette préparation est très instable comme tous les sels doubles, aussi ne peut-on la prescrire que dans l'eau pure; elle a été préconisée pour la première fois par un gynécologue américain dont je regrette d'avoir oublié le nom; ce praticien affirme qu'on obtient *toujours* la diminution de la douleur et des phénomènes hystériques de l'ovarite chronique après un certain temps d'administration de ce sel. Le professeur Olshausen en a *souvent* vu d'excellents résultats, mais quelquefois il n'en a rien obtenu.

P. S. — L'office de santé de l'empire allemand est constitué et vient d'entrer en fonctions; il est chargé de surveiller la marche des épidémies et de prévenir de leur approche; il s'occupera spécialement du développement et de l'application de toutes les lois concernant la santé et l'hygiène publiques, entre autres de l'organisation des vétérinaires, de la surveillance des marchés, et de l'obligation de faire examiner les viandes vendues pour l'alimentation publique. Il a pour organe un journal hebdomadaire intitulé *Publications de l'Office de santé de l'empire allemand.*

Le premier numéro de ce journal vient de paraître. Il contient le programme que les auteurs comptent suivre, et publie une statistique des maladies observées, avec leurs causes, et de la mortalité en Allemagne et à l'étranger. Pour l'intérieur du pays, le journal publiera un rapport hebdomadaire de la mortalité dans les villes de quinze mille habitants et plus, en la comparant à la mortalité de trente-trois grandes villes étrangères, et aux causes de cette mortalité.

Il donnera enfin sous forme graphique l'exposé des conditions climatériques en Europe. Le *Berliner Klinische Wochenschrift* observe que l'office devra se charger d'abord de chercher à améliorer l'état sanitaire de la Silésie supérieure, qui donne la mortalité la plus forte en Allemagne.

SIXIÈME LETTRE

Vienne.

> I do not pretend to say, that in submitting these observations to the public I should add much to what is already known concerning the disease, or that I shall bring forward anything original respecting its treatment; yet I should hope it may be of some advantage to the student, and usefut to the practitioner to have for him in a small compass the various opinions which have been entertained respecting this complaint and the practice which is recommended by eminent men, and which has been adopted in some of the most remarkable cases. HALLIDAY.

La méthode par injections sous-cutanées est érigée en méthode générale du traitement de la syphilis, concurremment avec la méthode par frictions, dans les deux grands services de vénériens à l'hôpital général de Vienne; ce n'est pas avec une mince satisfaction que nous constatons un fait aussi considérable; il vient confirmer d'une façon éclatante tout le bien que nous pensions de ce mode de traitement. En effet, il ne s'agit plus ici, comme à Berlin, d'un inventeur qui applique lui-même sa méthode; il s'agit de trois hommes considérables dans leur spécialité, qui se sont empressés d'employer ce mode d'administration du mercure dès qu'ils en ont reconnu les avantages et l'efficacité. Certes s'il existe au monde un champ d'expérimentation vaste et approprié pour cet objet, c'est bien la ville de Vienne; les médecins spécialistes autrichiens ont beaucoup écrit et fait beaucoup d'expériences à propos du nouveau mode de traitement de cette affection; si nous disons nouveau, nous voulons dire seulement qu'il est le dernier en date. M. le professeur Neuman nous donne, dans un article tout récent[1], un résumé de la bibliographie et des opinions émises par les syphiliographes à ce sujet.

Ce résumé est lui-même assez long; il donne le résultat des expériences de *trente-sept* auteurs différents depuis 1855; il signale les circonstances dans lesquelles ces expériences ont été faites, la matière injectée, les résultats généraux. D'après le professeur et d'après cette bi-

1. *Hypodermatische Quecksilber Behandlung der syphilis*, in *Medizinische Jahrbücher*, Wien, 1877.

bliographie elle-même, c'est bien à Lewin que nous devons l'introduction dans la thérapeutique du traitement par injections hypodermiques de sublimé. Les opinions des expérimentateurs ont d'ailleurs varié dans une très large mesure, les uns adoptant la méthode avec quelques restrictions, les autres la rejetant absolument en l'accusant de produire des abcès, de la douleur, et de ne pas prévenir les récidives, la plupart cependant émettant une opinion assez favorable à son sujet. Le docteur Paikert[1] a fait plus de *cinq mille* injections sous-cutanées et n'a pas eu un seul accident; la seringue dont il se sert est plus grande que celle de Pravaz, elle contient deux grammes de la solution; le traitement a duré en moyenne *quarante-quatre* jours. Schützenberger[2] a appliqué la méthode avec de grands avantages. Œdsmanson a traité *cent vingt-trois* cas, il n'a pas eu un seul abcès. En 1871, le professeur von Sigmund a traité 200 malades par les injections sous-cutanées[3]; il a vu *deux* injections suivies d'abcès; le professeur est d'avis que le tronc et les bras doivent seuls servir aux injections; celles-ci font rapidement disparaître les syphilides papuleuses, pustuleuses et squameuses, les inflammations syphilitiques du pharynx et du larynx, les inflammations diffuses des muscles, des tendons, du périoste et du périchondre des os. De 1871 à 1876, le même professeur traita *six cent trente et une* personnes par la méthode[4]; il n'eut que *cinq* abcès en tout; les injections donnent surtout de bons résultats dans les formes simples de la deuxième période de la syphilis.

Il vante, dans son rapport, l'action du cyanure de mercure (Cullingsworth) en solution dans l'eau dans la proportion de *vingt* à *trente* centigrammes sur 40 grammes[5]; il recommande, si l'on emploie le sublimé, d'ajouter à la solution de Lewin (*trente* centigrammes sur *quarante* grammes), une certaine quantité de chlorure de sodium; le professeur a observé que l'induration qui se produit quelquefois à l'endroit où l'injection a été faite est moins étendue, plus molle, enfin que la résorption de la solution est plus rapide que sans cette addition.

Il a fait de *vingt* à *vingt-huit* injections chez chaque malade, sans jamais dépasser ce dernier chiffre. Le professeur Zeissl[6], chef du second service de vénériens à l'hôpital général de Vienne, s'est servi de la solution suivante :

Sublim. corros.................. 15 gr.
Glycer. pur.............. 2 unc. (60 gr.).
Aq. dest............ unc. semis (15 gr.).

1. *Allgem. militær. aertz. Zeitung*, 1870.
2. *Gazette médicale de Strasbourg*, 1871.
3. *Wiener med. Wochenschrift*, 1871.
4. *Jahresbericht des Allgem. Krankenhauses*, 1875.
5. *Wiener med. Wochenschrift*, 1876, n° 37.
6. *Grundriss der Syphilis*, Stuttgart, 1876.

Le professeur eut *un* abcès avec cette solution, mais il observa comme inconvénient fréquent de la douleur au point injecté; les avantages de la méthode sont, d'après lui, la propreté et un dosage exact de la quantité de mercure absorbée. (On voit que le professeur ne compare les injections qu'à la méthode des frictions; *il n'emploie pas le mercure à l'intérieur.*) — Cullingsworth[1] s'est d'abord servi d'une solution chloro-albumineuse déjà recommandée par Staub, de Paris, et contenant du sublimé, du chlorure ammonique, du chlorure de sodium et de l'albumine fraîche; cette solution n'a jamais provoqué d'abcès, mais l'injection en est douloureuse, et elle offre le grand inconvénient de se corrompre rapidement. — Le même auteur s'est servi ensuite de cyanure de mercure (Hg Cy.) dans la proportion de :

Hydrargyr. bicyanat...........	12 grana.
Glycerin......................	3 drachm.
Aq. dest......................	uncias quatuor.

10 gouttes par injection.

Le seul désavantage de la méthode, c'est la douleur locale qui se montre en moyenne huit fois sur dix avec les solutions dont nous avons parlé jusqu'ici. Le professeur Neuman fait remarquer que l'impression douloureuse et sa durée varient non seulement avec chaque malade, mais encore avec la manière dont l'injection est faite, avec le tissu dans lequel on a injecté, *avec le degré de propreté de l'aiguille de la seringue;* ce dernier point doit attirer l'attention : au bout de quelques injections, une certaine quantité de sel mercurique se dépose dans le canal de l'aiguille, le salit, finit par l'attaquer, même quand l'aiguille est en or; le professeur conseille non seulement d'injecter de l'eau pure dans l'aiguille pour la nettoyer, chaque fois qu'on s'en est servi, mais encore d'y insuffler de l'air à l'aide d'un petit ballon en caoutchouc, afin de la sécher complètement; il faut alors y introduire un peu d'huile, puis le fil de platine, en ayant soin de faire pénétrer le fil par l'extrémité postérieure de la canule, et non par sa pointe, car une piqûre au doigt constituerait ici un danger d'infection; le professeur fait remarquer que ce sont là de petits détails, mais qu'il est bon de ne pas les négliger.

M. Neuman rapporte l'observation de 40 syphilitiques traités par lui à l'aide des injections sous-cutanées des solutions déjà notées, et comparativement à l'aide des nouvelles solutions de *peptonate de mercure* et d'*albuminate de mercure* (Bamberger). Les résultats généraux de ses observations sont les suivants : la douleur a toujours été plus ou moins forte, d'une durée plus ou moins longue, quoiqu'il eût pris soin d'observer avec une grande attention les précautions qu'il recommande; il a

1. *On the subcutan. injections of mercury. The Lancet*, 1874.

noté qu'au point injecté se montre ordinairement une infiltration dont la résorption se fait très rapidement ou dure deux à trois semaines; le point injecté est souvent douloureux à la pression, de sorte qu'il arrive que le malade se couche difficilement du côté où on a opéré. Mais il est indéniable que les solutions nouvellement préconisées causent une douleur infiniment moindre et produisent une induration beaucoup moins étendue et plus rapidement résorbée qu'avec les solutions préconisées jusqu'ici, notamment qu'avec la solution de Lewin. Le professeur fait observer qu'aucune injection sous-cutanée n'est absolument sans douleur; la piqûre de la peau, la séparation traumatique des éléments du tissu cellulaire sous-cutané doivent infailliblement en causer; il y a de plus, enfin, la qualité du liquide injecté. « Pourquoi un sel de mercure en solution dans l'albumine ou de la peptone donne-t-il moins de douleur que la solution simple de ce sel? C'est ce qu'il serait difficile de dire; cependant, le sel devant entrer en combinaison avec une matière albuminoïde pour pouvoir être absorbé, on peut présumer que l'absorption en est plus facile et moins douloureuse quand cette combinaison a déjà été faite, que lorsqu'elle doit s'opérer chez le malade lui-même. » Il est certain que la nature de la substance injectée influe beaucoup sur le degré de douleur causé par l'injection; c'est ainsi que M. Germain Sée, de Paris, ayant dernièrement essayé des injections de lactate de quinine chez deux malades atteints de fièvre intermittente, observa *deux profondes escarres;* c'est ainsi encore que le professeur Gubler nous disait, dans ses leçons de thérapeutique à la faculté de Paris, avoir longtemps essayé des injections sous-cutanées de nitrate d'aconitine; mais cette substance, qui n'est nullement caustique, cause des douleurs si violentes que les malades préfèrent de beaucoup supporter les douleurs rhumatismales dont ils souffrent, plutôt que de se soumettre aux douleurs que ces injections occasionnent; et, chose remarquable, ces douleurs sont indépendantes de toute inflammation; il est sans exemple qu'une injection de nitrate d'aconitine ait causé la moindre irritation à la peau, encore moins une infiltration ou un abcès; la douleur peut donc être aussi indépendante des inflammations locales.

Pour en revenir au mercure, les deux solutions nouvellement préconisées à Vienne sont donc l'albuminate et le peptonate de mercure. L'albuminate est d'une préparation difficile, et il ne se conserve pas longtemps sans se troubler; or il est essentiel d'injecter une solution parfaitement claire[1]. Le professeur Bamberger a fait tout récemment des essais avec les peptones que l'on prépare en grande quantité en Angleterre pour l'alimentation des convalescents, et il a pleinement réussi[2]. Les deux

1. Voy. pour la préparation de l'albuminate de mercure : Bamberger, *Wiener med. Wochenschrift*, 1876, n° 11. — Hamburger, même journal, n° 14.
2. Bamberger. *Ueber Pepton quecksilber*, in *Wiener med. Wochenschrift*, octobre 1876.

inconvénients auxquels on se heurtait avec l'albumine ont disparu avec les peptones; celles-ci sont très solubles dans l'eau, très faciles à filtrer, la solution n'a aucune tendance à se troubler, et elle n'est précipitée ni par la chaleur, ni par les alcalis, ni par les acides.

La peptone de viande dont s'est servi le professeur est préparé à Londres (Stephen Darby, Leadenhallstreet, 140). La préparation du peptonate est très facile : on fait une solution de sublimé dans l'eau à 5 p. 100, et une solution de chlorure de sodium à 20 p. 100; on dissout 1 gramme de peptone de viande dans 50 centim. cubes d'eau distillée, et on filtre; on ajoute à cette liqueur filtrée 20 centim. cubes de la solution de sublimé à 5. p. 100, et on dissout le précipité qui se forme avec la quantité nécessaire (environ 15 et 16 centim. cubes) de la solution de chlorure de sodium. On verse alors la liqueur dans un verre cylindrique gradué, et on ajoute de l'eau distillée jusqu'à atteindre 100 centim. cubes. Préparée de cette façon, la liqueur est à 1 pour 100, autrement dit, chaque centimètre cube contient 1 centigramme de mercure en combinaison avec la peptone. On couvre la vase, on laisse la liqueur reposer pendant quelques jours; il s'en sépare une petite quantité de précipité floconneux blanchâtre (peut-être de l'albumine contenue encore dans la peptone), on filtre, et la liqueur est préparée. Cette solution se conserve parfaitement claire trois mois au moins; c'est de cette solution que nous avons vu se servir à l'hôpital de Vienne; il est certain que l'on rencontre ici encore (de même que cela arrive pour les injections sous-cutanées de morphine) des malades dont l'appréhension et la susceptibilité sont telles qu'elles obligent à renoncer à la médication; toutefois ces cas sont très rares, l'immense majorité des patients supportent les injections sans la moindre peine. Les expériences faites par les professeurs Bamberger, Zeissl et Neuman sont d'accord dans leurs résultats[1]; le peptonate de mercure cause une réaction beaucoup moindre qu'aucun autre agent; cette réaction consiste uniquement en une douleur modérée au point injecté, si bien que cette douleur peut être envisagée exclusivement comme causée par la séparation traumatique du tissu cellulaire sous-cutané; aussi Bamberger recommande-t-il d'injecter *lentement*, et de diviser la liqueur injectée par une pression modérée sur la peau et par des frictions. Il est à remarquer, ajoute le professeur dans un autre article[2], que l'action des médicaments en général est beaucoup plus active quand ils sont absorbés par voie sous-cutanée que par voie gastrique; il en est ainsi, par exemple, de la morphine : 12 milligrammes de cet alcaloïde pris à l'intérieur ne produisent aucun symptôme; la même quantité injectée sous la peau détermine, au bout de quelques minutes, des effets

1. Voy. Bamberger, *loc. cit.*
2. Voy. Bamberger, in *Wiener med. Wochenschrift*, 1876, n° 11.

très marqués. M. Bamberger déclare que la méthode sous-cutanée est, sans contredit, le meilleur mode d'administration des médicaments, et que tous les efforts doivent être dirigés de ce côté; le professeur termine en exprimant l'espoir que la méthode trouvera bientôt une application générale; il exprime aussi la persuasion qu'elle répondra à tout ce qu'on est en droit d'attendre d'elle, en prenant pour l'appliquer les précautions connues.

Voici, d'autre part, l'opinion professée par M. Neuman[1] : La méthode convient pour la clinique hospitalière, dans les cas récents de syphilis; pour la pratique privée, dans les cas où l'on aurait employé les frictions; *elle offre, particulièrement pour la pratique privée, beaucoup moins d'inconvénients, pour le malade et pour son entourage, qu'aucun autre mode de traitement;* elle a une action plus prompte que le mercure à l'intérieur; les formes tardives de la syphilis demandent un plus grand nombre d'injections et disparaissent, au contraire, plus rapidement par la méthode des frictions; ce n'est pas d'ailleurs l'âge des individus qui doit régler le nombre des injections (Liégeois), mais la forme de la maladie. Le nombre des injections nécessaire pour faire disparaître les symptômes syphilitiques varie entre 20 et 40. Ce qui disparaît le plus rapidement, ce sont les exanthèmes maculeux, papuleux et squameux; les syphilides pustuleuses et les engorgements ganglionnaires disparaissent plus lentement. Le psoriasis palmaire et plantaire cède rapidement aux injections; les lésions des muqueuses exigent un nombre d'injections plus élevé que les lésions cutanées; les gommes résistent longtemps; Lewin a eu dans les cas d'iritis de très beaux succès.

En résumé, les principaux avantages de la méthode sont : le dosage précis de la quantité de mercure administrée, les petites quantités de l'agent spécifique qui suffisent pour faire disparaître les symptômes de la maladie (de 15 à 25 centigrammes de mercure), l'état indemne des organes digestifs, enfin la rapidité d'élimination d'une aussi petite quantité de mercure; ce dernier fait pourra même amener les antimercurialistes à appliquer la méthode; en effet, on ne peut prétendre sérieusement que d'aussi petites quantités de mercure puissent exercer sur la constitution générale de l'individu une influence bien fâcheuse. La propreté avec laquelle le médicament s'administre, la rareté relative de la stomatite, et la rapidité ordinaire de la guérison sont encore à noter; si donc la méthode par injections sous-cutanées ne peut être substituée d'une manière absolue aux autres modes de traitement de la syphilis, le professeur pense néanmoins qu'elle est appelée à les remplacer dans l'immense majorité des cas. Les adversaires de la méthode ont observé l'apparition de la fièvre, l'élévation de la température jusqu'à 40°, de

1. Voy. Neuman, *loc. cit.*

l'insomnie, des diarrhées profuses, la production d'abcès et d'escarres, et nombre d'autres accidents dont ils ont fait des tableaux plus ou moins effrayants (Schreckbilder); ces accidents sont très faciles à éviter quand on prend les précautions fort simples citées plus haut; à cette condition ils ne se produisent jamais [1].

Voici enfin les résultats de la pratique longtemps continuée de la méthode; ces résultats sont ceux du professeur Lewin :

M. Lewin a observé 30 p. 100 de récidives, et ces récidives étaient graves que par les autres méthodes où elles atteignent 50 p. 100; il est moins remarquable que la récidive est plus fréquente en général chez les individus qui ont salivé. Le professeur a traité tous les ans de 1 200 à 1 300 syphilitiques, depuis onze ans; 25 injections en moyenne ont suffi à faire disparaître les symptômes de la diathèse; sur 14 000 malades traités par 300 000 injections, le professeur a observé 20 abcès, c'est-à-dire *un* abcès sur *quinze mille* injections. Mais voici le résultat principal : Le nombre des prostituées syphilitiques à Berlin a diminué *de moitié* depuis l'application de la méthode; leur nombre pendant les années 1855 à 1862 était de 150 à 200, pendant les années 1863 à 1865, de 200 à 240; pendant l'année 1876 il a été de 110 seulement; or ce dernier chiffre devrait s'élever à 320 s'il avait suivi la proportion relative du nombre des prostituées vivant dans la capitale prussienne.

Ce fait a des conséquences économiques : ayant de 200 à 230 malades de moins à traiter et à entretenir, la ville de Berlin épargne de ce chef seul *cinquante mille marks* par an, c'est-à-dire en onze ans *un million et demi de marks*. Et cela non seulement parce que le nombre des malades a diminué de moitié, mais aussi parce que le traitement dure beaucoup moins longtemps. Le professeur n'observe plus aucun cas de prostituée atteinte de formes graves de syphilis viscérale.

Le professeur Sigmund, de son côté, nous a donné, dans ses intéressantes leçons sur la syphilis, les conseils pratiques suivants :

1. La méthode par injections sous-cutanées ne convient ni aux jeunes enfants ni aux vieillards; le professeur déconseille aussi de l'employer chez les femmes enceintes et chez les individus qui sont rapidement atteints de ptyalisme, ou qui ont les gencives malades; il va de soi qu'on ne l'appliquera pas chez les sujets prédisposés aux inflammations et aux gangrènes de la peau (diabétiques, etc.); on ne l'emploiera pas non plus chez les épileptiques.

2. La méthode est applicable de 18 à 50 ans en général; elle est particulièrement recommandable chez la femme.

3. Les lieux d'élection pour pratiquer les injections sont les bras, les

1. C'est aussi l'opinion du professeur von Sigmund. Voy. *Ueber nuere Behandlungs weisen der Syphilis*, in *Wiener klinik*, 1876.

épaules, surtout les faces latérales ou postérieure du tronc, en un mot les parties auxquelles le patient communique le moins habituellement de mouvements ; il faudra éviter aussi les endroits du côté desquels il se couche d'ordinaire pour dormir.

4. La seringue employée sera tenue dans un état de propreté extrême ; on ne s'en servira pas pour un autre usage, ni chez des individus non syphilitiques.

5. La quantité de liquide injecté ne dépassera pas un gramme, la quantité de sublimé ne dépassera pas un centigramme par jour.

6. Pour pratiquer l'injection, on fera à la peau, avec la main gauche, un large pli qu'on maintiendra pendant que la canule sera enfoncée à la base du triangle formé par le pli ; celui-ci sera alors abandonné, la canule sera poussée un centimètre plus profond (parallèlement à la peau), et la seringue vidée très lentement ; on retirera l'instrument, et la petite tumeur formée sous la peau sera comprimée comme il a été dit plus haut.

7. Le traitement général ne fera pas oublier le traitement local des ulcères ou plaques de la peau ou des muqueuses, particulièrement les *lésions du larynx*.

8. Le nombre des injections ne dépassera pas vingt-huit en général ; on les pratiquera ordinairement tous les jours, mais une interruption de quelques jours dans le traitement n'offre aucun inconvénient.

9. Le malade évitera les grandes courses, les grands mouvements, le froid surtout ; on l'engagera à observer un repos relatif, et on veillera à ce qu'il entretienne ses dents et sa bouche dans le plus grand état de propreté.

M. Sigmund conseille de dire au malade : Nous allons employer une méthode qui offre sur toutes les autres de très grands avantages, tant scientifiques que *sociaux ;* toutefois il est possible que certaines circonstances (les douleurs, la salivation) se produisent qui nous empêchent de la continuer; nous pouvons donc être amenés à en employer une autre qui sera alors la méthode par frictions.

M. Sigmund recommande surtout d'éviter avec le plus grand soin de porter atteinte aux fonctions digestives, dont dépend en grande partie la force de résistance du malade à l'infection; aussi ne prescrit-il jamais le mercure à l'intérieur.

N'oublions pas de noter un point important : M. le professeur Zeissl aime beaucoup les iodiques dans le traitement de la syphilis, et cela à la période initiale. Lorsqu'un malade se présente atteint d'un chancre, qu'il soit induré ou non, on traite l'ulcération par des applications de solution de sulfate de cuivre, et on attend; si alors des phénomènes d'intoxication générale se présentent, on commence par l'administration des iodiques qui sont continués *très longtemps ;* afin d'épargner aux hôpitaux la dépense assez considérable que leur occasionnerait un emploi aussi abondant d'iodure de potassium, le professeur se sert de teinture d'iode qu'il formule ainsi :

Iod. tinct............	1 gramme
Aq. font.............	100 grammes

à prendre de deux à trois cuillerées par jour. Toutes les syphilis au début sont traitées de cette façon, et le mercure n'est mis en œuvre que lorsque l'administration de l'iode n'a été suivie d'aucun effet, ou dans les cas de récidive ; en un mot c'est la pratique ordinairement suivie dans les pays de langue française, mais renversée. Si l'on est obligé d'avoir recours au mercure, il est administré en frictions ou en injections sous-cutanées ; nous avons déjà noté que le professeur ayant reconnu les graves inconvénients qu'offre le mercure administré par la voie gastrique, ne l'emploie jamais de cette façon.

Nous avons vu appliquer sur les ulcères phagédéniques, sur les plaques muqueuses ulcérées, sur les plaies diphthéritiques où les suppurations ganglionnaires, une préparation spéciale qui donne de bons résultats; c'est ce qu'on appelle ici le *Gyps-Theer*, c'est-à-dire un mélange de plâtre et de goudron dans la proportion de 1 partie de goudron sur 8 parties de plâtre environ, selon la formule suivante :

R. Bitum. fagi
ou Ol. Cadin.
ou Ol. Rusc................ 16 à 32 grammes.
Calcis sulphur. subt. pulv... 200 grammes.
M. exactissime.

Ce mélange se fait très facilement en malaxant avec les mains les deux substances de manière à obtenir une poudre brune offrant une forte odeur balsamique ; elle s'applique telle quelle sur les ulcérations syphilitiques quelconques de la peau ; on la renouvelle de trois à six fois par jour ; les onguents balsamiques, les teintures, etc., n'ont pas une action aussi égale ni aussi prononcée [1] ; l'emploi du gyps-theer est général dans les hôpitaux de Vienne.

Vous le voyez, cette première partie de ma lettre ne se compose guère que de citations ; j'ai voulu résumer les opinions professées par les praticiens viennois à l'égard de la méthode sous-cutanée, et montrer avec quelle faveur cette méthode a été reçue, avec quelle conscience elle a été expérimentée, et avec quels succès elle est pratiquée dans la capitale autrichienne.

II. — M. le professeur Schnitzler insiste beaucoup, dans ses leçons de

1. Voy. Sigmund, *Recept-formulare aus der Wiener Universitäts-Klinik fur Syphilitische.* Wien, 1876.

Laryngoscopie, sur la façon dont il faut examiner un malade pour que cet examen soit bien fait et qu'il cause au malade lui-même le moins de gêne possible. Les instruments dont nous nous sommes servi chez M. Schnitzler se composent exclusivement d'un miroir concave fixé au front par une bande, et des petits miroirs à tiges ordinaires, de forme *ronde*, destinés à refléter l'image du larynx. Le professeur estime qu'un laryngoscope ainsi composé est au moins aussi bon qu'aucun de ceux qu'on a préconisés jusqu'ici ; on sait que c'est Czermak qui a le premier appliqué au laryngoscope le réflecteur concave de Ruete, employé bien longtemps auparavant en ophtalmoscopie. Nous avons vu, à Strasbourg, le professeur Bœckel se servir du pharyngoscope de Moura-Bourouillon qui se place au devant d'une lampe quelconque; le réflecteur, fixé à la table et se mouvant par des mécanismes ingénieux (Türck, de Vienne), l'appareil de Tobold, de Berlin, la boule de verre remplie d'eau et destinée à renforcer l'intensité de la lumière (*Schuster-Kugel*), l'appareil à éclairage de Drummond, que nous avons pu voir chez le professeur Weber à Halle (et depuis chez M. Fauvel à Paris), toutes ces complications ont leur bon côté ; mais ce sont des complications. Le laryngoscope ordinaire permet de faire l'examen, le diagnostic et les diverses opérations avec beaucoup plus de facilité et avec une aussi grande certitude ; il a le mérite d'être simple, il a enfin celui du bon marché ; pour examiner un malade chez lui, il n'est pas nécessaire de faire porter un gros paquet ou de prendre une voiture; si le malade doit être examiné dans son lit, l'emploi d'un appareil autre que le laryngoscope simple est chose impossible ; ce sont là des détails fort minutieux, si l'on veut, mais qu'il est fort utile de prendre en considération dans la vie pratique ; et nous remercions, pour notre part, le professeur de nous les avoir fait peser.

Pour examiner un malade, on l'assied devant soi, à côté d'une table qu'il est préférable de placer à la droite du sujet; la lampe (à gaz ou à huile quelconque) est placée à côté et un peu en arrière de sa tête, la flamme élevée environ à la hauteur des yeux ; l'observateur fixe alors le miroir réflecteur à son front, et il le place tout d'abord de façon à éclairer la bouche du patient; puis, tout en passant le miroir laryngien au-dessus de la flamme de la lampe, il dit au sujet d'ouvrir la bouche au large et de respirer profondément. Au lieu de chauffer le miroir à la flamme, on peut aussi le plonger dans l'eau tiède; mais il s'échauffe ainsi moins vite et il faut l'essuyer; Sismondès a proposé récemment, pour empêcher le laryngoscope de se tenir, de le recouvrir d'une couche de glycérine ; et en effet, la buée ne se produit pas, à condition que la glycérine soit très pure; mais il suffit d'un faux mouvement du patient pour qu'une partie quelconque de la muqueuse linguale ou pharyngienne vienne s'appliquer contre le miroir, et toute l'opération est à recommencer; le premier moyen est donc le plus rapide et le plus pratique. La langue peut être attirée au dehors par la main du malade lui-même; cependant il est préférable, surtout les premières fois, de la maintenir soi-même ; Türck avait inventé un pince-langue qui est douloureux et qui est rejeté depuis longtemps; on saisit la langue avec la main gauche couverte d'un linge, et il est utile de placer le dos de l'index contre les incisives afin d'éviter la compression de la langue contre ces dents. Dans cet état, il faut tout d'abord examiner les amygdales et la paroi postérieure du pharynx; préoccupé de l'idée d'examiner le larynx, l'observateur oublie facilement de regarder les parties qui constituent l'arrière-bouche; souvent un malade qui se plaint de la gorge n'a de lésion que de ce côté, et il arrive qu'en examinant exclusivement le larynx et en le trouvant sain, on ne sait comment expliquer les symptômes dont le malade se plaint.

Il s'agit maintenant d'introduire le miroir laryngien préalablement chauffé : on prie le malade de renverser légèrement la tête en arrière et de prononcer la voyelle *é* ; le premier acte facilite beaucoup l'examen, le second a pour but de détourner l'attention du malade et de provoquer en même temps une contraction des muscles du voile du palais, qui a pour effet d'élever la luette vers le haut. Le professeur conseille d'introduire le miroir horizontalement, le dos regardant directement en haut, jusque *sous* la luette; arrivé là seulement, on lui donne une position oblique, non pas en abaissant sa pointe, mais, au contraire, en élevant le manche que l'on tient en main; ce point est très important, et nous avons pu juger que c'est là que réside, en général, presque toute la difficulté de l'examen laryngoscopique. En effet, si pour donner au miroir l'inclinaison nécessaire, on abaisse sa pointe, on enfonce nécessairement trop avant l'instrument dans la gorge, on provoque immédiatement un spasme des muscles du pharynx et des piliers du voile du palais, et l'examen est à recommencer. Si, au contraire, prenant pour point fixe la pointe du miroir, on élève le manche, l'instrument tout entier se trouve élevé du même coup au lieu d'être abaissé, l'inclinaison du miroir est obtenue et le spasme musculaire réflexe est évité.

On sait combien les femmes, et les femmes du monde surtout, sont plus difficiles à examiner que les hommes en général; cela tient tout d'abord à l'étroitesse relative de leur pharynx; mais cela dépend aussi d'une sensibilité plus grande, sensibilité encore accrue par un certain degré d'hystérie chez beaucoup d'entre elles ; il y a des femmes qui, venant consulter leur médecin, lui déclarent tout d'abord que leur bouche est trop petite, et qu'il est tout à fait impossible d'y faire pénétrer un instrument aussi *gros* qu'un miroir laryngien; le professeur Schnitzler profite alors, pour pratiquer l'examen, de ce qu'il appelle le *moment psychologique;* le miroir étant introduit dans la bouche, et après quelques efforts inutiles pour le faire pénétrer plus avant, le professeur déclare tout haut qu'il voit tout parfaitement; aussitôt la malade, croyant qu'elle va être débarrassée du miroir, respire d'une manière naturelle et cesse momentanément de contracter les muscles de son arrière-bouche; c'est là le moment que le professeur saisit pour introduire le miroir sous la luette et pour tout inspecter rapidement; la malade n'est pas encore revenue de sa surprise que l'examen est terminé. Ceci ressemble un peu, si vous voulez, à la fable du corbeau, et ce sont là des détails que, comme nous le disait le professeur, on ne trouve guère imprimés dans les livres; quoi qu'il en soit, nous avons vu plus d'une fois cette façon de procéder réussir parfaitement dans des cas où tous les autres moyens avaient échoué.

Ces autres moyens de permettre l'examen au laryngoscope chez les personnes à muqueuse de la bouche très sensible sont, comme on sait, des gargarismes, ou mieux des pulvérisations de liquides très divers dans l'arrière-gorge du sujet; on peut employer dans ce but, d'abord l'eau pure, puis une solution de bromure de potassium ou de chlorate de potasse, ou de bicarbonate de soude; Mandl a recommandé les badigeonnages iodés de l'arrière-gorge. M. Schnitzler n'a pas, dans l'emploi de ces procédés, une confiance bien grande; il est d'avis que la meilleure façon d'émousser la sensibilité du pharynx est de pratiquer les essais d'introduction du miroir le plus souvent possible, mais dans des séances très courtes, par exemple deux à trois essais par séance; la muqueuse s'habitue peu à peu à se laisser toucher, et le malade lui-même y met tous ses efforts, un peu par fatigue, un peu par raison.

De fait, nous n'avons jamais employé ni vu employer ces moyens à la clinique de M. Schnitzler[1]; très ordinairement l'examen peut être pratiqué dès la première séance, non sans une certaine difficulté d'ailleurs; si on n'a rien pu voir le premier jour, on y parvient toujours à la seconde séance, et l'excitabilité de la muqueuse finit bientôt par disparaître complètement et spontanément. Les personnes tout à fait réfractaires à l'examen au laryngoscope sont extrêmement rares.

Mais l'examen laryngoscopique peut être quelquefois rendu très difficile par d'autres causes que par la sensibilité du malade; la position ou la configuration vicieuse *de l'épiglotte* est l'origine de difficultés réelles; on trouve cet organe plissé et recoquillé sur lui-même; ou bien il reste abattu sur l'ouverture du larynx, même pendant la phonation des sons aigus, et les cordes vocales restent absolument invisibles. Comme pour toutes les choses difficiles, on a proposé beaucoup de moyens[2]: inclinaison forte de la tête en arrière, position très basse ou très haute du sujet par rapport à celui qui l'examine; Türck a proposé des pressions extérieures sur le larynx[3]; cet auteur donne le dessin d'un larynx à

1. Il en a été de même chez M. Fauvel.
2. Voyez docteur Jeannel, *Arsenal de diagnostic médical.*
3. Voyez Türck, *Praktische Anleitung zur Laryngoscopie*, p. 27. Wien, Braumüller.

épiglotte extrêmement froncée dont il a pu voir les cordes vocales en pressant sur la pomme d'Adam alternativement à droite et à gauche. Mandl préconise des inspirations courtes et brèves, la simulation de la toux, du rire, etc. ; enfin on peut essayer de redresser l'épiglotte à l'aide de pinces (Bruns), d'un crochet (Czermak), d'une sonde appropriée (Voltolini) ; le professeur Schnitzler a vu Türck se servir d'une aiguille armée d'un fil ; on traverse l'épiglotte avec le fil que l'on tire au dehors de manière à maintenir l'épiglotte renversée ; ceci est plus vite dit que fait, et quand, au prix de beaucoup de peine pour le médecin et de douleurs assez aiguës pour le patient, on est parvenu à enfiler ainsi l'épiglotte, il arrive, comme le professeur l'a vu, qu'on déchire l'organe lui-même ; ce dernier moyen n'est donc pas à recommander ; on peut employer successivement les autres sans nuire au patient, mais aussi sans être bien sûr de réussir. Il s'est présenté à l'*Allgemeine Poliklinik* quelques cas de ce genre ; nous sommes toujours parvenu, à l'aide de l'une de ces façons de procéder, à les examiner à peu près convenablement.

Une fois qu'on a devant soi l'image du larynx, il faut examiner méthodiquement toutes les parties qui le composent ; d'abord l'épiglotte sur ses deux faces, la coloration générale de toute la muqueuse du larynx et particulièrement celle qui recouvre les cartilages aryténoïdes et l'espace qui les sépare, les replis aryténo-épiglottiques, enfin les fausses cordes et les vraies cordes vocales ; pour voir jusque dans la trachée elle-même, il est utile de faire asseoir le sujet sur un siège un peu élevé, et il faut lui recommander de respirer largement.

Une grande habitude donne seule à cet examen la rapidité désirable. Trois modèles de laryngoscope sont nécessaires : à 13, à 18 et à 22 millimètres de diamètre ; en outre le professeur a l'habitude d'en conserver un quatrième qui sert exclusivement à examiner les laryngites syphilitiques. L'angle du miroir avec le manche doit être de 120° à 125° [1].

En résumé, après avoir placé le malade comme nous l'avons dit, on lui dit d'ouvrir largement le bouche, de respirer profondément et d'incliner la tête un peu en arrière ; on saisit la langue de la main gauche, et au moment où on introduit le miroir chauffé, on dit au malade de prononcer le son *é ;* on introduit le miroir horizontalement jusque sous la luette, on lui donne ensuite l'inclinaison voulue, et on fait alternativement inspirer profondément et prononcer les voyelles *a*, *é*, *i*.

Passons aux *instruments destinés à porter les médicaments dans le larynx* ; on sait que depuis les recherches de Czermak, le traitement des affections du larynx est devenu entièrement local, qu'on traite cet organe absolument comme un organe externe, et que, comme le dit Tobold,

1. Les miroirs de Mathieu, dont se sert M. Fauvel, sont quadrangulaires, et leur angle n'est que de 110°.

les affections laryngées sont de fait passées du domaine de la pathologie interne dans celui de la chirurgie proprement dite [1]. C'est en effet Czermak qui, après avoir appliqué le miroir concave à l'éclairage du larynx, pratiqua le premier, en 1859, la cautérisation du larynx, *en tenant un miroir laryngien de la main gauche et l'instrument cautérisateur de la main droite* (Tobold); c'est là toute la manœuvre qu'exige la thérapeutique des affections du larynx, telle qu'elle est constituée de nos jours; elle est fort simple sans doute, mais il fallait la trouver, et c'est l'histoire si souvent renouvelée de l'œuf de Colomb; aussi le praticien dont nous parlons occupe-t-il une des premières places parmi les créateurs de la laryngoscopie. Lorsqu'un malade vient se plaindre à nous de symptômes pénibles du côté du larynx, nous ne nous agitons plus dans les ténèbres pour découvrir le mal dont il souffre, nous ne nous contentons plus des symptômes subjectifs que le malade peut nous donner, et ne lui donnons plus un calmant quelconque pour le soulager. Nous allons droit à l'organe lui-même, nous mettons directement la lésion sous nos yeux et nous appliquons à l'organe même les médicaments *topiques* que nous jugeons à propos, ou le couteau quand il est nécessaire [2]. Or, tous ces avantages, c'est en grand partie à Czermak que nous les devons.

Ces topiques, on peut les appliquer sous forme de poudres, sous forme de solutions; enfin on peut les introduire momentanément sous forme solide, comme le crayon de nitrate d'argent par exemple.

L'instrument dont nous nous sommes servi chez M. Schnitzler pour insuffler des médicaments en poudre dans le larynx, consiste en un tube de caoutchouc durci, courbé à une extrémité, muni à l'autre extrémité d'un petit ballon en caoutchouc mou, et présentant vers son milieu une échancrure par laquelle on introduit le médicament pulvérisé; l'échancrure est recouverte par un anneau coulant. Le laryngoscope mis en place de la main gauche, on introduit le tube saisi entre deux doigts de la main droite, le pouce sur le ballon; et lorsque l'extrémité antérieure de l'instrument a pénétré dans la cavité du larynx, on presse sur le ballon et l'air chassé fait sortir le médicament pulvérisé et le dépose sur la muqueuse laryngienne. Cette addition d'un petit ballon de caoutchouc est une modification de M. Schnitzler; elle est aujourd'hui généralement adoptée; on se servait autrefois d'un tube mou, au travers duquel le médecin insufflait directement avec sa bouche; on s'est même servi d'une poire que l'on comprimait avec le pied (!). Le professeur recommande d'insuffler au moment où le malade expire doucement, et non pendant l'inspiration, qui fait pénétrer le médicament beaucoup plus loin qu'on

1. Voy. Tobold, *Laryngoscopie und Kehlkopfkrankheiten.* Dritte Aùflage, Berlin, 1874.
2. Tobold, *loc. cit.*

ne le veut, ce qui occasionne en même temps au malade une sensation d'étouffement et de brûlure dans la trachée; il recommande surtout cette précaution chez les sujets susceptibles d'hémoptysie, car si le malade se mettait à cracher du sang après une opération de ce genre, il mettrait immédiatement cet accident sur le compte du médecin.

Pour faire pénétrer les *solutions* médicamenteuses jusque dans le larynx, on se sert de plusieurs instruments; il y a d'abord les inhalations de solutions pulvérisées; dans ce but on se sert chez M. Schnitzler de pulvérisateurs mus par la flamme d'une lampe à gaz, en un mot d'un appareil à vapeur; le malade s'assied devant l'instrument, la bouche grande ouverte, et reçoit le jet de poussière liquide, tout en faisant des inspirations profondes. Ou bien on emploie un petit pulvérisateur à main pourvu d'un récipient cylindrique en verre et mû par une poire en caoutchouc.

Cette méthode a d'abord été appliquée en France, d'où Tobold l'a le premier importée à Berlin. Ce praticien n'aime pas les inhalations, il prétend qu'elles n'ont pas répondu à ce qu'on attendait d'elles. Les inhalations ont excité un grand enthousiasme, il y a quelques années; cet enthousiasme est tombé parce qu'on leur a demandé plus qu'elles ne pouvaient donner; c'est ainsi qu'on a cru qu'elles pourraient, dans tous les cas, remplacer les instruments dont nous parlerons tout à l'heure, et à l'aide desquels on porte la solution médicamenteuse directement et exclusivement dans le larynx; on espérait, grâce aux pulvérisations, supprimer du même coup l'emploi du laryngoscope dans l'application des médicaments, et éviter ainsi au malade les inconvénients qui en résultent pour lui. Il est certain que la quantité de liquide médicamenteux qui pénètre dans le larynx à l'aide du pulvérisateur est très minime, qu'il s'en répand beaucoup plus dans la bouche et le pharynx, et que les inhalations ne peuvent remplacer le toucher direct; il ne s'ensuit pas que les inhalations n'aient pas leur place bien marquée dans l'arsenal médical; elles donnent spécialement d'excellents résultats dans les cas de pharyngite sèche et de laryngite aiguë simple, où elles font très rapidement disparaître le sentiment très pénible de gêne, de chatouillement et d'irritation qui accompagne ces affections. Elles sont très efficaces comme moyen thérapeutique dans les angines syphilitiques et dans d'autres cas encore, comme nous le verrons plus loin.

L'instrument dont on se sert pour appliquer une solution médicamenteuse directement dans le larynx se compose, comme on sait, d'un petit pinceau ou d'une éponge placés à l'extrémité d'une tige offrant la courbure de tous les instruments laryngoscopiques. M. Schnitzler préfère le pinceau, Tobold préfère l'éponge; cette question a peu d'importance, car ces deux instruments se valent; Tobold reproche au pinceau de laisser tomber facilement une grande partie du liquide médicamenteux avant d'avoir pénétré jusque dans le larynx; un poil pourrait aussi s'en séparer et causer au malade une gêne au moins momentanée; M. Schnitzler considère la facilité avec laquelle le liquide se sépare du pinceau comme un avantage marqué, car il suffit de toucher légèrement la partie du larynx que l'on veut atteindre pour que le liquide s'écoule aussitôt; tandis que, si remplie que soit l'éponge, il faut toujours, pour que le liquide s'en sépare, presser dessus et frotter ainsi avec plus ou moins de force l'ulcération ou la muqueuse enflammée que l'on veut toucher, ce qui est une cause de douleur pour le malade et d'aggravation pour le mal.

Tobold donne à propos de ces deux instruments quelques utiles conseils; il est avantageux qu'ils aient un manche en bois blanc ou au moins clair, afin de pouvoir y écrire le nom du malade auquel ils servent; car il est prudent de se servir du même instrument chez le même patient pour éviter les faits de contagion; on doit faire tremper l'instrument dans un verre d'eau aussitôt qu'on s'en est servi, et en le nettoyant des mucosités qui le couvrent, il est bon de s'assurer de temps à autre qu'il tient fermement à sa tige, car celle-ci se corrode et se casse facilement, ce qui aurait les inconvénients que l'on imagine bien. L'auteur dont nous parlons décrit avec beaucoup de soin la manière dont une éponge imbibée d'un liquide caustique doit être introduite dans le larynx; il conseille d'étendre sur ses propres genoux et sur ceux du patient une toile cirée, car une goutte de nitrate d'argent peut tomber et causer une tache indélébile; la langue étant fortement tirée en avant par le malade, et le miroir introduit dans la bouche, on contourne l'épiglotte avec l'éponge pendant un mouvement d'inspiration, et au moment où le malade articule la lettre *a* ou *é*, *on relève le manche de l'instrument*, on fait plonger l'éponge, et on la presse contre le bourrelet formé par l'épiglotte; la contraction subite et réflexe de tous les muscles du larynx aide encore à exprimer le liquide contenu dans l'éponge, et l'accès de suffocation qui saisit ordinairement le malade donne la preuve que le vestibule de la glotte et les cordes vocales ont été touchées. Tobold insiste sur l'action de *relever le manche* que l'on tient entre les doigts, faute de quoi on va souvent cautériser l'œsophage au lieu du larynx; enfin il prétend qu'avec une certaine habitude on peut introduire l'éponge ou le pinceau sans l'aide du miroir laryngien, à condition de se servir de ce dernier immédiatement avant l'opération, pour bien s'assurer de la position des parties.

Un quatrième et dernier instrument destiné à porter certains liquides dans le larynx, est constitué par une petite seringue dont la canule offre la courbure voulue. On introduit cet instrument comme les précédents sous l'éclairage du miroir laryngien; il exige plus que tout autre la précaution de *n'injecter que pendant la phonation;* pendant l'inspiration, la large ouverture de la glotte laisserait pénétrer le liquide jusque dans la trachée et les bronches, ce qui est à la fois inutile, très douloureux et même dangereux pour le patient; l'expérience a appris que les accès de suffocation sont dans ce cas beaucoup plus intenses que par la même faute commise à l'aide de tout autre instrument.

Pour remplacer la seringue, nous nous sommes servi chez M. Schnitzler d'un tube au tiers postérieur duquel se trouve une sorte de cuvette; l'ouverture supérieure de cette cuvette est fermée par une membrane en caoutchouc tendue; pour charger l'instrument, on presse avec l'index sur la membrane tendue; on introduit l'extrémité du tube dans la solution, et on laisse la membrane revenir sur elle-même; pour faire sortir le liquide goutte à goutte ou par petits jets, on presse de la même façon sur la membrane de caoutchouc; cet instrument est du docteur Hartevelt.

Nous avons vu aussi, chez le professeur, une petite seringue dont le piston est à ressort, et revient en arrière quand on l'a poussé; cette modification a été, si nous ne nous trompons, imaginée par Türck; on peut dire qu'elle est au moins inutile. — D'après Tobold, on ne doit guère se servir de la seringue que dans les cas où la position rabattue de l'épiglotte rend l'introduction de l'éponge difficile ou impossible; dans les autres cas, notre auteur préfère de beaucoup l'éponge ou le pinceau.

Deux autres instruments fréquemment employés sont un simple stylet (*Probesonde*) et le porte-nitrate; à l'aide du premier, on émousse la sensibilité d'un polype, par exemple, avant de l'opérer, soit par la cautérisation, soit par l'instrument tranchant. — Le porte-nitrate a bien souvent changé de forme; le premier a été inventé et appliqué par Störk, de Vienne (1859); le fabricant Leiter, Rauchfuss de Saint-Pétersbourg, ont préconisé chacun le leur; ces instruments ont été trouvés, en général, trop volumineux; le dernier est le meilleur, il consiste en un stylet à l'extrémité duquel se trouve un bouton métallique que l'on trempe dans le nitrate fondu. Cependant Tobold trouve la surface que présente ce bouton trop étroite; l'extrémité du porte-nitrate de Tobold est plate et plus large; des quatre faces, qui sont rugueuses, ce sont les latérales qui sont les plus larges; on trempe comme précédemment l'extrémité de l'instrument dans du nitrate d'argent en fusion. Le même auteur se sert aussi d'une pince à mors creux; il engage un cylindre ordinaire de nitrate dans les mors, après l'avoir entouré de gaze; le cylindre ne dépasse les mors que de trois millimètres environ. Enfin, nous avons vu un porte-caustique dont l'extrémité chargée du nitrate d'argent est cachée dans un tube protecteur tant qu'on n'est pas arrivé sur le point à atteindre. Le porte-nitrate de M. Schnitzler se compose simplement d'un stylet boutonné courbe analogue à la *probesonde*, qu'on chauffe légèrement avant d'en tremper l'extrémité dans le sel fondu.

Une cautérisation ne doit être renouvelée qu'au bout d'un certain temps; la toux et les accès de suffocation qui saisissent le malade aussitôt après une cautérisation pratiquée de cette façon sont très prononcés et quelquefois effrayants; on en diminue l'intensité en habituant le malade à être touché au moyen du stylet simple, quelques jours avant de cautériser (comme nous l'avons dit plus haut); il est bon aussi de le prévenir de la sensation de brûlure qu'il ressentira, en même temps que de l'enrouement, qui se trouvera augmenté après la cautérisation (Tobold).

La galvanocaustie n'a été employée en laryngoscopie qu'à une époque récente; M. Schnitzler a beaucoup fait pour en étendre et en faciliter l'application; les avantages connus de cette méthode sont ici d'une plus grande valeur encore que lorsqu'il s'agit de parties découvertes; le fait qu'il ne s'écoule pas de sang dans la trachée est d'une très grande importance; de plus la douleur est, ici aussi, infiniment moindre que par l'instrument tranchant; enfin, la chaleur exerçant une certaine action sur le point d'implantation du polype, les récidives ne se présentent jamais; mais l'instrument coûte cher, l'application en est plus compliquée que celle de la guillotine; enfin il suffit d'un mouvement du patient pour que les parties voisines s'appliquent sur le fil rougi, ce qui a pour effet de produire dans la cavité du larynx des brûlures étendues; c'est pourquoi l'instrument ne peut guère être appliqué que par une main très habile, très prompte, en un mot très habituée à s'en servir. Le galvanocautère de M. Schnitzler, le seul dont on se serve en Allemagne, est dessiné dans le traité de Tobold; sa description est très compliquée et nous entraînerait trop loin.

Le dernier instrument, c'est la guillotine, qui sert exclusivement, comme le galvanocautère, à l'ablation des polypes; c'est exactement un amygdalotome ordinaire ayant la courbure et les dimensions appropriées; cette guillotine est de Störck; le professeur Schnitzler y a apporté une modification qui consiste en ce que l'anneau qui termine l'instrument peut tourner sur son axe, de façon qu'il puisse aller à la rencontre du polype, quel que soit le point d'insertion de celui-ci.

Les cas qui se sont présentés le plus souvent à la clinique de M. Schnitzler sont : les *laryngites simples, aiguës* ou *chroniques;* les *lésions tuberculeuses, syphilitiques* et *cancéreuses*, les *paralysies* et les *polypes.*

La *laryngite aiguë simple* n'offre rien de bien particulier; on voit au laryngoscope la muqueuse du larynx uniformément rouge et gonflée; la rougeur s'accentue quelquefois du côté de la paroi postérieure du larynx et sur les cordes vocales; elle se complique souvent d'angine sèche; on voit alors au simple examen à l'aide du miroir concave la paroi postérieure du pharynx rouge et offrant une sécheresse et un luisant particuliers; les ulcérations simples de la muqueuse laryngienne sont rares, cependant elles existent, malgré l'affirmation contraire du docteur Ott, de Breslau[1], qui prétend que toute ulcération de ce côté est nécessairement spéciale ou spécifique. Le professeur a vu plusieurs exemples d'ulcérations laryngiennes catarrhales; il nous a cité à ce propos un cas remarquable d'ulcérations très étendues qui avait été pris par tous ceux qui l'avaient vu pour un cas de laryngite tuberculeuse; on institua le traitement de celle-ci, la malade guérit complètement et n'a pas présenté de récidive depuis trois ans.

Les symptômes subjectifs sont de la toux et un certain degré d'enrouement qui peut aller jusqu'à l'aphonie; le traitement est peu compliqué : les pulvérisations d'eau simple ou contenant soit du chlorate de potasse, soit un peu de morphine avec de l'eau de laurier-cerise; les inhalations, qui font rapidement disparaître la sensation si pénible de sécheresse et de picotement dans la gorge, font beaucoup de bien au malade et suffisent dans tous les cas. On peut aussi faire avaler de petits morceaux de glace (*Eispillen*) et appliquer au-devant de la gorge des compresses d'eau froide souvent renouvelées; le professeur s'élève contre la prétention de *couper* l'inflammation à l'aide du nitrate d'argent, qu'il n'emploie jamais dans ces cas. Enfin on peut pratiquer des insufflations d'alun ou de tanin en poudre, à l'aide de l'insufflateur à poire en caoutchouc.

On sait combien les *laryngites chroniques simples* sont plus rebelles, surtout lorsque les causes qui entretiennent la lésion persistent. Ici nous avons essayé et vu essayer de tout: chlorate de potasse, bromure, morphine, glycérine iodée et solution faible de nitrate d'argent (1 sur 10) appliquée avec le pinceau.

Mais ce sont les *ulcérations du larynx* qui présentent le plus d'intérêt au point de vue clinique; la distinction entre leurs diverses variétés est simple lorsqu'elles sont typiques; elles offrent souvent, soit par leur combinaison, soit par leurs irrégularités, un diagnostic très difficile, et par cela même un problème très intéressant à résoudre.

Elles se distinguent par leur siège, leur profondeur, et certains caractères qui les accompagnent ordinairement.

Les *ulcérations tuberculeuses* siègent le plus souvent sur la muqueuse qui recouvre les cartilages aryténoïdes et l'espace qui les sépare; elles débutent ordinairement par de la rougeur et du gonflement sur la muqueuse de l'un de ces cartilages, et la coloration du point attaqué contraste d'une manière frappante avec la pâleur extrême de tout le reste

1. Voy. *Prager, Med. Wochenschrift.*

de la muqueuse laryngienne; cette pâleur si caractéristique est l'expression constante de ce que Pidoux a si bien nommé la *misère physiologique;* le derme muqueux s'œdématie et prend souvent l'aspect d'une petite vessie, l'épithélium tombe et l'ulcération est constituée; elle est beaucoup plus superficielle que l'ulcération syphilitique, s'accroît en étendue d'abord aux dépens de l'autre cartilage et de la paroi postérieure de l'organe; cette paroi prend alors une teinte d'un rouge hémorragique et présente de petits points blancs très nets qui sont constitués par des glandules hypertrophiées; la lésion passe aux cordes vocales, et ne s'étend que postérieurement (et à une période très avancée de la maladie) aux côtés de l'épiglotte et à l'épiglotte elle-même.

En prenant les choses en sens inverse, on aura les caractères distinctifs de l'*ulcère syphilitique* type. Au début, cet ulcère se montre sur les côtés de l'épiglotte, dans l'immense majorité des cas; et ceci est tellement caractéristique, que lorsque l'on constate un ulcère à cette place avec du gonflement de l'épiglotte en forme de bourrelet (le restant de la muqueuse n'étant qu'hyperémié) on peut diagnostiquer *à coup sûr* une syphilis constitutionnelle. L'ulcération est en même temps plus profonde que l'ulcération tuberculeuse, quelquefois taillée à pic, entourée d'un rebord présentant une couleur rouge intense toute spéciale; elle gagne très rapidement le cartilage (chondrite); l'épiglotte tout entière forme un énorme bourrelet rouge-brun, humide et luisant; enfin toute la muqueuse laryngienne est fortement hyperémiée et ne présente jamais la coloration pâle livide qui accompagne la laryngite tuberculeuse. Il y a lieu d'insister sur la teinte toute particulière que donne à la muqueuse une inflammation d'origine syphilitique; cette teinte ne peut se décrire ni se comparer; mais quand on la connaît, il est impossible de la confondre avec la rougeur produite par une inflammation d'une autre nature.

Si le processus s'étend en largeur, il envahit d'abord l'épiglotte et l'autre côté de cet organe, puis les fausses cordes vocales, et ne s'attaque aux vraies cordes et à la muqueuse aryténoïdienne que beaucoup plus tard; s'étendant en profondeur, il peut amener la destruction totale ou partielle du cartilage; c'est surtout à l'épiglotte que ce fait s'observe. Les ulcérations syphilitiques du larynx s'accompagnent très souvent de lésions de même nature aux amygdales et dans le pharynx; il ne faut donc jamais omettre d'examiner celui-ci au simple miroir concave, dans les cas où l'on soupçonne l'existence de la diathèse; ici encore la rougeur spéciale dénonce immédiatement la nature de la lésion. Enfin on peut observer l'altération des ganglions correspondants situés sous le maxillaire; il est donc utile aussi de porter la main de ce côté.

L'ulcération *tuberculeuse* présente encore quelques particularités : sur les cartilages aryténoïdes, elle détermine bientôt de la périchondrite, particulièrement sur l'apophyse interne de ces cartilages (*processus vocalis* des Allemands); lorsqu'elle s'étend aux cordes vocales, elle y détermine d'abord de la rougeur à la place de la coloration d'un blanc éclatant (blanc d'ivoire) que ces organes présentent normalement; les rubans vocaux offrent un aspect granulé et épais, puis on voit leur bord interne se gonfler d'une façon irrégulière, de manière à offrir l'aspect d'une scie mal faite; si une des cordes est plus entreprise que l'autre, on peut croire à un commencement de paralysie, parce qu'elles ne se rapprochent plus également de la ligne médiane pendant la phonation (ou les efforts de phonation); si la lésion s'étend à l'épiglotte, elle y détermine de la rougeur sur laquelle tranchent de petits points blancs et des érosions superficielles, sans jamais y causer le gonflement en bourrelet caractéristique de la syphilis. Enfin, particularité intéressante et inexpliquée, les désordres débutent et siègent dans la plupart des cas, principalement du même côté que le poumon attaqué; il est assez rare de constater des tubercules pulmonaires d'un côté et une ulcération laryngienne de l'autre. On est forcé de se borner à poser le fait; essayer seulement de lui donner une explication plausible n'est guère possible à l'heure qu'il est. Nous n'ignorons pas que ce fait a été contesté par plusieurs auteurs; nous nous bornons à affirmer qu'il s'est vérifié pour la plupart des cas que nous avons pu observer, et que l'opinion du professeur Schnitzler est que cette assertion est exacte; au surplus, il est fort heureux que, vrai ou faux, le fait importe peu au point de vue pratique. L'examen des poumons aide singulièrement au diagnostic différentiel d'avec l'ulcère syphilitique. Voici pourtant un cas où la diathèse eût été bien difficile à reconnaître : un malade se plaint de douleurs à la région postérieure de la tête et du cou; il ne présente rien d'autre à observer; on prend ces douleurs pour une névralgie occipitale et on les traite en conséquence; quelque temps après le malade présente des ulcérations laryngées, puis des tubercules se développent dans les poumons, et il meurt phthisique; à l'autopsie, on trouve dans le cervelet un noyau caséeux qui était cause des douleurs dont le malade s'était plaint.

Un dernier caractère distinctif est donné par l'élément douleur; les ulcérations tuberculeuses sont beaucoup plus cuisantes, plus douloureuses, elles font souffrir le malade infiniment plus que les ulcérations syphilitiques, qui n'occasionnent guère, comme symptômes subjectifs, qu'un peu de gêne et un enrouement très prononcé.

Permettez-moi de vous citer, à ce propos, un exemple bien frappant : un cocher se présente à la consultation, et se plaint d'un enrouement datant de quelques mois; l'examen laryngoscopique démontre l'existence de deux ulcérations profondes siégeant des deux côtés de l'épiglotte; celle-ci forme un gros bourrelet rouge foncé et toute la muqueuse laryngienne participe à l'hypérémie spéciale; le sujet est vigoureux, bien portant en apparence, il ne se plaint d'aucune douleur; mais c'est son enrouement *qui le gêne*. Le diagnostic de laryngite syphilitique fut aussitôt posé; interrogé sur ce sujet, le malade nia énergiquement.

M. le professeur Sigmund prétend que le mensonge est tellement habituel chez les vénériens, qu'on peut le considérer comme un *symptôme* presque constant de la diathèse; « cela fait partie essentielle de la maladie, » dit-il. Notre malade venait confirmer cette assertion, posée d'ailleurs très sérieusement par le célèbre professeur. L'examen de notre homme fit voir un syphilome au prépuce, une pléïade ganglionnaire, du psoriasis palmaire et des plaques muqueuses à l'anus; cet homme présentait donc des lésions syphilitiques graves, et il ne venait à nous que pour un enrouement qui le gênait: si la laryngite ne s'était pas montrée, il ne se serait jamais fait traiter; peut-être ne s'était-il en réalité aperçu lui-même d'aucun des symptômes qu'il présentait, pas même de son chancre; ce fait est fort possible chez les hommes de cette classe de la société. Et voici une occasion de parler, comme le professeur Schnitzler le fit devant nous, de la théorie du docteur Hermann. On sait que ce praticien affirme que toutes les lésions que nous nommons syphilitiques sont en réalité occasionnées par le mercure qu'on administre aux malades. Mais voici notre cocher qui n'a certainement pas pris de mercure, puisqu'il ignorait son affection; il affirme d'ailleurs qu'il n'a jamais été malade, et qu'il n'a jamais eu l'occasion de prendre un médicament quelconque. Un seul cas comme celui que nous avions sous les yeux ruinerait donc complètement la théorie du docteur Hermann, si ce praticien ne se tirait de la difficulté par une explication qui est certainement très ingénieuse : « Dans ces cas, dit-il, les symptômes sont causés par le calomel qu'on a dû administrer au malade lorsqu'il était enfant *pour le purger*. » Comme on ne peut prouver que le malade n'a jamais pris, dans sa jeunesse, de calomel comme purgatif, et que le malade lui-même ne peut s'en souvenir, la théorie est sauvée! A cela, comme nous le disait le professeur en riant, nous n'avons absolument rien à répondre, si ce n'est que M. Hermann compte sur une dose de crédulité dont nous sommes tout à fait incapables.

Tels sont donc les caractères des lésions tuberculeuses et syphilitiques *typiques;* mais nous avons souvent observé des cas dans lesquels ces caractères étaient en partie renversés; c'est ainsi que des ulcérations tuberculeuses débutant du côté de l'épiglotte ne sont pas très rares, ou bien on les observe sur les cordes vocales seulement; c'est ici que les autres moyens de diagnostic dont nous avons parlé sont précieux; si l'auscultation des poumons démontre une infiltration tuberculeuse de ce côté, le diagnostic est aussitôt tranché; l'examen du sujet par rapport aux lésions générales de la syphilis permet aussi de se prononcer. Mais les deux formes peuvent se trouver combinées, le malade présentant de l'infiltration pulmonaire et en même temps du psoriasis palmaire ou une pléïade ganglionnaire; et cette combinaison des deux diathèses chez le même sujet soulève un point de thérapeutique important : faut-il dans ces cas donner du mercure? Le professeur est très affirmatif; il a vu des cas d'ulcérations laryngiennes des deux natures s'amender très rapidement sous l'influence de l'agent spécifique, même lorsque les lésions pulmonaires étaient très avancées.

La troisième forme d'ulcération, c'est l'*ulcération carcinomateuse;* il s'agit plutôt ici d'une tumeur qui débute ordinairement, comme l'ulcère syphilitique, par l'épiglotte, quelquefois par les ligaments aryténo-épiglottiques; elle débute très rarement par les cordes vocales; lorsque les malades se présentent au médecin, c'est toujours à la période d'ulcération de la tumeur, et souvent, hélas! lorsqu'elle a envahi le pharynx et les piliers du voile du palais; il n'est plus besoin de laryngoscope alors pour faire le diagnostic des affreux désordres qui se présentent à la vue aussitôt que le malheureux patient a ouvert la bouche; ce sont d'énormes masses polypeuses, en forme de choux-fleurs, profondément ulcérées, d'un aspect grisâtre, se substituant aux tissus sains qu'elles envahissent et tombant ensuite elles-mêmes en détritus, de manière à ne laisser que des vides effrayants; d'autres fois elles végètent de telle sorte qu'elles rétrécissent la cavité laryngienne au point de menacer le patient d'asphyxie. Le diagnostic d'après cela n'offre pas de grandes difficultés, surtout pour ce qui concerne les lésions tuberculeuses; mais il est quelquefois facile de confondre un ulcère syphilitique avec une tumeur carcinomateuse ulcérée, surtout au début; de là le conseil donné par Nélaton de traiter les carcinomes du larynx comme s'ils étaient de nature vénérienne; et de fait cette pratique a réussi plus d'une fois à guérir radicalement (sauf naturellement les parties détruites) un processus qui présentait tous les caractères du cancer laryngien.

Enfin il s'est souvent présenté à nous des cas de laryngite au début, accompagnée d'ulcérations aphtheuses, herpétiques du voile du palais et des amygdales, qui pouvaient laisser dans le doute sur leur nature, et même en imposer pour des ulcérations syphilitiques. Ici le diagnostic est immédiatement tranché par l'administration d'un vomitif qui fait très rapidement disparaître les ulcérations catarrhales et laisse les ulcérations syphilitiques intactes[1].

Le *pronostic* est bien différent; il est le plus favorable dans les cas de syphilis; la médication spécifique donne ici des résultats merveilleux; malheureusement les récidives sont fréquentes; cela a été le cas entre autres pour une jeune femme que nous avons examinée et dont l'épi-

1. C'est, comme nous le disait plus tard M. le docteur Fauvel, un tableau à l'huile couvert de poussière; il faut le laver avant de pouvoir reconnaître ce qu'il représente.

glotte avait été complètement détruite par le processus ulcératif; je cite ce cas parce qu'il est remarquable à plus d'un titre; c'est ainsi que cette malade, dont l'épiglotte n'est plus représentée à l'heure qu'il est que par un petit tubercule blanc de 2 à 3 millimètres de long, immobile, et dont le larynx est par suite complètement à découvert, avale comme de coutume ses aliments, ses boissons, sa salive; il ne lui arrive jamais d'*avaler de travers;* nous l'avons fait boire devant nous à plusieurs reprises, elle le fait sans aucun effort particulier; voilà bien qui prouve une fois de plus combien l'épiglotte est peu nécessaire à la déglutition normale. — Les ulcérations syphilitiques de l'épiglotte sont d'ailleurs bien moins dangereuses que celles qui ont pour siége la muqueuse des cartilages aryténoïdes, parce que dans ce dernier cas elles déterminent très rapidement de la périchondrite.

Le pronostic est nécessairement beaucoup plus grave dans la laryngite tuberculeuse; il l'est d'autant plus que les ulcérations s'étendent davantage du côté de l'épiglotte; alors il devient, d'après le professeur, *fatal à bref délai.* Il est assez remarquable que, toutes choses égales d'ailleurs, la phthisie laryngée a une marche beaucoup plus rapide que la phthisie pulmonaire.

Cependant ce serait commettre une faute que de désespérer complètement; les ulcérations tuberculeuses du larynx *peuvent guérir;* M. Schnitzler nous en a cité plusieurs cas; toutefois on peut dire que ces cas sont aussi rares que ceux de guérison du même processus ulcératif dans les poumons, peut-être plus rares encore. Le professeur nous a, d'ailleurs, recommandé à bien des reprises d'être très prudents lorsqu'il s'agit de poser un pronostic; les phthisiques atteints de laryngite tuberculeuse ménagent à leurs médecins plus d'une surprise; dans un cas cité par M. Schnitzler, où, avec des ulcérations aryténoïdiennes, on avait constaté dans un poumon des tubercules en voie de ramollissement, et où on avait porté un pronostic absolument défavorable, on fut bien surpris de voir la malade guérir, et guérir si bien qu'elle se maria, eut des enfants, et qu'elle est encore en bonne santé à l'heure qu'il est.

M. Billroth, de son côté, nous racontait que, se promenant un jour avec un confrère, celui-ci, lui montrant un passant, lui dit : « Vous voyez cet homme, il est tuberculeux; je lui ai donné deux mois à vivre, pas un jour de plus; voulez-vous savoir combien de temps il y a que j'ai fait ce beau pronostic? — Il y a *douze ans*. Vous imaginez si je me fais la leçon chaque fois que je le rencontre; et ce qu'il y a de vexant, ajouta-t-il en riant, c'est que, comme il demeure dans mon voisinage, je le rencontre presque tous les jours. »

Quant aux tumeurs cancéreuses du larynx, il est inutile de dire que le pronostic en est absolument mauvais.

La *thérapeutique* nouvelle des ulcérations du larynx procure en général aux malades de grands soulagements, et dans quelques cas une guérison définitive; on peut poser en règle générale que le traitement n'est curatif que pour les lésions simples et les syphilitiques; il est, dans la plupart des cas, essentiellement palliatif pour les autres formes d'ulcérations laryngées. Nous avons déjà noté la manière de procéder pour les ulcérations simples; comme elles guérissent spontanément, il ne s'agit que de hâter leur cicatrisation, et de faire disparaître les chatouillements désagréables, la toux et l'enrouement qu'elles occasionnent. — Pour les lésions syphilitiques, une question se pose tout d'abord : Un traitement local est-il bien nécessaire, et ne suffit-il point d'administrer l'agent spécifique par des onctions ou des injections sous-cutanées? — A cela le professeur répond que l'administration générale du mercure fait certainement disparaître les lésions de la diathèse, celles du larynx comme les autres; il n'en est pas moins vrai que la guérison est infiniment plus prompte lorsqu'on y ajoute un traitement local; celui-ci a encore l'avantage de nettoyer, de déterger les ulcères *loco dolenti,* et de faire disparaître la gêne et l'enrouement qu'ils causent. Nous avons vu plus haut que telle est aussi l'opinion du professeur Sigmund.

Les agents employés localement sont, chez M. Schnitzler, au nombre de trois : la glycérine iodée, le nitrate d'argent, et la solution de sublimé en inhalations.

La première est formulée comme suit par M. Schnitzler :

R. Iodi puri............	2	grammes.
Kali iodati...........	10	—
Glycerin. pur........	50	—

On trempe un pinceau laryngien dans cette solution, et on l'applique sur les ulcérations à l'aide du miroir ; on en barbouille aussi tout le fond de la bouche, c'est-à-dire les ulcérations et les plaques muqueuses du pharynx. Ces applications sont très bien supportées. Le nitrate d'argent est appliqué sur les ulcérations en nature à l'aide du porte-caustique, ou en solution à l'aide d'un pinceau (1 gr. sur 10 gr. aq.); on peut neutraliser le caustique en excès à l'aide d'un pinceau imbibé d'une solution de sel marin. Enfin les inhalations de sublimé ont été préconisées pour la première fois par Demarquay; la solution est :

R. Bichlorurct. Hydrargyr......	25 centigr.
Spirit. vini rectif...........	25 gr.
Aquæ commun..............	100 à 200 gr.

On introduit cette solution dans le petit pulvérisateur à main, on dit au patient d'ouvrir la bouche et de respirer largement, et on dirige le jet pulvérisé dans l'arrière-bouche; on interrompt au bout de quelques secondes en comprimant le tube de caoutchouc contre le petit récipient, pour donner un peu de répit au malade, et on recommence bientôt après. Voici un des cas où, quoi qu'on en ait dit, les inhalations donnent des résultats excellents; elles produisent dans la gorge une sensation particulière assez étrange, nullement pénible d'ailleurs, que les malades supportent sans peine. Une partie du liquide est avalée, une autre partie est absorbée par les muqueuses, une certaine quantité nettoie les ulcérations de l'arrière-gorge, ou bien pénètre dans le larynx et agit directement sur les lésions de cet organe; le médicament agit donc à la fois sur les muqueuses du larynx et sur celles du pharynx; on pulvérise ainsi de *cinq* à *dix* grammes de la solution par séance.

Quant aux ulcérations *tuberculeuses*, elles constituent pour M. Schnitzler de véritables *noli me tangere*, et le professeur a été un des premiers à protester, et contre les cautérisations au nitrate d'argent de ces ulcérations, et contre les scarifications que l'on pratiquait naguère sur les gonflements œdémateux de la muqueuse, dont nous parlions tout à l'heure. Ces deux moyens n'ont jamais pour résultat que d'étendre le mal et de produire des désordres beaucoup plus graves que ceux qu'on prétendait guérir. Il n'y a ici, d'après le professeur, que deux indications à remplir : appliquer localement les principes généraux de la chirurgie (c'est-à-dire la propreté, le nettoiement des ulcères, calmer l'irritation, mettre l'organe dans le repos), et ensuite apaiser la douleur; la première indication est remplie par des inhalations d'eau bromurée ou iodée, par des pulvérisations d'eau phéniquée (docteur Roth); la seconde par des insufflations de poudres pratiquées à l'aide de l'insufflateur à boule en caoutchouc; on insuffle ainsi sur la muqueuse enflammée de l'épiglotte et des cartilages aryténoïdiens de l'alun, du tanin, surtout de l'acétate de plomb additionné de morphine, selon les formules suivantes :

R. Alumin.... } Sacch. alb. } ââ	Ri Tannini pur.. } Sacch. alb... } ââ

R. Morphin. muriat...... 5 centig.
Plumb. acét.......... 5 gr.
Sacch. lact........... 25 gr.

Les ulcérations se nettoient, la tuméfaction de la muqueuse diminue, les malheureux malades sont débarrassés des douleurs qui les tourmentent quelquefois à un si haut point; ils peuvent avaler et ils peuvent dormir; aussi le professeur conseille-t-il de faire ces applications le soir. Ici aussi on pourra prétendre que l'administration de la morphine à l'intérieur ou sous-cutanément diminue de même les douleurs des patients; mais pour se convaincre de l'action bien plus efficace des poudres *loco dolenti*, il suffit d'interroger un malade auquel on aurait appliqué les deux façons de procéder ; il ne manquera jamais de réclamer le traitement local.

Mais c'est ici qu'il importe surtout de prendre les précautions que nous avons indiquées en parlant des insufflations en général; chez tout phthisique, une hémoptysie est à craindre; et l'on comprend combien le médecin nuirait à son malade (et à lui-même) s'il lui arrivait de provoquer un accident de ce genre pendant l'administration d'un médicament. Donc, ne pas oublier de presser sur le ballon de caoutchouc au moment où le malade fait une *expiration lente*, jamais pendant une inspiration; l'insufflation même bien pratiquée provoque d'ailleurs presque toujours un petit accès de toux dont il ne faut pas se préoccuper.

Contre les *tumeurs malignes ulcérées* on peut tout employer; ce qui nous a paru amener le plus de soulagement, ce sont les insufflations de poudres d'acétate de plomb et de morphine; les malades venaient réclamer ces applications avec une sorte d'empressement. On peut aussi essayer du conseil de Nélaton, et employer la glycérine iodée et le sublimé [1]; on peut enfin suivre l'exemple du professeur Billroth, et essayer de l'extirpation des parties malades, voire même du larynx entier; M. Billroth a pratiqué deux fois cette dernière opération, et il nous a montré, dans ses leçons sur les affections chirurgicales du cou, l'ingénieux petit appareil qu'il a eu l'occasion de substituer dans ces deux cas au larynx enlevé; ce larynx artificiel consiste essentiellement en un petit manchon en caoutchouc durci, au centre duquel se trouve une lamelle de cuivre qui vibre pendant les efforts de phonation; ces deux malades ont pu, à l'aide de cet appareil, articuler les sons qu'ils produisaient, par conséquent parler; seulement leur voix était très monotone, puisqu'elle se composait forcément d'un son unique. Si encourageants que ces faits paraissent, on n'est guère tenté de les imiter, car les deux malheureux patients sont morts peu de temps après, de récidive sur place et de cachexie.

Quelques auteurs parlent d'ulcérations laryngiennes exanthématiques, telles que le lupus, la lèpre, et même l'éléphantiasis du larynx [2]! Ces lésions doivent être extrêmement rares dans la pratique; nous ne les avons pas rencontrées, nous n'en parlons donc pas.

Les *névroses du larynx* que nous avons pu examiner ont été assez nombreuses; on sait qu'on les divise en névroses de la sensibilité et de la motilité; les premières comprennent l'hyperesthésie et l'anesthésie; les secondes, les paralysies des muscles de la glotte.

L'*hyperesthésie du larynx* est une affection extrêmement rebelle et qui fait beaucoup souffrir ceux qui en sont affectés; les malades viennent se plaindre de douleurs atroces à la gorge; l'examen montre un larynx en apparence parfaitement sain, et on ne peut rattacher le mal à aucune

1. M. le docteur Fauvel, de Paris, nous a cité depuis un cas de tumeur qui semblait évidemment cancéreuse, guérie radicalement de cette façon.

2. Voy. Gibb, *on Diseases of the throat and windpipe*. Sec. edition, London, 1864.

cause; cette affection finit par produire chez ceux qui en sont atteints une hypochondrie dont rien ne peut les tirer; aussi Mandl a-t-il proposé de la nommer hypochondrie laryngée. Le moindre changement d'air ou de température, l'action de pénétrer de l'extérieur dans une chambre chauffée, provoque des accès de toux et de suffocation formidables. L'affection dure souvent plusieurs années, sans produire cependant de lésions de l'organe. Le professeur conseille dans ces cas de ne pas dire aux malades : « Vous n'avez rien; j'ai beau examiner votre larynx, je ne vois rien. » Cette réponse, en présence des douleurs réelles qu'ils supportent, ne fait que les exaspérer et les désespérer davantage. Il faut, au contraire, leur faire croire à de l'amélioration, sinon à une guérison; on peut d'ailleurs essayer de tout : cautérisations énergiquement pratiquées de toute la muqueuse au nitrate d'argent, c'est-à-dire dompter le mal par une douleur plus forte; ce moyen a quelquefois donné des résultats; badigeonner la cavité avec du chloroforme, avec une forte solution de morphine, avec de la glycérine iodée; faire pénétrer quelques gouttes d'une solution de 10 à 30 centigrammes de morphine dans 10 grammes d'eau; on peut enfin employer les inhalations ordinaires de bromure ou de chlorate de potasse.

L'*anesthésie du larynx* est décelée par un symptôme pathognomonique; le malade vous dit : « Je sens toujours un courant d'air froid dans la gorge. » La thérapeutique ici est purement expectante.

Les *paralysies des muscles de la glotte* sont très intéressantes à étudier; elles le sont moins à traiter, car elles constituent encore, comme les lésions précédentes, des affections très rebelles; il est inutile de faire remarquer qu'on ne les connaît bien que depuis l'emploi méthodique du laryngoscope; l'idée qu'on en avait auparavant devait être singulièrement obscure. Elles sont causées le plus souvent par l'hystérie; quelquefois par une simple laryngite (laryngite chronique des chanteurs et des orateurs); quelquefois, au contraire, par l'anémie du larynx, et dans ces cas, une laryngite contractée par le malade a cet effet singulier, mais rationnel, de faire revenir sa voix; enfin, par une cause directe, qui est la compression du pneumogastrique ou du nerf récurrent par une tumeur quelconque (hypertrophie des ganglions cervicaux lymphatiques, de la glande thyroïde, tumeurs du médiastin, anévrysmes de l'aorte). M. Schnitzler a observé un cas de compression exercée par un exsudat pleurétique très abondant; en raison de cette dernière cause (la compression), qui est assez fréquente, il est prudent de percuter la poitrine dans les cas de paralysie glottique unilatérale, surtout chez les personnes d'un certain âge; il est arrivé plus d'une fois à M. Schnitzler de découvrir un anévrysme naissant en procédant de cette façon; ces faits confirment l'opinion de Jaccoud, qui est d'avis que la paralysie unilatérale précède souvent tous les autres signes de l'anévrysme aortique et qu'elle peut acquérir la valeur d'*un symptôme pathognomonique* lorsqu'on ne trouve aucune cause qui l'explique et qu'elle persiste sans changement. Les affections chroniques du centre encéphalo-rachidien sont quelquefois aussi l'origine de paralysies laryngées.

Lorsque l'affection est l'origine hystérique, la malade vient vous dire : « J'ai perdu ma voix tout d'un coup et sans que je sache comment ni pourquoi. » Elle prononce ces mots avec une voix complètement éteinte, aphone, ou avec une voix de fausset, ou enfin avec un son faible et aigu qui est quelquefois double, de sorte qu'on entend deux sons pendant qu'elle parle. Quelquefois la malade donne comme cause de l'affection qu'elle présente l'arrêt subit de la menstruation ; enfin, elle déclare très souvent que sa voix revient de temps en temps parfaitement normale, pour disparaître de nouveau brusquement (aphonie intermittente). L'une de nos malades était presque complètement aphone le matin ; elle parlait très clairement toutes les après-midi.

Ces signes subjectifs sont presque pathognomoniques, de sorte qu'on peut diagnostiquer quelquefois, avant tout examen, une paralysie bilatérale ou une paralysie unilatérale : elle est ordinairement bilatérale lorsqu'en parlant la malade ne peut parvenir à produire un son clair, malgré les efforts qu'elle fait pour parler à haute voix; au contraire, elle est unilatérale lorsque, au milieu de la parole éteinte de la malade, il se produit, par intervalles, des sons clairs et très courts, qui viennent couper l'espèce de souffle qui sert alors de voix; comme, d'autre part, la paralysie unilatérale siège à *gauche* huit fois sur dix, on peut, nous disait le professeur, rien qu'en entendant parler la malade, établir son diagnostic d'emblée et se donner le plaisir de répondre aussitôt : « Vous avez une paralysie unilatérale et elle siège à gauche. » Toutefois il n'y a rien là de bien sérieux ni de bien certain, et l'examen laryngoscopique doit être pratiqué aussitôt.

Si la paralysie est unilatérale, on voit, pendant cet examen, la corde vocale d'un côté rester immobile pendant la phonation, ou ne se rapprocher qu'imparfaitement de la ligne médiane (parésie unilatérale), tandis que la corde vocale saine atteint ou même dépasse cette ligne; le professeur comparaît ce fait à la contraction exagérée des fléchisseurs lors de la paralysie des extenseurs de l'avant-bras.

Si la paralysie est bilatérale, les phénomènes que nous venons de noter se montrent des deux côtés; la glotte tout entière (la glotte vocale de même que la glotte respiratoire) reste ouverte pendant la phonation ; il y a alors aphonie complète; ou bien les deux cordes vocales se rapprochent l'une de l'autre, mais moins que normalement (parésie bilatérale) ; la voix est faible, mais il n'y a pas d'aphonie complète. Ces phénomènes sont naturellement dus à la paralysie des muscles constricteurs de la glotte, d'un ou des deux côtés. La parésie bilatérale est ordinairement celle qui cause l'enrouement des gens dont la profession exige l'usage longtemps continué de la parole; dans ces cas, elle est le plus souvent peu intense et intermittente.

D'autres fois, on observe au laryngoscope le rapprochement régulier des cartilages aryténoïdes, tandis que la partie ligamenteuse des deux cordes vocales (glotte vocale) reste entr'ouverte; l'ouverture de la glotte forme alors un ovale régulier pendant la phonation.

Les formes qu'affectent ainsi la glotte sont très diverses; elles se réduisent toujours à une paralysie ou une parésie musculaire uni ou bilatérale; il faut tenir aussi grand compte de la *vibration* ou de la non-vibration des cordes pendant les efforts de phonation; très souvent, dans l'hystérie, on observe comme unique phénomène que l'une des cordes vocales ne vibre pas.

Le traitement dépend de la cause; si la paralysie est amenée par une compression du nerf vague ou de l'une de ses branches, il se réduit au traitement de la tumeur; et dans la plupart des cas, le pronostic est peu favorable : on sait, en effet, combien la thérapeutique a peu de prise sur des affections telles qu'un anévrisme de l'aorte, une hypertrophie du corps thyroïde ou même une hypertrophie ganglionnaire, à moins que, pour celle-ci, on ne veuille procéder à l'extirpation. Quant à l'aphonie intermittente (hystérique), la seule inspection au laryngoscope fait quelquefois subitement revenir la voix; on peut employer l'électricité à courant continu ou l'électricité induite; c'est cette dernière qu'on applique d'ordinaire chez M. Schnitzler; le professeur en a obtenu de meilleurs résultats qu'avec le courant constant; souvent, dans les cas de forte paralysie du transverse (ary-aryténoïdien), on obtient le retour subit de la voix à la première application des deux électrodes, ce qui transporte la malade de plaisir et fait qu'elle chante vos louanges sur tous les tons; malheureusement, il arrive aussi qu'elle revient le lendemain en présentant la même voix de fausset. Les insufflations de tannin, de sucre, l'application de teinture d'iode ou d'huile de croton à l'extérieur peuvent être employées comme adjuvants.

Nous avons observé une lésion singulière, ordinairement rare, mais assez fréquente à Vienne; comme on en attribue la cause première à la syphilis, la fréquence relative de cette affection dans la capitale autrichienne s'explique (cependant la syphilis n'est pas toujours en cause; le professeur a eu l'occasion de rencontrer la même lésion chez des tuberculeux; enfin il est des cas où l'on ne trouve chez le sujet la trace d'aucune diathèse quelconque); cette lésion, c'est une adhérence anormale qui s'établit entre les deux cordes vocales; des ulcérations spécifiques ou non, siégeant sur ces cordes, ont en guérissant produit leur rapprochement; elles se sont partiellement soudées, et la rétraction cicatricielle a encore contribué à rendre le rétrécissement de la glotte plus prononcé ; l'adhérence commence à l'angle que forment les cordes à leur point d'insertion dans l'angle rentrant du cartilage thyroïde, et elle marche ainsi d'avant en arrière ; ce rétrécissement de la glotte ne va jamais jusqu'à l'obstruction complète, fort heureusement pour les malades[1].

Pour ce qui concerne la *diphthérie* et le *croup* (entre lesquels on cherche ici à établir, comme vous le savez, une distinction étiologique et clinique), le professeur désapprouve toute cautérisation au nitrate d'argent. L'administration d'un vomitif (de préférence le sulfate de cuivre pour éviter la dépression produite par l'émétique) doit seule précéder la pratique de la trachéotomie, si cette opération devient nécessaire ; ceci est entièrement l'avis de notre ancien professeur M. Henriette. On peut aussi employer des inhalations de tanin ou d'acide phénique, barbouiller la gorge et le larynx avec une solution forte d'acide phénique dans la glycérine et l'alcool (5 gr. sur 20 ana des deux liquides), et appliquer sur le cou des compresses d'eau froide *fréquemment* renouvelées.

Une affection du larynx qui effraye beaucoup le malade, et pour laquelle on a le bénifice d'une guérison certaine et facile, c'est l'*hémorragie d'une des cordes vocales*. Un chanteur, en faisant un effort de phonation, est subitement privé de la voix ; il s'est *cassé la voix*, et le préjugé veut que cet accident soit irrémédiable. Le patient accourt chez vous, désespéré, et vous avez beaucoup de peine à le convaincre qu'il guérira : aussi vous a-t-il d'ordinaire une grande reconnaissance lorsque cette guérison est effectuée. On observe au laryngoscope un exsudat sanguin, d'un rouge vif, qui occupe une partie ou toute l'étendue d'une des cordes vocales ; c'est ici encore la corde vocale gauche qui est le plus souvent affectée ; voilà encore une localisation qu'on n'explique pas. L'hémorragie est toujours superficielle ; il n'y a jamais déchirure de la corde, comme on l'a souvent cru, et c'est ce qui explique la bénignité de la lésion. La thérapeutique est très simple, c'est le repos de l'organe ; le dépôt sanguin se résorbe spontanément et complètement, et le patient recouvre l'entier usage de sa voix. Le professeur prescrit *pro forma* quelques inhalations astringentes, et conseille un certain temps de séjour aux eaux, lorsque les circonstances le permettent.

1. Cependant nous avons vu depuis, chez M. le docteur Fauvel, une malade chez laquelle le rétrécissement ainsi produit a été tel qu'il a nécessité la trachéotomie ; nous avons aussi pu voir M. Fauvel se servir, pour ce même cas, de l'instrument préconisé par Schrötter pour rétablir et maintenir la séparation des deux rubans vocaux ; il consiste en un petit cylindre plein, en plomb, que l'on introduit entre les deux cordes vocales à l'aide d'une tige courbe ; cette tige est munie à son extrémité d'un crochet disposé d'une manière spéciale qui permet de laisser tomber le cylindre ; celui-ci peut d'ailleurs être retiré à l'aide d'un fil qui s'y trouve attaché.

Enfin les *polypes du larynx* sont des affections dont nous avons eu souvent à nous occuper. Les symptômes sont de l'enrouement, de la toux, de la gêne dans la respiration, et quelquefois des accès de suffocation lorsque le polype est pédiculé et peut par cela même éprouver des déplacements. La voix est très changeante par le fait de ces mêmes déplacements; c'est ainsi que le malade aura au début d'une phrase la voix très enrouée, quelquefois double, comme dans un cas de paralysie; subitement la voix deviendra plus claire et restera telle jusqu'à la fin de la phrase; ce sont ces changements qui peuvent quelquefois faire différencier à première vue un polype d'une paralysie. Il arrivera aussi que la voix de fausset persiste, comme dans ce dernier cas; souvent enfin le patient est complètement aphone. On voit qu'il n'y a rien là de bien caractéristique et que, comme pour les paralysies, le diagnostic sans laryngoscope devait être naguère d'une très grande difficulté, pour ne pas dire impossible.

Pour les symptômes objectifs, nous supposerons les trois cas principaux qui peuvent se présenter, tels que nous les avons vus : Voici un jeune homme de 30 ans, acteur-chanteur de profession, qui présente sur le milieu de la corde vocale gauche une tumeur très petite, du volume d'une grosse tête d'épingle, très bien délimitée d'ailleurs et munie d'un pédicule gros et court; la voix est enrouée ou éteinte, quelquefois double.

Une femme du peuple, forte, corpulente, dont le métier consiste à crier la vente de ses marchandises en plein air, vient se plaindre d'une extinction de voix; elle a 45 ans environ; le polype est implanté dans l'angle antérieur de la glotte; il est très gros, c'est-à-dire qu'il a le volume d'un noyau de cerise; il est, de plus, très rouge et assez lisse à la surface; il possède une base d'implantation très large et n'éprouve, pendant la phonation, aucun déplacement.

Le troisième cas se présente chez une femme de la bourgeoisie, âgée de 30 ans, dont la profession ne nécessite pas un usage exagéré ou soutenu de la voix; le polype se montre vers le tiers antérieur de la corde vocale gauche; il est plus gros que celui dont nous venons de parler, car il cache le tiers de la longueur totale de la corde sur laquelle il est implanté; il a un aspect framboisé, avec une surface inégale, hérissée et grisâtre; de plus, sa base d'implantation ne doit pas être large, car dès le premier examen on s'aperçoit qu'il est agité de tremblements et de mouvements divers pendant la phonation. Les examens ultérieurs, pratiqués plus longuement (lorsque la sensibilité pharyngienne est émoussée), démontrent en effet que le polype n'est attaché à la corde vocale que par un pédicule très mince, ce qui explique à la fois les mouvements que le courant d'air traversant le larynx lui fait éprouver, et les accès d'étouffement dont la malade se plaint.

Le diagnostic d'un polype du larynx est ordinairement facile, à condition, bien entendu, de se servir du laryngoscope; il y a certaines tumeurs cependant qui peuvent en imposer pour un polype, au moins au début de leur évolution : c'est ainsi que nous avons vu prendre pour tel une tumeur qui se montrait dans l'angle antérieur de la glotte comme dans notre second cas; cette tumeur était circonscrite, rougeâtre, offrait, en un mot, tous les caractères d'un polype; le reste du larynx paraissait sain; on avait même commencé le traitement (c'est-à-dire le toucher à l'aide du stylet boutonné), quand on aperçut, au bout de quelques jours, un point blanc au sommet du prétendu polype; ce point blanc creva, il s'écoula une certaine quantité de pus, et la tumeur disparut en laissant une ulcération qui persista et s'étendit; c'était un abcès causé par une périchondrite qui se montrait comme phénomène initial d'une laryngite tuberculeuse; celle-ci suivit, dès lors, sa marche habituelle. On conçoit que de pareils cas se rencontrent très rarement; l'erreur n'est d'ailleurs jamais de longue durée et n'est guère préjudiciable.

Si l'on veut établir entre les trois exemples cités, une comparaison au point de vue du traitement, il est évident que le troisième cas sera le plus facile à guérir : en effet, le polype est situé vers le milieu de la corde vocale, ce qui fait qu'il est plus isolé, et il est gros, ce qui donnera plus aisément prise sur lui; enfin son pédicule est mince et sera facile à déchirer ou à couper. Le deuxième cas sera d'autant plus difficile à opérer qu'il est engagé dans l'angle formé par les deux cordes, et que sa base d'implantation est large. Quant au premier, il n'est pas opérable par l'instrument tranchant, ni même saisissable avec une pince, à cause de son exiguïté; il exigera donc un autre mode de traitement.

Mais avant de songer à opérer un polype, il faut habituer le malade à se laisser examiner sans difficulté au laryngoscope; il faut ensuite émousser a sensibilité du polype lui-même, ce qui exige souvent un temps très long; dans ce but, on peut faire des pulvérisations d'eau bromurée, de solution de chlorate ou d'eau simple; pour M. Schnitzler, ces trois moyens se valent. On peut faire des attouchements répétés avec un stylet boutonné (*Probesonde*); c'est la pratique que nous avons vu suivre chez le professeur. On a proposé bien d'autres moyens : la méthode dite *allemande* consiste à pratiquer l'anesthésie locale à l'aide du chloroforme ou d'une solution de morphine portée dans le larynx au moyen du pinceau; le professeur n'aime pas ce moyen, il n'est pas nécessaire et il amène souvent une inflammation de la muqueuse laryngée, quelquefois même un œdème de la glotte; on peut donc qualifier cette méthode de dangereuse. Comme moyen mécanique, nous avons déjà noté la pratique de Türck, qui consistait à traverser l'épiglotte avec un fil qu'il maintenait à l'extérieur; enfin, le docteur Heine, de Prague, enfonce directement dans la membrane crico-thyroïdienne (à l'extérieur), un crochet à l'aide duquel il élève le larynx tout entier et le met ainsi mieux à la portée de l'instrument introduit par la bouche; cette manière de procéder facilite certainement l'accès des cordes vocales; mais elle est passablement brutale, et assez dangereuse pour qu'on évite de l'employer; le professeur ne la met jamais en pratique.

En somme, l'examen répété au laryngoscope, et des attouchements souvent pratiqués à l'aide du stylet finissent la plupart du temps par rendre le polype abordable. Ceci obtenu, il faut faire son choix entre les moyens propres à le faire disparaître; et ici on distingue les polypes opérables à l'aide d'un instrument, et les polypes que l'on ne peut traiter que par la cautérisation.

Pour les premiers, on peut employer le bistouri à polypes, les ciseaux, l'anse galvano-caustique, la guillotine et enfin les pinces. Tous ces instruments ne se distinguent guère des autres du même nom qu'en ce que leur manche est plus long et en ce qu'ils offrent la courbure nécessaire à leur emploi dans le larynx. Il ne faut pas oublier qu'on est obligé de tenir le laryngoscope de la main gauche pendant qu'on opère de la main droite, et ceci, ajouté à l'éloignement du point à atteindre, rend compte de la difficulté de ce genre d'opérations; donc une seule main peut être employée pour l'instrument; or le bistouri exige une pince, c'est pourquoi on s'en sert très peu. Les ciseaux sont dangereux à manier, l'anse galvano-caustique est compliquée et difficile à bien placer; nous avons signalé le danger de brûlures qu'offre l'emploi de cet instrument. Il reste la guillotine et les pinces; ces deux instruments sont les plus pratiques; leur emploi est relativement facile et n'offre pas de danger; enfin, ils atteignent parfaitement le but; en voilà assez pour les faire préférer à tous les autres : aussi sont-ils très généralement employés. C'est de la guillotine que nous avons vu le professeur se servir le plus souvent[1]. Ce n'est pas que ces deux instruments n'aient aussi leurs inconvénients; la guillotine est d'un emploi très délicat, parce qu'elle est difficile à bien placer; l'emploi de la pince, qui n'agit, comme on sait, que par arrachement, excite souvent par cela même une contraction si énergique de la glotte quand son introduction doit être plusieurs fois renouvelée, qu'il est difficile de faire dépasser la glotte aux mors de l'instrument; en appuyant, on produit un traumatisme plus ou moins marqué, et on cause ainsi une laryngite et un enrouement qui peuvent être de longue durée; ce qui contribue à amener ce résultat, c'est que les pinces n'arrivent le plus souvent à arracher que des fragments du polype, et que les manœuvres doivent être fréquemment renouvelées; enfin, le danger de saisir avec les pinces une des parties constituantes du larynx (telles que l'un des cartilages aryténoïdes) n'est pas à dédaigner. D'autre part, nous avons vu le professeur Langenbeck opérer un polype par la trachéotomie préalable

1. On ne se sert guère que des pinces à la clinique de M. le docteur Fauvel.

avec tant de bonheur, si peu de douleur pour le patient, un traumatisme en somme si restreint, suivi d'une guérison si radicale et si rapidement obtenue [1], que nous ne pensons pas que ce moyen doive être absolument écarté, même en présence du degré de perfectionnement auquel sont parvenus les instruments à polypes proprement dits.

Quant aux polypes semblables à celui de notre premier cas, on ne peut songer à employer autre chose que la cautérisation pour les faire disparaître. M. Schnitzler emploie le nitrate d'argent; on peut aussi se servir de l'acide chromique, qui a donné de très beaux résultats entre les mains du docteur Lewin, de Berlin. Ce professeur a voulu généraliser cette méthode à tous les polypes du larynx et exclure presque complètement l'instrument mécanique ; M. Schnitzler ne pense pas qu'on puisse aller aussi loin; il importe aussi de ne pas oublier les dangers d'intoxication (vomissements, diarrhée et prostration) que peut amener l'emploi de cet agent.

Nous mentionnerons enfin la pratique du docteur Voltolini, qui consiste à arracher les polypes au moyen de frottements rudes exercés à l'aide d'une éponge sèche sur leur base d'implantation; M. Schnitzler ne croit pas à l'efficacité de ce moyen; tout au plus pourrait-il réussir dans les cas de petites tumeurs inflammatoires; l'éponge agirait alors par compression.

III. — Maintenant que le principe de l'*asepticisme* est affirmé, et son sort assuré, les efforts de tous les chirurgiens compétents se dirigent vers la simplification de la méthode destinée à appliquer ce principe. Nous avons déjà noté les modifications très importantes apportées par MM. Bœckel, Thiersch et Volkmann dans la confection du pansement. M. le professeur Billroth, de son côté, a remplacé le protective en soie gommée de Lister par l'étoffe de gutta-percha qui est commune partout et qui est phéniquée au moment de l'appliquer; le mackintosch de Lister est remplacé ici par une feuille de papier rendue imperméable en la trempant dans une composition formée d'huile de lin, de cire blanche et de siccatif. Une étoffe imperméable recouvrant le pansement est, d'après le professeur, absolument nécessaire; indépendamment de ce qu'elle empêche l'agent antiseptique de se volatiliser, elle maintient sous elle une certaine humidité qui rend l'enlèvement du pansement rapide, facile et exempt de douleur; sans étoffe imperméable, le pansement tout entier se dessèche, il devient difficile et long à enlever, il cause de la douleur au malade et irrite la plaie comme cela se passait avec la célèbre charpie, aujourd'hui très heureusement reléguée parmi les objets historiques. Quand on pense, nous disait M. Billroth, aux craintes et aux douleurs que causait aux malades l'enlèvement d'un pansement de grande opération, il y a peu de temps encore, on ne peut qu'être très reconnaissant des changements

1. Voy. Deuxième lettre de Berlin, p. 18.

survenus dans la manière de traiter une plaie; aujourd'hui nos malades n'ont plus aucune peur du chirurgien, et voient arriver l'heure du pansement sans la moindre appréhension. Quant aux bandes, nous ne croyons pas qu'on puisse les rendre plus simplement antiseptiques que ne le fait le professeur Volkmann.

Mais ce n'est pas seulement la complication du pansement, c'est aussi sa cherté qu'il est important de modifier; la gutta-percha, le papier gommé le rendent déjà beaucoup moins coûteux; c'est la gaze antiseptique et la ouate qui n'ont pu encore être remplacées, et ce sont ces deux matières qui augmentent le plus le prix du pansement; pour être efficacement protectrices, elles doivent être appliquées en quantité assez considérable, et on ne peut diminuer cette quantité sans risquer de manquer complètement son but. Le professeur se sert actuellement de gaze ordinaire qu'il trempe dans la solution phéniquée au moment du besoin; mais la gaze, même non préparée, coûte assez cher; l'étoupe de chanvre et de lin coûtent trop cher aussi; M. Billroth fait en ce moment même des essais avec de la *jute* simple, qui préalablement trempée dans une solution d'acide phénique à 3 p. 100 est exprimée entre les mains puis appliquée en petits paquets par-dessus le petit morceau de gutta-percha remplaçant le protective.

Enfin, la question du remplacement de l'acide phénique lui-même est toujours agitée, mais n'a point encore reçu de solution; le professeur a fait des essais avec l'*acide borique* qui est un bon antiseptique, mais qui a l'irrémédiable défaut de ne pouvoir être dissous en assez grande quantité dans l'eau; il en a fait aussi avec le *biborate de soude* qui s'est trouvé n'avoir qu'une vertu antiseptique absolument insuffisante; le professeur se propose de mettre à l'épreuve le *sulfate de soude* [1] qui semble avoir donné dernièrement d'excellents résultats entre les mains d'un chirurgien dont j'ai oublié le nom [2]; cet agent n'a aucune odeur, et il coûte très bon marché; mais ses propriétés antiseptiques n'ont pas encore été soumises à une épreuve suffisante.

Il y a deux choses qui resteront toujours sans changement dans le pansement antiseptique, parce qu'elles représentent probablement le dernier mot du perfectionnement: ce sont les drains de Chassaignac et les ligatures de catgut. On a essayé de mettre en lieu et place des premiers, des fils de catgut disposés en long [3]; nous avons vu un *Assistent* du professeur Volkmann, le docteur Kraske, faire des essais avec des tubes fabriqués en matière animale phéniquée analogue à celle du catgut; ces modifications ont pour but de remplacer un corps étranger, tel qu'un drain ordinaire en caoutchouc, par une matière assimilable qui se résorberait

1. Solution à 10 p. 100 avec addition de 5 p. 100 de glycérine.
2. Angelo Minich? (*Cura ansettica delle Ferite, etc.*, Venise, 1876.)
3. J. Chiene, *New method of weund drainage, in Edinb. med. Journal*, CCLV, 224.

peu à peu sans qu'on soit obligé de l'enlever ; le professeur Billroth pense que rien ne remplacera les drains de caoutchouc ; ils possèdent une élasticité telle que, quelque fortement serré que soit le bandage, ces drains ne s'aplatissent jamais complètement ; il reste toujours dans le conduit une lumière à travers laquelle la sérosité qui doit nécessairement suinter de toute plaie récente, trouve un cours facile ; pouvoir mettre les deux surfaces d'une plaie en contact intime, sans pour cela la fermer hermétiquement, et permettre en même temps la sortie de ces sécrétions qui empêchent directement la première intention, voilà, nous disait le professeur, une chose qu'on n'aurait jamais cru pouvoir atteindre. M. Billroth recommande toutefois de couper les drains à ras de la plaie ; de cette façon ils ne peuvent être oblitérés ; au contraire, si on les laisse pendre au dehors, le bandage compressif les plie sous un certain angle et tend ainsi à les boucher plus ou moins complètement [1]. Quant aux ligatures de catgut, personne n'a songé, à notre connaissance, à les remplacer par quoi que ce soit, sauf pour l'ovariotomie, comme nous le verrons plus loin.

Ce qui explique en partie les beaux résultats que l'on obtient avec le pansement actuel, nous faisait remarquer le professeur, c'est que chacune des pièces qui le composent est toujours neuve ; autrement dit *elles ne servent jamais qu'une fois ;* un pansement qu'on vient d'enlever est immédiatement jeté au feu, y compris les bandes ; tout ce qui a touché à une plaie est immédiatement détruit, afin d'être bien certain qu'une économie mal entendue, et à coup sûr funeste, ne cherche à utiliser ces pièces pour quoi que ce soit. Sans doute cette manière de faire augmente de beaucoup le prix d'un pansement ; mais il est à remarquer que, à mesure que le pansement antiseptique se répand davantage, les matières qui le composent diminuent considérablement de prix ; c'est ainsi que les chiffres que je vous donnais dans ma dernière lettre se sont beaucoup abaissés ; d'autre part, les malades étant plus rapidement guéris, *leur séjour dans les hôpitaux est de beaucoup moins longue durée*, ce qui doit aussi entrer en ligne de compte. Le professeur nous racontait, dans une de ses intéressantes cliniques, combien l'ancienne façon de procéder devait fatalement rendre le pronostic de toute opération détestable ; alors qu'on n'avait aucune idée de ce que nous nommons une infection de la plaie, les opérations sur le vivant et les autopsies se faisaient dans la même salle, sur la même table ; quand dans la même clinique on avait achevé l'examen d'un cadavre, un malade à opérer lui succédait immé-

1. Cependant, en repassant par Strasbourg, nous avons pu voir deux moignons d'amputation traités par les fils de catgut (de J. Chiene) en guise de drains ; ces fils ont suffi pour l'écoulement de la sérosité, ils se sont résorbés complètement, et la première intention a été obtenue ; trois autres cas d'amputation ont été traités par M. Bœckel de la même façon et avec le même succès

diatement; les mêmes linges servaient aux deux genres d'opération, et il n'y a pas bien longtemps que les essuie-mains servant aux anatomo-pathologistes et aux chirurgiens sont de couleur différente, afin que la confusion soit impossible; avec nos idées actuelles sur l'infection des plaies, quoi d'étonnant que les amputés fussent si longs à guérir, et qu'on en sauvât si peu? D'autre part les compresses, les bandes constituant les pansements servaient indéfiniment; le professeur nous parlait de ce dernier détail comme d'une chose qui ne se faisait plus depuis longtemps; les grands hôpitaux où la même façon de procéder existe encore, sont-ils bien loin de nous? Parmi les compresses prétendûment lavées qui devaient recouvrir une plaie, combien de fois, nous disait M. Billroth, n'en ai-je pas trouvé qui étaient couvertes de grandes taches verdâtres constituées par du pus desséché!

Il faut enfin, pour être juste, ajouter que la technique des opérations chirurgicales a fait d'immenses progrès, si bien que les amputations, les résections d'articulations même sont faites aujourd'hui par le moindre médecin de campagne avec d'excellents résultats.

Les solutions d'acide phénique employées ici sont seulement à 3 et à 1 p. 100; la première sert à la plaie et aux instruments, la seconde sert à se laver les mains; on évite par la faiblesse de cette dernière solution d'avoir l'épiderme des mains attaqué, et elle suffit cependant pour les rendre *aseptiques*. — Les pulvérisations ne sont employées que d'une manière intermittente pendant une même opération; quant à l'appareil constricteur d'Esmarch, c'est encore ici une large bande qui reste en place pendant l'opération; contrairement à la pratique du professeur Langenbeck, M. Billroth enroule la bande temporaire *en la serrant très peu;* il recommande cette précaution, parce que l'hémorragie capillaire qui suit est ainsi infiniment moins abondante qu'en serrant la bande fortement. Ce fait, dont nous avons été bien des fois témoin, confirme la théorie de la paralysie vasculaire par laquelle on explique la production de ces hémorragies. — Au lieu de la ligature, le professeur se sert de la *torsion* pour les petites artères, mais il pratique cette torsion en roulant la pince sur elle-même jusqu'à ce qu'elle se détache avec le bout qu'elle tient, autrement dit jusqu'à ce que l'artère soit complètement déchirée.

La méthode à traction continue est très employée, surtout pour les coxalgies au début; elle est appliquée à l'aide d'un appareil glissant ou à traîneau qui diffère très peu de celui du professeur Volkmann. Les attelles en général sont en zinc, ou elles sont complètement remplacées par le bandage plâtré.

On n'emploie pas de cataplasmes de farine de lin chez M. Billroth, pas plus que dans les cliniques chirurgicales que nous avons visitées jusqu'ici; des compresses humides et tièdes, recouvertes de toile cirée, les remplacent dans tous les cas.

Le chloroforme administré n'est pas pur; à cent parties de chloroforme on ajoute trente parties d'alcool et trente parties d'éther sulfurique; ce mélange a pour but, comme on le comprend, d'éviter les accidents; son emploi offre l'inconvénient de prolonger singulièrement le temps nécessaire à la narcotisation.

Comme mesure générale, chacune des salles du service, qui sont vastes, très aérées et *sans la moindre odeur*, est vidée à son tour et complètement nettoyée environ deux fois par an; on utilise pour ce faire les vacances de Pâques et ce que l'on est convenu de nommer les grandes vacances (juillet, août, septembre).

En invitant les médecins étrangers à une opération particulière faite en dehors de l'hôpital, le professeur note dans son billet, comme condition expresse, que les invités s'obligent à n'avoir visité ce jour-là ni chambre de malade, ni salle de dissection, ni surtout un institut d'anatomie pathologique; ils sont même priés de ne pas se revêtir d'habits avec lesquels ils auraient, d'ailleurs, assisté à une autopsie quelconque; chaque billet d'invitation répète ces recommandations.

Pour me résumer, la pratique du professeur diffère en plusieurs points de celle que nous avons vue jusqu'ici en Allemagne. On sait qu'avant d'adopter le pansement de Lister, c'est le pansement à ciel ouvert que l'on pratiquait à la clinique de Vienne; or il se trouve que les résultats que l'on a obtenus ici avec les deux façons de procéder peuvent être considérés comme sensiblement égaux (sauf toutefois pour ce qui regarde la suppuration, la fièvre et la *durée* de la guérison); le professeur pense que les pulvérisations disparaîtront bientôt du pansement, ce que l'on peut affirmer, il est vrai, sans être infidèle à la méthode antiseptique; les bandes qu'il emploie sont neuves, mais non désinfectées; il ne se sert pas, dans ses ovariotomies, de fils de catgut; bref, on ne *listérise* pas en général, chez M. Billroth, avec autant de sévérité qu'à Bonn, Leipzig, Strasbourg ou Halle, à beaucoup près; c'est ainsi que nous avons vu faire au professeur des opérations, entre autres l'extirpation d'un corps étranger du genou, sans presque prendre aucune des précautions prescrites par la méthode antiseptique, et nous avons vu ces opérations, celle-là particulièrement, être suivies d'excellents résultats. Veuillez remarquer que fidèle à ma devise, *des faits, rien que des faits*, je ne veux prendre aucun parti dans ces lettres entre ces différentes façons de procéder. — Notons enfin que les malades sont entretenus dans un état de propreté qu'on peut nommer *exquise* (il en est de même chez les professeurs Sigmund et Zeissl), et qu'ils sont soignés non par des sœurs, mais par de simples infirmières laïques.

Les opérations auxquelles j'ai pu assister chez M. Billroth ont été nombreuses et variées; je ne vous parlerai cependant que de celles qui pourront vous offrir une particularité nouvelle quelconque, car il est certain que mes précédentes lettres rétrécissent tout naturellement le champ devant moi.

Voici une *résection de l'humérus en totalité*, pratiquée par la méthode sous-périostée, au moyen d'une incision antérieure et externe; c'est chez un jeune garçon de 13 à 14 ans; le professeur se sert de la longue rugine; comme premier pansement, il bourre toute l'étendue de la plaie avec des éponges phéniquées, et applique par-dessus un bandage assez serré; il enleva lui-même ce pansement le lendemain, et procéda à la suture de cette large plaie, sous lister; l'enfant n'eut presque pas de fièvre et l'humérus se régénéra presque entièrement; malheureusement aucune formation osseuse nouvelle ne se montra à la partie exactement médiane du bras, de sorte que l'opéré offre là une pseudarthrose à laquelle on remédiera en adaptant à son bras une attelle convenable.

Pour pratiquer la *résection de la moitié du maxillaire inférieur*, dans un cas de nécrose phosphorée, le professeur se servit d'un procédé certainement original, mais difficile, qui consiste à ne faire aucune incision à la peau; l'opérateur n'employa le couteau que pour inciser la muqueuse le long des alvéoles dentaires; à partir de ce moment, il n'eut en main que la rugine pour détacher les parties molles le plus loin qu'il le pouvait; il mit à l'œuvre la scie à chaîne pour détacher la symphyse; la scie s'enclava, et de telle façon qu'il fut impossible de la retirer; on recourut à la gouge qui eut rapidement coupé l'os; maître de l'extrémité antérieure du maxillaire, le professeur put alors faire jouer l'os en différents sens pour aider l'ouvrage de la rugine; toutes les parties molles furent ainsi détachées de l'os jusqu'à la tête articulaire; arrivé là, un violent effort arracha celle-ci de sa cavité, en imprimant à l'os un mouvement de torsion; il ne restait plus qu'à nettoyer la plaie par des lavages appropriés.

Nous n'avons trouvé cette méthode indiquée dans aucun auteur; elle est difficile, assez effrayante à voir pratiquer; peut-être bien aussi n'est-elle pas sans danger à cause du voisinage de l'artère maxillaire interne près du col du condyle; mais c'est ce voisinage qui rend l'arrachement préférable à l'incision; d'autre part, que l'on songe à l'immense avantage qu'offre cette manière de faire : non seulement l'os est enlevé tout entier sans la moindre plaie à la peau, mais le périoste est laissé en place, la régénération (au moins partielle) est possible, et la difformité beaucoup moins considérable. On sait que la réparation est la règle après la nécrose phosphorée du maxillaire inférieur; elle est toujours imparfaite. N'est-ce pas à cette méthode que Rizzoli a donné le nom d'*ablation complète intra buccale et sous-périostique du maxillaire inférieur*[1]? Alphonse

1. V. Rizzoli, *Clinique chirurgicale et obstétricale*. — Follin, *Traité de pathologie externe*.

Guérin ne parle pas de cette méthode par voie buccale; von Linhart [1] parle d'un procédé analogue mis en avant par Signoroni, mais seulement pour la résection de la branche horizontale du maxillaire; M. von Linhart déconseille d'ailleurs ce procédé, il déclare qu'*il ne mérite pas d'être imité* [2]. Le précepte de désarticuler en tordant l'os, sans employer d'instrument tranchant, a été donné, d'après Follin, par le professeur Maisonneuve. Enfin Rizzoli (professeur à Bologne) recommande chaudement ce procédé qu'on pourrait appeler sous-cutané, et qui offre évidemment des avantages incontestables. Nous devons cependant prévenir qu'il faut être doué d'une vigueur peu commune pour le mener à bien. Disons aussi que dans le cas que nous avons vu, le séquestre n'était nullement libre, autrement dit la nécrose n'était pas limitée. M. Billroth agit toujours ainsi [3]; contrairement à l'opinion de Trélat [4] et des praticiens français et anglais en général, le professeur est d'avis que la résection doit être pratiquée sans que l'on doive attendre pour cela la mobilisation du séquestre; il importe surtout d'agir tôt lorsque la suppuration entretient la fièvre et compromet la santé générale du sujet (comme c'est la plupart du temps le cas). On donnera d'autant plus volontiers raison au professeur, que ses statistiques donnent les résultats de beaucoup les plus satisfaisants : sur vingt-quatre cas, il eut quatre morts; et encore deux de ces derniers ne succombèrent-ils qu'à des diathèses dont ils étaient atteints antérieurement (tuberculose, mal de Bright) [5]. Nous devons ajouter, pour être vrai, que dans le cas rapporté plus haut, le professeur essaya pendant quelques jours des injections de permanganate à travers les fistules; mais il y renonça bientôt, car le malade s'épuisait rapidement.

Il est remarquable que les chirurgiens français persistent dans leur opinion; dans une discussion récente soulevée à ce sujet par un rapport de M. Magitot à la Société de chirurgie, M. Dolbeau a déclaré qu'il n'était pas partisan des résections hâtives; M. Verneuil *ne comprend pas que l'on parle de résection quand il s'agit de nécrose* [6]; il faut comme partout pratiquer l'extraction du séquestre lorsqu'il est isolé. La majorité des membres s'est ralliée à cette opinion; la discussion avait lieu à propos d'un travail du docteur Haas, dans lequel ce praticien rapporte six cas de nécrose phosphorée traités par lui par la *résection prématurée*, c'est-à-dire par la méthode suivie par les professeurs Billroth et Langenbeck.

Si nous faisons ressortir ces oppositions, c'est pour montrer combien les praticiens des différents pays sont encore peu d'accord sur le meilleur

1. Voy. Linhart, *Compendium der chirurg. operationslehre;* un des traités de médecine opératoire les plus estimés en Allemagne.
2. Voy. *Loc. citat.*, p. 525.
3. Voy. Haltenhoff, *thèse de Zurich*, 1866.
4. Voy. U. Trélat, *De la nécrose produite par le phosphore*, 1857.
5. Voy. Follin, *Pathol. externe.*
6. Voy. *Gazette des hôpitaux*, 1874, n° 7.

traitement à appliquer à une lésion qui n'est malheureusement plus rare, et qui tend à devenir de plus en plus fréquente aujourd'hui.

Le professeur nous montra, à propos de cette résection et de l'accident qui lui était arrivé avec la scie à chaîne, une scie nouvelle inventée par le docteur Kussy. Elle consiste en une tige d'acier très flexible, autour de laquelle est enroulée une spirale très fine, aussi en acier, qui est fortement soudée à la première; c'est la spirale qui joue le rôle des dents de la scie; un autre exemplaire est formé d'une seule pièce, seulement la tige qui le constitue a été enroulée sur elle-même en forme de tire-bouchon ou de vrille, puis trempée de manière à la fixer dans sa forme nouvelle. On s'en sert absolument comme de la scie à chaîne, en tirant alternativement sur ses deux extrémités; il est certain que cette scie ne peut guère s'enclaver, parce qu'il n'est pas nécessaire de la maintenir dans un même plan pour qu'elle coupe, et qu'elle ne s'arrête pas; mais elle a l'inconvénient de s'user très vite, ou de se casser quand la trempe a été mal faite; il y a là cependant, je pense, une idée à poursuivre et à perfectionner; cette scie se vend chez Hayek et Marconi, fabricants à Vienne.

Pour protéger les tissus contre la chaîne, quelle qu'elle soit, M. Billroth se sert d'une tige de fer courbée et creusée en gouttière du côté de la chaîne; c'est une sonde de Blandin, à canal beaucoup plus gros, et courbée en arc de cercle.

Nous avons vu pratiquer plusieurs *ostéoclasies* dans le service de M. Billroth; chez les enfants, à l'aide des mains seulement; chez les adultes, à l'aide de l'appareil de Rizzoli, et ici il est important de distinguer: si la direction vicieuse de la jambe est due à une courbure anormale du tibia ou du fémur, c'est l'appareil de Rizzoli qu'il faut employer; au contraire, l'angle formé au genou peut dépendre d'une direction vicieuse des *condyles* du fémur, les os étant d'ailleurs parfaitement droits, si on les considère isolément; alors l'appareil n'est plus applicable; il faut fixer le fémur, et peser de toutes ses forces sur le tibia pour le ramener dans la direction normale. Examinons chacun de ces cas particuliers; pour les enfants, rien à noter, si ce n'est qu'en redressant l'os ou en le cassant, il faut avoir soin qu'il ne fasse pas encore *ressort* vers sa direction primitive, parce que dans le bandage il se formerait facilement des escarres aux points où le bandage appuierait; c'est ainsi, par exemple, que chez un petit garçon de 5 ans, atteint de courbure rachitique siégeant au tiers inférieur des deux tibias, le professeur saisissant le membre à pleines mains, *cassa* les deux os d'une des jambes, et se contenta de *redresser* ceux de l'autre lorsqu'il se fut assuré que le redressement était permanent, et que la jambe n'avait aucune tendance à revenir à sa forme primitive.

Un jeune homme d'une vingtaine d'années, vigoureux, bien constitué, présente deux genoux *valgus;* les os sont droits, c'est la direction vicieuse des condyles qui amène les genoux en dedans; le fémur étant fixé solidement sur la table par des aides, le professeur appuya de toutes ses forces sur la jambe pour ramener le pied en dedans; des efforts considérables ne parvinrent qu'à disloquer l'articulation sans l'amener dans la position voulue; le professeur se décida alors à inciser avec un ténotome, sous-cutanément, le tendon du biceps fémoral et le ligament latéral externe du geuou; un craquement se fit entendre, et la jambe fut facilement ramenée dans la position verticale; la même opération fut incontinent pratiquée à l'autre membre. Vous croirez facilement qu'une opération de ce genre nécessite un déploiement de forces considérable; nous avons vu *huit* hommes vigoureux attelés latéralement à la jambe sans parvenir à distendre les ligaments articulaires du genou; et chez un patient bien musclé, la section de ces ligaments est d'absolue nécessité.

Voici enfin un homme présentant deux *genua curvata;* seulement, dans ce cas (comme dans le premier chez l'enfant), la courbure des jambes provient d'un angle que forme le tibia à son tiers supérieur; l'articulation du genou elle-même est parfaitement normale. Nous avons ici le choix entre trois moyens : la fracture de l'os avec les mains (qui est impossible chez un adulte), la résection d'un coin du tibia (*ostéotomie*, comme nous l'avons vu faire chez le professeur Volkmann), ou enfin la fracture de l'os à l'aide de l'appareil de Rizzoli; mais l'ostéotomie expose évidemment à plus de dangers que la fracture sous-cutanée d'un os, quelle que soit d'ailleurs la puissance du pansement antiseptique pour éviter la suppuration; la fracture pratiquée à l'aide de l'appareil est aussi beaucoup plus rapide que l'ostéotomie, puisqu'elle se fait presque instantanément. Il s'ensuit, d'après le professeur, que l'appareil de Rizzoli est infiniment préférable toutes les fois qu'il peut être appliqué.

Cet appareil se compose, comme on sait, de deux grands anneaux d'acier suspendus aux deux extrémités d'une barre de fer représentant le fléau d'une balance; au centre de ce fléau s'engage une longue vis dont l'extrémité opposée à la poignée appuie sur le point de l'os qu'il s'agit de rompre. Les deux anneaux sont passés sur la jambe et fixés dans des points convenables; l'extrémité de la vis appuie sur le point à fracturer par l'intermédiaire d'une pelote pour éviter une contusion. L'appareil ainsi placé, l'opérateur tourne très rapidement la vis jusqu'à ce qu'un bruit sec lui annonce que la fracture est faite; il enlève aussitôt l'appareil.

Les seuls dangers de l'ostéoclaste de Rizzoli sont les contusions de la peau et la production de fracture *avec éclats*. Les premières sont toujours évitées en allant très vite; le professeur manie l'instrument avec une extrême rapidité : aussi n'a-t-il *jamais* eu à se plaindre de contusions; quant aux fractures comminutives, il ne les a jamais vues; la fracture de l'os a toujours été simple; bref M. Billroth se loue beaucoup de cet instrument avec lequel il affirme n'avoir jamais eu le moindre accident. Il est inutile d'ajouter que toutes ces opérations ne se font pas sans chloroforme.

Quelle que soit la façon dont on ait redressé la jambe (ou le bras), il faut maintenir le membre dans la nouvelle position qu'on veut lui donner ; c'est toujours au bandage plâtré que le professeur a recours ; à l'aide d'une longue bande dont il tient les deux bouts, un aide attire l'articulation dans une position convenable pendant que l'opérateur applique le bandage. Quant aux suites de l'opération, elles ne présentent ordinairement rien à noter ; la température reste normale, et le malade n'a que peu ou pas de douleurs ; s'il se plaint, on lui applique sur les genoux deux vessies de glace ; dans un cas cependant, nous avons observé une température de 39° les premiers jours, et les douleurs dont le malade se plaignait ont nécessité l'ouverture du bandage ; mais ces accidents ont bientôt disparu.

Le professeur pratique beaucoup l'*extirpation des tumeurs ganglionnaires* simples ou qui ont subi la dégénérescence caséeuse ; pour M. Billroth comme pour le professeur Langenbeck, l'extirpation constitue le seul moyen de guérir ces tumeurs, surtout si elles sont caséeuses et garnies de fistules ; la suppuration est entretenue par ces matières qui ne s'éliminent que très lentement, et elle dure des années ; en les enlevant au moyen d'une incision, puis des ciseaux courbes, des doigts et de la cuiller tranchante, on guérit toujours rapidement ; cependant il est évident que si le sujet a une constitution qui prédispose à l'hypertrophie et à la caséification des ganglions lymphatiques, il peut y avoir récidive sur place, ou de l'autre côté du cou, ou enfin dans l'aisselle ou dans l'aine. Le professeur Lücke et un autre chirurgien ont publié des cas dans lesquels ils ont réussi à faire disparaître des tumeurs ganglionnaires au moyen d'injections de teinture d'iode pratiquées dans l'intérieur même des ganglions ; c'est un heureux hasard, d'après M. Billroth, à moins que les ganglions n'aient été purement hypertrophiés ; injecter de l'iode au milieu de masses caséeuses ne peut les faire résorber, parce que les agents de cette résorption, c'est-à-dire les vaisseaux, manquent presque absolument.

Quant aux tumeurs ganglionnaires de mauvaise nature, le professeur déconseille au contraire de les opérer ; si elles s'avancent dans le pharynx et compromettent la respiration, il faut se contenter d'en enlever de ce côté, si on peut, pour que le malade ne meure pas étouffé. Les ganglions cancéreux se distinguent souvent à la première inspection des ganglions hypertrophiés ou caséeux, en ce qu'ils forment en général une masse beaucoup plus compacte en elle-même, et plus adhérente à la peau et aux tissus profonds, tandis que les ganglions hypertrophiés peuvent être facilement et plus ou moins séparés les uns des autres à l'aide des doigts.

Le professeur nous faisait remarquer, à propos d'une fille qui avait subi l'extirpation d'une tumeur ganglionnaire du sein et de l'aisselle, et qui retournait chez elle guérie *seize* jours après l'opération, combien le pansement antiseptique abrège la durée de la guérison en général et de celle des extirpations ganglionnaires en particulier; par tout autre pansement, nous disait le professeur, c'est à peine si deux ou trois mois auraient suffi pour la cicatrisation de cette plaie; ceci n'est pas seulement un avantage considérable pour les malades, ajoutait-il en riant, mais aussi pour les finances hospitalières.

Les *autoplasties* que nous avons vues ont été assez nombreuses et *très remarquables*, surtout celles du nez. Avant toute opération le professeur recommande de façonner avec un morceau de carton et des ciseaux un *patron* de nez qui aille le plus exactement possible au malade; on applique le morceau de carton tantôt sur la perte de substance, tantôt sur le front, pour bien mesurer les dimensions que doit avoir le lambeau à découper au front; s'il s'agit de la réparation du nez en totalité, on plie le carton en deux, et on découpe ainsi les deux côtés ensemble, de manière à donner aux deux plans latéraux des dimensions exactement égales; il faut donner au patron une plus grande longueur que celle de la perte de substance, parce qu'il faut fournir d'abord de quoi former le lobule médian qui est horizontal (septum), et ensuite les deux bords des ailes du nez qu'on replie sur eux-mêmes pour en faire des bords naturels. Il faut faire attention que la longueur du nez, c'est-à-dire sa proéminence, dépend de la largeur des plans latéraux d'abord, et ensuite de la longueur du septum médian; celui-ci est d'ailleurs plié en long, et son extrémité doit être suturée au bord supérieur (préalablement avivé) de la lèvre supérieure. Le fait de replier sur eux-mêmes les bords des ailes du nez et le septum médian donne plus de solidité au nouveau nez qui se trouve ainsi maintenu droit, même si les os propres du nez sont absents; cette méthode est du professeur Langenbeck par qui nous l'avons aussi vu appliquer.

Le patron formé, on procède à l'avivement des bords de la perte de substance; dans cette opération, il faut faire attention que l'avivement n'empiète pas sur la joue de manière à dépasser le point où l'aile du nez s'insère normalement; or il suffit de regarder un nez quelconque pour voir que cette insertion ou cette attache de l'aile du nez *se trouve ordinairement sur la perpendiculaire qui descend de la caroncule lacrymale.* L'avivement fait, on reprend son patron, on l'applique obliquement sur le front, et on découpe sur celui-ci un lambeau de forme absolument semblable audit patron; le pont ou pédicule du lambeau doit être latéral, de sorte qu'en l'abaissant il ne subit qu'une *demi*-torsion; ce pédicule doit avoir au moins huit à dix lignes de largeur; on détache le lambeau de l'os frontal et on s'occupe d'abord de réunir la plaie faite au front; on sait que cette réunion ne peut guère être complète. Cela fait, on abaisse le lambeau, on suture d'abord le septum (c'est-à-dire le petit lambeau du milieu qui doit devenir horizontal), puis les deux ailes qui doivent avoir été repliées bien également; on s'occupe enfin de doubler les bords de ces ailes. On pourrait aussi commencer toute l'opération par l'avivement de la perte de substance, et découper seulement alors son patron suivant des dimensions plus certaines.

Le professeur conseille de ne pas opérer de rhinoplastie chez les syphilitiques, surtout s'ils prennent du mercure, parce que l'adhérence du lambeau par première intention se fait très rarement chez eux; il conseille aussi de ne jamais suturer un lambeau avec un autre lambeau qui serait, lui aussi, séparé des tissus sous-jacents; leur union l'un avec l'autre ne se fait pas non plus, parce qu'ils sont trop anémiés.

On sait que ce qui dépare ordinairement les nez autoplastiques, c'est l'absence du sillon naso-labial et le manque de saillie de l'*aile* du nez. Pour obtenir ce sillon et cette saillie, nous avons vu le professeur pratiquer une petite opération que je vais essayer de vous décrire parce qu'elle est très ingénieuse, et qu'elle a donné sous nos yeux un résultat magnifique. M. Billroth pratique à l'endroit où doit se trouver le sillon, une incision courbe ayant exactement la forme et les rapports du futur sillon; cela fait, il enlève sur la peau de la joue deux ou trois *coins* de peau dont la base correspond à l'incision courbe, et le sommet se dirige pour les uns en bas, pour les autres en haut; les petits coins de peau enlevés, il suture les bords opposés; il s'ensuit forcément que la partie de la joue d'où il a enlevé les coins est très rétrécie, ce qui fait nécessairement bomber la partie qui doit former l'aile du nez et dont il n'a rien enlevé; et ainsi, le sillon séparant le nez de la joue et la saillie de l'aile du nez sont formés du même coup. Je ne sais si j'aurai réussi à être clair dans cette description; au surplus, il me suffira de quelques coups de crayon pour vous montrer tout l'ingénieux de cette petite opération, qui donne au nez plastique une allure naturelle presque parfaite.

Voici un genre d'autoplastie heureusement moins fréquent; il s'agit d'une femme de la campagne qui a reçu un coup de corne d'un bœuf; la corne a pénétré sous les fausses côtes gauches et a perforé l'estomac; les bords de la plaie stomacale se sont réunis à ceux de la plaie de la paroi abdominale, sans autre accident, et il s'en est suivi une *fistule stomacale* parfaitement régulière, du diamètre d'une pièce de 2 fr. 50. Vous remarquerez certainement à ce propos que le hasard est un bien grand maître; voilà une opération de gastrotomie qui a été bien lestement faite; et elle est si dangereuse qu'elle n'a été réussie qu'une seule fois par la main de l'homme; le moyen n'est pourtant pas à recommander. Un autre cas de perforation de l'estomac avec fistule stomacale consécutive a été décrit par Corvisart dans le *Dictionnaire des sciences médicales*, t. XXXV,

p. 37, 1802. La femme, dans ce cas, était tombée sur l'épigastre; la fistule se trouvait, comme dans le cas du professeur Billroth, sous les fausses côtes. (La pièce est conservée au musée Dupuytren, sous le n° 60 : estomac de la fille Gorée.) M. Billroth a découpé un lambeau latéral, et l'a suturé aux bords avivés de la fistule; le lambeau a adhéré par première intention sur tout le pourtour de la fistule, et la malade a été renvoyée guérie; seulement elle revenait six mois après en présentant de nouveau sa fistule comme auparavant; les sucs gastriques avaient attaqué cette peau dénuée d'épithélium et de mucus, *et la femme avait elle-même digéré son lambeau.* Les tentatives d'occlusion pratiquées depuis ont été vaines. M. Billroth a essayé de cautériser les bords de la fistule, dans l'espoir d'obtenir un certain degré de rétrécissement par rétraction cicatricielle; notons à ce propos que le professeur se sert comme cautère actuel du *thermo-cautère de Paquelin* [1].

Nous avons été témoin de la difficulté qu'offre la guérison des *ectopies ou exstrophies de la vessie;* c'est encore par autoplastie qu'on essaye d'obvier à cette malheureuse lésion congénitale; mais l'urine qui est toujours en contact avec les lambeaux ramenés au-devant de la vessie empêche la plupart du temps leur réunion; ces lambeaux s'épaississent en se rétrécissant, il se forme entre eux des fistules par lesquelles l'urine continue de s'écouler; on est obligé d'exciser ces fistules et d'essayer de les réunir par la suture; en somme, le résultat est difficilement complet et rarement favorable. Il n'y a d'ailleurs que peu de temps qu'on s'est proposé de remédier à cette difformité; autrefois on se contentait de moyens palliatifs sans que jamais on eût recours à une opération; il s'ensuit que la technique de cette opération est encore nouvelle et peu connue. Dans les deux cas que nous avons eus sous les yeux, nous avons pu examiner un fait physiologique que l'on ne peut voir que dans des lésions étendues de ce genre; c'est l'urine sortant des deux uretères et pénétrant dans la vessie *par petits jets saccadés* séparés par des intervalles irréguliers; il ne nous a pas été possible de voir si l'urine s'écoulait encore lentement durant ces intervalles.

M. Billroth traite les *épithéliomas superficiels de la lèvre* par le grattage avec la cuiller tranchante, suivi de la cautérisation à la potasse caustique; ce traitement n'est appliqué que dans les cas où la lésion en est à son début; il produit une perte de substance peu notable; le professeur est d'avis que si la récidive ne s'est pas montrée au bout d'un an, le malade peut être considéré comme radicalement guéri.

Les *nodules de lupus* sont extirpés à l'aide de la cuiller tranchante, et les *angiomes* qui ne siègent pas à la face sont traités par la cautérisation à l'acide azotique monohydraté, comme à Berlin.

1. Le professeur a réussi, depuis, à fermer une seconde fois la fistule. — Voy. *Wiener medizin. Wochenschr ft*, 1878.

Nous avons pu observer une lésion très intéressante, qui ne se présente pas souvent ; c'est un cas d'*anévrisme artérioso-veineux* du pli du coude; chose remarquable, la saignée n'a pas été la cause de la tumeur, qui s'est produite spontanément. Avant l'entrée du malade à l'hôpital, son médecin a essayé de guérir la tumeur par la compression directe ; ces essais n'ont eu pour résultat que d'enflammer légèrement la peau qui recouvre l'anévrisme, sans diminuer en rien le volume de celui-ci.

A son entrée à l'hôpital, le malade se plaint d'engourdissement et de difficulté dans les mouvements du bras ; la tumeur date de neuf mois ; elle siège au pli du bras gauche et fait fortement saillie ; en effet, elle offre le volume d'une grosse noix ; la peau qui la recouvre est saine, sauf en un point où la compression a été faite ; ce point qui correspond au centre de la tumeur est rouge et ulcéré ; les veines de l'avant-bras ne sont nullement gonflées ; l'artère radiale bat normalement ; l'avant-bras tout entier a son volume ordinaire.

Le professeur eut soin de faire constater à chacun des élèves les signes si caractéristiques que donne ce genre de tumeur à la palpation et à l'auscultation ; en effet, la sensation et le bruit que l'on perçoit sont si particuliers, qu'ils ne ressemblent à aucune des sensations ni à aucun des bruits vasculaires ou cardiaques que l'on constate ordinairement ; ils sont par cela même très difficiles à décrire ; pour la sensation que perçoit la main appliquée sur la tumeur, c'est celle que donne un liquide se précipitant impétueusement à travers une ouverture étroite, une sorte de trépidation avec des renforcements qui correspondent à chaque impulsion du cœur ; quant au bruit, l'expression de *bruit de rouet* est celle à l'aide de laquelle on peut le mieux la définir, sans qu'elle comprenne cependant l'espèce de sifflement particulier qui accompagne ce bruit de rouet. En un mot, il faut avoir entendu ce bruit pour le bien comprendre, et quand on l'a perçu une seule fois, il est impossible de l'oublier ni de le confondre avec d'autres.

Le diagnostic étant ainsi nettement posé, il s'agissait de procéder à une opération qui pût soustraire le malade au danger d'hémorragie mortelle auquel il était exposé à chaque instant, par suite de la rupture du sac anévrismal. Le professeur, ayant endormi le patient et appliqué l'appareil d'Esmarch, incisa longitudinalement la peau et la tumeur dans toute son étendue ; le sac ouvert fut vidé des caillots qu'il contenait, et l'opérateur, introduisant un stylet dans chacun des vaisseaux qui aboutissaient au sac, disséqua ainsi et ligatura avec du catgut chaque vaisseau sans que, grâce à l'appareil d'Esmarch, cette opération fût troublée par l'écoulement de la moindre goutte de sang. Le sac offrait une coloration d'un blanc mat qui le faisait facilement distinguer des parties voisines. Le sac fut alors disséqué sur toute son étendue, dégagé des tissus environnants, et soulevé ; lorsque l'enlèvement de la bande d'Esmarch eut prouvé que tous les vaisseaux aboutissant au sac avaient été liés, le sac fut enlevé à son tour, la plaie lavée à l'eau phéniquée et réunie sur toute son étendue, et on appliqua un pansement antiseptique.

Le professeur ayant préparé la tumeur à l'aide des stylets introduits dans les vaisseaux, nous démontra que le sac avait été en grande partie formé aux dépens des parois de la veine médiane basilique, et que la communication de l'anévrisme avec l'artère humérale consistait en un petit trou dont l'étroitesse expliquait les bruits perçus à l'auscultation; le sac communiquait avec la veine par une ouverture beaucoup plus large, de 5 millimètres environ.

La plaie ne présenta presque pas de suppuration, et la guérison fut complète quinze jours après.

Nous avons pu, grâce à l'obligeance du professeur, assister à une *ovariotomie*. M. Billroth opère dans une chambre à température très élevée; le lit préparé pour la malade est bassiné avec soin; les instruments sont trempés, au moment du besoin, dans une solution phéniquée, et les pulvérisations sont mises en œuvre, mais pas pendant tout le temps de l'opération; vu la grande puissance d'absorption du péritoine, le professeur craint que l'acide phénique pulvérisé à sa surface en trop grande quantité ne détermine chez la malade un certain degré de dépression qui, ajoutée à celle du chloroforme, ne peut être que nuisible; les pulvérisations ne sont donc pratiquées que d'une façon intermittente. La malade endormie, l'abdomen est recouvert d'une toile cirée fendue de manière à laisser le milieu du ventre à découvert.

Les commémoratifs ne présentent rien de particulier; la malade a eu plusieurs enfants; sa menstruation est devenue irrégulière; la tumeur qu'elle présente s'est développée lentement; elle fait une forte saillie en avant, et le point le plus saillant *correspond à la ligne médiane*. Elle a été ponctionnée une fois; la patiente est assez âgée (52 ans?), et d'une constitution assez chétive.

L'opérateur, placé à la droite de la malade, pratique sur la ligne médiane une incision de douze centimètres environ; l'hémorragie capillaire arrêtée, une boutonnière est faite au péritoine, et cette membrane est incisée avec un bistouri boutonné sur toute l'étendue de la plaie; aucun liquide ascitique; la tumeur se présente avec sa couleur d'un blanc mat; le professeur trempe ses mains à plusieurs reprises dans de l'eau phéniquée *chaude* (précaution recommandée), et introduit la main droite entre le kyste et la paroi abdominale, en la promenant à plat aussi loin qu'il peut aller; il ne constate aucune adhérence; le trocart de Spencer-Wells est alors enfoncé dans la tumeur qui se vide partiellement mais rapidement, tandis qu'aucune goutte de liquide kystique ne s'épanche à côté de l'instrument; l'exploration ayant constaté l'existence d'une seconde poche, le professeur saisit le trocart, et, sans le retirer, l'enfonce plus avant, de manière à le faire pénétrer dans cette seconde poche; celle-ci se vide aussi facilement et aussi rapidement que la première, et la membrane flottante constituant alors le kyste sort d'elle-même par la plaie. C'est l'ovaire gauche qui est atteint.

On le voit, on ne peut guère imaginer de cas plus simple ni plus facile; toutefois la suite de l'opération ne fut pas aussi favorable; on constata que le pédicule de la tumeur était très court, et c'est ce qui fut l'origine première des complications qui suivirent. En effet, après avoir opéré un grand nombre de cas par la méthode intrapéritonéale, le professeur en est complètement revenu; c'est-à-dire que, toutes les fois que le pédicule est assez long, il le comprend dans la plaie, comme Spencer-Wells et Kœberlé, et ne rejette le pédicule dans la cavité abdominale que lorsqu'il est absolument trop court; la méthode intrapéritonéale n'est pour lui qu'une méthode *de nécessité*. C'était donc le cas ici; à l'aide d'une pince, le professeur dissèque sur le doigt de la main gauche faisant saillie, le pédicule en quatre parties inégales, lie successivement ces quatre pédicules avec du fil *de chanvre* et retranche la tumeur. M. Billroth ne se sert pas de fils de soie pour les ligatures du pédicule, et il pense que les fils du catgut ne conviennent pas pour cet objet; afin de faire pénétrer la lumière au fond de la cavité abdominale, le professeur se sert d'un grand réflecteur concave tenu dans la position favorable par un aide. Ayant rejeté le pédicule ligaturé dans la cavité, l'opérateur s'occupe d'éponger le péritoine avec des éponges phéniquées. Ce faisant, il s'aperçoit bientôt de la présence dans la cavité péritonéale d'un quantité de sang qui ne peut s'expliquer que par une hémorragie se produisant par le pédicule qu'il vient de lier; il le recherche et le comprime rapidement; plusieurs jets donnaient du sang en assez grande abondance. Les ligatures avaient-elles cédé, avaient-elles au contraire coupé les vaisseaux en étant trop serrées, ou bien la ligature du pédicule avait-elle été incomplète: c'est ce qu'il serait difficile de savoir; quoi qu'il en soit, la nouvelle ligature de ces vaisseaux occupa un temps considérable, et le nettoyage consécutif du péritoine fut plus difficile; le professeur nous fit remarquer que si cet accident avait eu lieu quelques minutes plus tard, il n'aurait vraisemblablement plus retrouvé qu'un cadavre; il observa aussi que s'il avait pu comprendre le pédicule dans la plaie, cet accident ne se serait pas produit ou aurait été plus facile à maîtriser. La ligature de ces vaisseaux fut d'ailleurs pratiquée avec un soin extrême, car il faut compter que la moindre petite veine, qui donne très peu de sang pendant que la malade est déprimée par la norcose chloroformique, peut causer une hémorragie mortelle lorsque les impulsions cardiaques ont au réveil repris toute leur énergie.

Le professeur attendit quelque temps et visita le pédicule à trois reprises différentes séparées par des intervalles assez longs. Sûr de l'arrêt complet de l'hémorragie, l'opérateur ferma la plaie abdominale à l'aide de six sutures profondes à points séparés et comprenant le péritoine; les fils, en soie phéniquée, étaient enfilés dans deux longues aiguilles droites; deux drains en caoutchouc furent introduits profondément, en ressortant entre les sutures profondes; quelques sutures superficielles complétèrent la fermeture de la plaie. Le pansement fut celui de Lister; on appliqua par-dessus, au moyen d'une simple alèze, un bandage de corps fortement serré, la malade fut disposée dans son lit de manière à ce que la tête fût plus basse que le corps, et on administra un peu d'infusion forte de café.

M. Billroth observa, pendant le cours de l'opération, que les cas les moins compliqués sont souvent d'un pronostic moins favorable; Hégar a aussi fait cette remarque; il suppose que les changements produits pas des adhérences étendues dans la texture du péritoine ont pour effet de rendre celui-ci moins apte à absorber les matières septiques. Quoi qu'il en soit, la malade était, au moment de notre départ de Vienne, en pleine voie de guérison; la température s'était élevée à 38°,5 et à 39° les deux ou trois premiers jours, pour redescendre et rester à la normale; la plaie était cicatrisée, l'appétit satisfaisant, et la malade ne se plaignait d'aucune douleur abdominale ou autre.

Le professeur ne s'est décidé à placer des drains que parce qu'il a eu une hémorragie qui a été longue à arrêter; mais il pense qu'il faut toujours compter sur une certaine quantité de sécrétion quand le péritoine a été longtemps exposé à l'air [1].

Voici enfin une opération de *laparo-hystérotomie* à laquelle j'ai aussi été gracieusement invité. Le diagnostic était incertain; on avait affaire à une tumeur solide d'un des ovaires ou à une tumeur de l'utérus, probablement un corps fibreux; ce qui faisait croire à la première, c'est qu'on avait cru sentir l'utérus situé en avant de la production pathologique; M. Billroth penchait pour le second diagnostic qui se vérifia aussitôt qu'il eut ouvert le ventre.

La malade a une trentaine d'années; elle est fille. Les mêmes précautions que pour une ovariotomie : chambre à température élevée, mains trempées dans l'eau phéniquée tiède, chloroforme, pulvérisations fréquemment interrompues. Comme il avait affaire à une tumeur dont le volume était irréductible, le professeur fit une très large incision allant de l'ombilic au pubis; ayant incisé le péritoine avec un bistouri boutonné, il découvrit le grand épiploon régulièrement étendu au-devant de la tumeur, ce qui plaidait pour une production de l'utérus. L'épiploon repoussé, l'incision de la paroi abdominale fut prolongée jusqu'au-dessus de l'ombilic, et la tumeur fut extraite assez facilement à l'aide des mains;

1. Voy. à ce sujet Hégar, *Zur Ovariotomie*.

elle n'offrait aucune adhérence péritonéale, avait le volume d'une tête d'adulte irrégulièrement bosselée, et était constituée par le corps de l'utérus ; latéralement, les deux ovaires, les ligaments larges et les ligaments ronds, le tout parfaitement sain ; aucune trace d'ascite. Le professeur, laissant les connexions de l'utérus avec les ovaires intactes, plaça sur le ligament rond et le ligament large divisé en deux parties, deux ligatures de chanvre, et les abandonna dans la cavité abdominale ; il entoura alors le pédicule de la tumeur (pédicule constitué par la portion cervicale de l'utérus) avec la chaîne de l'écraseur de Chassaignac, et serra fortement sans couper ; traversant ensuite le pédicule au-dessus de la chaîne par deux longues aiguilles se croisant à angle droit, il plaça par-dessus un fil de platine serré par le serre-nœud galvano-caustique de Leiter ; la pile galvano-caustique employée était celle du même inventeur ; le courant à peine établi, on s'aperçut de l'écoulement d'une assez grande quantité de sang ; avec les précautions que l'on avait prises, l'hémorragie ne pouvait provenir que de la tumeur elle-même, ce qui se vérifia bientôt ; la section se fit assez régulièrement ; trois fois l'un des rhéophores fut déplacé pour diminuer le nombre des éléments de la pile, et modérer par suite le courant galvanique et l'intensité de la chaleur, le fil coupant trop vite. La section montra, sur le pédicule comme sur la tumeur, une escarre blanche peu étendue. La tumeur enlevée, on s'occupa du pédicule ; il se trouva que, par suite de la pression exercée par la chaîne de l'écraseur sur ces tissus élastiques, la chaîne elle-même ne serrait plus suffisamment ; quelques crans retirés de plus remirent les choses en état, la chaîne fut fixée à l'aide d'une clef particulière, et le manche de l'instrument enlevé. Immédiatement sous la chaîne maintenue en place, le professeur plaça sur le pédicule une ligature de sûreté, en chanvre, embrassant le pédicule tout entier. L'escarre de la section fut alors enlevée à coups de ciseaux, et la toilette du péritoine ayant été négligemment faite à l'aide d'éponges phéniquées, l'opérateur fixa le pédicule vers l'angle inférieur de la plaie à l'aide d'une suture profonde qui, passant par les deux lèvres de la plaie abdominale dans toute leur épaisseur, traversait le pédicule dans son milieu, sous la chaîne de l'écraseur ; trois drains phéniqués furent placés profondément au-dessus et au-dessous du pédicule ; ils furent fixés par une épingle de sûreté ; cinq ou six sutures profondes et quelques points de sutures superficielles achevèrent l'opération. Le pansement consista dans le lavage soigneusement pratiqué de la plaie avec l'eau phéniquée, et dans l'application du pansement de Lister recouvert d'une grande quantité d'ouate ; le tout fut maintenu à l'aide d'un bandage de corps. L'opération avait duré une heure un quart environ ; la malade n'avait absolument perdu que le sang contenu dans la tumeur.

Quelques mots à propos de ce cas : le professeur s'est servi, comme nous l'avons dit, de l'appareil galvano-caustique de Leiter; cet appareil permet de modérer la chaleur ou de l'augmenter en déplaçant un rhéophore, de manière à retrancher ou à ajouter un ou plusieurs éléments de la pile; il est donc incomparablement meilleur que les piles de Middeldorff; cependant nous ferons observer qu'il n'atteint pas, à beaucoup près, la perfection de l'appareil Bœckel, parce que, quand on a réduit la pile à un seul élément, il est impossible de modérer la force de cet élément, et qu'on est forcé de s'arrêter là; si cet élément est encore trop fort (comme nous l'avons vu déjà une fois), il n'y a aucun moyen d'y remédier. Ce n'a heureusement pas été le cas cette fois-ci. A notre départ de Vienne (douze jours après l'opération), la malade se trouvait en excellente voie de guérison.

J'ai trouvé dans le *Wiener med. Wochenschrift* des remarques extrêmement intéressantes à propos de cette opération [1]; permettez-moi de vous en faire part en quelques mots :

Jusqu'à la fin de 1868, nous dit M. Billroth, il ne fut publié que 34 laparo-hystérotomies, dont 8 guérisons et 26 morts (23,5 p. 100 de guérisons). Nombre d'entre elles avaient été pratiquées à la suite d'un faux diagnostic; l'auteur fait remarquer que le nombre d'hystéro-laparotomies opérées sans succès est évidemment beaucoup plus grand que ne le montre cette statistique. Kœberlé, qui opéra heureusement trois cas (1865-1866), est le premier qui entreprit audacieusement d'opérer des cas bien et dûment diagnostiqués; c'est à la chirurgie française, à Kœberlé et à Péan, que nous devons le développement méthodique (*methodische Entwickelung*) de cette opération. Jusqu'en 1866, on n'eut guère connaissance de fibrome utérin chez une femme de moins de 30 ans. — L'auteur raconte, avec une sorte de franchise familière qui le caractérise dans tous ses écrits, à quelle occasion il assista à la première laparo-hystérotomie qu'il eût vue, comme quoi il se trompa dans son diagnostic, et de quelle façon la malade mourut de péritonite; croyant à une tumeur ovarique, le collègue qui opérait fit, après l'incision abdominale, une ponction au trocart, puis une seconde, puis une troisième dans la tumeur *bien fluctuante* sans obtenir de liquide; alors seulement, se demandant ce que cela signifiait, ils pensèrent à un corps fibreux. « Lorsque la malade fut déposée vivante dans son lit, et qu'elle se fut rapidement remise de l'opération, je fis compliment au confrère, mais je me souhaitai ardemment à moi-même de ne plus jamais assister à une opération semblable; les énormes veines développées à la surface de la tumeur me tourmentèrent encore plus tard en rêve, et le souvenir de l'opération me laissa longtemps encore une impression si pénible (*entsetzlich*) que je ne craignais rien tant, en commen-

1. Voy. Billroth, *Zur Diskussion ueber einige chirurgische Zeit-und Tagesfragen, in Wiener med. Woch.*, 1876, nos 1 et 2.

çant une ovariotomie, que d'avoir pris un fibrome pour une tumeur de l'ovaire. » — Le second cas fut aussi opéré par un confrère dans les mêmes conditions d'erreur de diagnostic et d'issue funeste. Si de pareils maîtres se trompent, et d'une façon aussi flagrante, combien ne devons-nous pas être prudents, nous jeunes praticiens, dans nos affirmations, et aussi dans nos appréciations de collègues qui se sont trompés! Ce n'est pas la première fois que nous nous sommes fait cette réflexion, car ils sont rares ceux des éminents praticiens dont nous avons suivi les leçons, que nous n'avons pas vus tomber dans le doute, et même se tromper complètement.

Les deux premiers cas opérés par l'auteur lui-même (1873-1874), diagnostiqués d'avance, furent deux insuccès, le troisième fut un succès complet (jeune fille de 19 ans, fibrome pesant 17 kilogr.). Le professeur nous raconte quelles furent les raisons qui le déterminèrent à entreprendre à son tour une opération de ce genre, malgré ce qu'il nous raconte plus haut; la principale, ce fut la lecture du livre de Péan et Urdy: « Hystérotomie. De l'ablation partielle ou totale de l'utérus par la gastrotomie, Paris, 1873. » Péan raconte qu'il fit, de 1869 à 1873, neuf laparo-hystérotomies, dont *sept* guérirent, « résultat inouï, ajoute M. Billroth, et certainement regardé comme impossible, il y a peu de temps; ce livre m'imposa par l'excellente méthode qui présida au traitement, et par la modestie dont l'auteur fait preuve en exposant cette méthode. Cette opération est sans contredit, grâce à Kœberlé et à Péan, sortie du stade des succès obtenus par hasard (*zufälligen Gelingens*) pour entrer dans le stade du traitement méthodique, scientifique et artistique. »

A sa première hystérotomie faite par lui (morte trois jours après de péritonite), le morcellement de la tumeur et l'application de ligatures en fil de fer (d'après la méthode de Péan) ne le satisfirent pas [1]; aussi, dans sa seconde opération, substitua-t-il au fil de fer une forte pince (*Klammer*) appliquée immédiatement au-dessus de la portion vaginale de l'utérus, après avoir d'ailleurs essayé d'énucléer successivement les tumeurs multiples qui se rencontraient recouvertes de leur capsule fournie par le tissu même de l'utérus; il avait l'espoir de pouvoir, de cette façon, laisser le corps de l'utérus avec les ovaires et les tubes en place; mais les tumeurs se montraient en si grand nombre (vingt environ enlevées de cette façon) que l'opérateur dut renoncer à les énucléer toutes et à remettre en place

1. Nous avons été assez heureux pour assister à une hystérotomie pratiquée par M. Péan. Ce professeur se sert, en effet, d'un fil de fer double à l'aide duquel il traverse le pédicule de la tumeur en son milieu; en coupant l'anse du fil, il a ainsi deux ligatures droite et gauche, une sur chaque moitié du pédicule; une troisième ligature de fil de fer embrasse le pédicule entier; deux autres fils sont encore placés de la même façon; ces ligatures sont serrées à l'aide de serre-nœuds particuliers (*ligateurs*); le professeur prend beaucoup de précautions pour ne pas laisser de sang pénétrer dans le ventre; il ferme la plaie à l'aide de sutures entortillées, badigeonne la section du pédicule avec du perchlorure de fer, et applique un pansement ouaté.

un utérus ainsi déchiqueté; l'hémorragie d'ailleurs produite de cette façon était notable, et la durée de l'opération prolongée outre mesure. La malade ne se remit pas de l'opération et mourut vingt-huit heures après, du choc (collapsus).

Le troisième cas était peu favorable : jeune fille de 19 ans, tumeur colossale datant de deux ans; ascite et œdème des membres inférieurs, faiblesse extrême de la malade produite par les hémorragies utérines qui ne cessaient pas. M. Billroth hésitait entre une tumeur ovarique et une tumeur de l'utérus. Trois ponctions, pratiquées à différentes places *parfaitement fluctuantes* de la tumeur (en consultation avec le professeur Braun), ne donnèrent issue à aucun liquide. M. Billroth fit une incision de 40 centimètres; la tumeur adhérait, dans toute son étendue, avec le grand épiploon qui était lui-même énormément hypertrophié. On sait que les veines du péritoine n'ont pas de valvules; le professeur se décida à partager le grand épiploon en six portions et à couper chaque portion entre deux ligatures. La tumeur consistait en un *conglomérat* de tumeurs variant de la grosseur du poing à la grosseur d'une tête d'adulte ; les ovaires avaient le volume d'une orange; l'opérateur ne pratiqua ni morcellement ni énucléation; il plaça, la tumeur étant en dehors, une simple chaîne d'écraseur sur son pédicule, sans se préoccuper de savoir s'il l'appliquait sur la portion vaginale de l'utérus ou sur le vagin lui-même; mais il eut soin d'écarter la vessie d'une part et les uretères de l'autre. Le pédicule de la tumeur, modérément comprimé par la chaîne, ne se montra pas plus gros qu'un pédicule ordinaire de tumeur ovarique, si bien que le professeur appliqua immédiatement au-dessus de la chaîne un clamp très solide. Drainage à travers le vagin et trois drains dans la plaie du ventre. L'opération avait duré trois quarts d'heure. Le clamp tomba le quinzième jour; la malade se leva huit semaines après l'opération; l'incision, à ce moment, dépassait l'ombilic de trois centimètres; on put constater, à l'aide du speculum, la présence du col de l'utérus. Un des ovaires avait été laissé dans l'abdomen ; le poids de la tumeur seule était de 17 kil., avec le liquide ascitique, de 20 kil.

Dans ce dernier cas, avant de se résoudre à l'opération, l'auteur avait essayé les injections sous-cutanées d'ergotine (*Hildebrandt*), sans succès. Il note à cette occasion qu'il a, au contraire, obtenu de magnifiques résultats par cette méthode dans deux autres cas de fibrome utérin compliqué de fortes hémorragies; ces deux patientes étaient pour ainsi dire exsangues; les injections furent pratiquées pendant plusieurs semaines, les hémorragies cessèrent complètement et les deux femmes se remirent de façon à n'être plus reconnaissables; toutefois, les tumeurs ne diminuèrent pas de volume. Il semble que ces injections doivent être presque indéfiniment continuées lorsque leur action doit durer longtemps, autrement dit, cette action n'est que momentanée; nous avons été témoin du peu de durée de l'action de l'ergotine, entre autres à Berlin, chez le professeur Langenbeck (tumeur sanguine du cou, hypertrophie du corps thyroïde).

En somme, M. Billroth a fait jusqu'ici six laparo-hystérotomies, dont deux furent suivies de succès. Toutes les opérations de ce genre, dans lesquelles on a énucléé les tumeurs hors des parois utérines, ont été suivies de mort; cependant M. Billroth nous disait qu'il ne fallait pas, à son avis, rejeter absolument cette méthode, et qu'il était raisonnable de supposer que, dans le cas d'un ou de deux corps fibreux seulement développés dans la paroi utérine, il y avait lieu d'essayer encore, parce que cette méthode, laissant l'utérus en place, permet de laisser à la femme son aptitude à la parturition.

Nous avons pu examiner, chez M. Billroth, une autre femme opérée d'hystérotomie avant notre arrivée; cette femme était guérie; pendant de longues semaines, sa température était restée à la normale; et cependant la fièvre l'avait reprise, elle atteignait 40° centigrades le soir, oscillait entre 39 et 40° pendant quatre à cinq jours, pour redescendre à la normale, y rester quelques jours et remonter de nouveau; rien en apparence ne pouvait expliquer ces singulières anomalies; la malade, un peu pâle, a bon appétit, ses selles sont régulières, elle ne tousse pas, elle dort bien; sa plaie est parfaitement cicatrisée, son ventre est plat, il n'est nullement et nulle part douloureux, pas même à la pression, la miction est normale et la femme ne se plaint de rien.

Voici un x, mon cher maître; je ne me charge pas, comme vous pensez bien, de le résoudre. On m'a dit avoir observé de pareilles élévations de température, que rien n'expliquait, après des *ovariotomies* guéries; comme il ne s'agissait pas d'opérations pratiquées par la méthode intra-péritonéale, je ne trouve qu'une chose à accuser, ce sont les ligatures incluses nécessitées par les adhérences; toutefois, il devrait y avoir alors formation d'abcès, et les symptômes locaux, c'est-à-dire abdominaux, manquent absolument.

IV. — La médecine tend de plus en plus, et chaque fois que les organes sont à portée, à substituer à l'administration des agents de la matière médicale l'emploi de moyens physiques, mécaniques, destinés à agir en sens inverse de la lésion dont l'organe est atteint; ce ne sont guère que les lésions chroniques qui se prêtent à ce mode de traitement; il en est ainsi des cystites chroniques que l'on traite partout maintenant à l'aide des lavages d'eau froide ou d'eau désinfectante; il en est ainsi des lésions chroniques pulmonaires dont quelques-unes sont très rapidement amendées et guéries à l'aide des appareils pneumatiques; il en est ainsi enfin d'un *nouveau mode de traitement des gastrites chroni-*

ques que nous avons vu appliquer à Vienne par M. le docteur Oser avec de beaux succès. Cette médication consiste dans l'évacuation artificielle du contenu de l'estomac, non au moyen d'une pompe (*Küssmaul*), mais à l'aide d'un tube en caoutchouc mou agissant comme siphon, et dans le lavage consécutif des parois avec une eau simple ou médicamenteuse; celle-ci est aussitôt évacuée par le siphon, de la même façon que le contenu primitif de l'organe. C'est, si l'on veut, le cathétérisme de l'estomac, suivi de lavages, absolument comme cela se pratique pour la vessie.

Avant d'aller plus loin, permettez-moi de mentionner la façon originale dont M. Oser envisage les affections de l'estomac. Ce professeur est d'avis que l'on a beaucoup trop étendu le cercle, ou, si l'on veut, le domaine de la gastrite chronique; autrement dit, l'inflammation joue un rôle beaucoup trop grand dans l'interprétation des phénomènes qui se présentent chez un sujet atteint d'une maladie gastrique. En effet, toute affection de l'estomac qui n'est pas un cancer, un ulcère ou une gastralgie, est ordinairement dénommée gastrite et traitée comme telle; encore le domaine de la gastralgie est-il très restreint dans cette nomenclature et envisage-t-on généralement la gastralgie, non comme une maladie, mais comme un symptôme fréquent de l'inflammation chronique de l'organe.

M. le professeur Oser pense que les affections gastriques d'origine et de cause inflammatoire sont, au contraire, beaucoup plus rares que les autres; toutes les fois que les lésions anatomiques de l'inflammation n'existent pas, on n'a pas le droit de parler de gastrite; or c'est précisément le cas pour les affections stomacales qui sont de beaucoup les plus fréquentes, à savoir les dyspepsies et les gastronévroses.

Il n'y a pas à se dissimuler que la définition de ces deux grandes classes d'affections non inflammatoires de l'estomac est assez difficile, parce que nous ne connaissons pas bien les lésions anatomiques qui les produisent, et que leurs symptômes sont ou très vagues ou très inconstants; un point nous est acquis, c'est que l'inflammation ne joue aucun rôle dans leur étiologie ni dans les lésions qui les constituent; elles peuvent toutefois amener et elles amènent très souvent la gastrite quand elles ont duré un certain temps; mais l'inflammation n'est alors qu'un phénomène consécutif, surajouté, ou si l'on veut une complication qui est venue se joindre à la lésion primitive; c'est la dyspepsie qui est l'origine de la gastrite, et non pas la gastrite qui a provoqué les symptômes dont l'ensemble est appelé dyspepsie; on voit que cette interprétation étiologique est exactement l'inverse de celle qui est assez généralement adoptée.

Ceci ne constitue pas une distinction vaine et purement théorique; si, en agissant sur l'affection première, nous pouvions éviter le développement de l'inflammation chronique, nous aurions rendu au malade un service signalé; on sait, en effet, combien, une fois établie, la gastrite chronique est une affection rebelle entre toutes.

Cependant, hâtons-nous de le dire, ce n'est pas de cela qu'il s'agit en ce moment, mais du traitement des vraies gastrites chroniques, compliquées ou non de dilatation de l'organe; et si l'on a cherché à établir la distinction dont nous venons de parler, c'est précisément pour bien déterminer les seuls cas où le traitement mécanique possède une action réelle et prompte, à savoir les affections d'origine réellement inflammatoire de l'estomac. En effet, les dyspepsies non inflammatoires et les gastronévroses sont hors de la portée du traitement dont nous voulons nous occuper. Les gastro-névroses sont, pour M. Oser, d'origine centrale, d'origine périphérique, ou enfin, réflexes; elles apportent des troubles dans la sensibilité, dans la motilité ou dans les sécrétions de l'organe, d'où la division en gastronévroses sensitives, motrices ou sécrétoires. Pour donner quelques exemples, les gastronévroses sensitives centrales ont leur origine dans l'estomac, les périphériques dans certaines affections du cerveau par exemple, les réflexes dans certains états particuliers de l'utérus (vomissements et troubles de l'appétit dans la grossesse, troubles si variés de la digestion dans l'hystérie).

Un sujet est à table, il éprouve une frayeur subite, il offre consécutivement des troubles gastriques plus ou moins graves, et ne digère pas ce qu'il a mangé; évidemment il n'a pas contracté une gastrite, mais bien une lésion nerveuse, une gastronévrose. Certains individus ne supportent que certains aliments; ils digèrent et se portent bien tant qu'ils ne prennent qu'une certaine catégorie d'aliments; s'ils sortent de ce cercle, s'ils mangent autre chose (et ce quelque chose sera un aliment très ordinairement supporté), ils ne digèrent pas, et ce fait sera constant chez eux; il n'y a pas là de gastrite, mais ce que l'on appelle vulgairement une prédisposition spéciale de l'estomac, autrement dit une gastronévrose sécrétoire.

Les gastronévroses motrices sont les crampes d'estomac en général, sans gastrite.

Quant aux dyspepsies, M. Oser les définit : tout changement dans la sécrétion ou dans la circulation générale de l'estomac, sans inflammation. Ainsi les troubles digestifs qui accompagnent l'anémie, la chlorose; on a obtenu des troubles identiques chez les animaux en produisant artificiellement chez eux une anémie aiguë; il est donc bien certain qu'il ne s'agit pas là d'une gastrite, d'une inflammation; il en est de même des troubles digestifs qui accompagnent ou même qui précèdent quelquefois de longtemps les lésions tuberculeuses pulmonaires ou le mal de Bright; il en est de même, enfin, des troubles digestifs qui se manifestent lors de la stase veineuse produite par une lésion cardiaque, ou par un état variqueux de la veine porte.

Dans toutes ces affections, le traitement mécanique ne donne aucun résultat; bien plus, dans les gastronévroses, par exemple, il fait quelquefois du mal; il en est autrement de la gastrite chronique qui est consécutive à ces affections, ou qui s'établit d'emblée chez un sujet vivant dans de mauvaises conditions hygiéniques; nous n'avons pas à énumérer les causes si diverses qui agissent directement sur la muqueuse gastrique en altérant sa texture, en hypertrophiant ses éléments de manière à produire un rétrécissement pylorique, et consécutivement une dilatation proportionnelle du ventricule, un agrandissement considérable de la capacité du conduit derrière le point rétréci, suivant la loi physiologique; cette dilatation est encore facilitée par l'*inertie musculaire* qui accompagne très généralement les lésions de la muqueuse. C'est dans ces derniers cas surtout, si rebelles à la médication interne (noix vomique, amers, etc.) que le traitement mécanique donne des résultats inespérés; il guérit très rapidement dans les formes torpides de gastrite où il y a manque d'appétit, de réaction; une certaine irritation produite par l'introduction de l'instrument concourt encore au but; il est enfin très favorable dans les formes de gastrite accompagnées d'une hypersécrétion de mucosités qui tapissent la paroi stomacale et empêchent les aliments de parvenir en contact avec la muqueuse (gastrite alcoolique, etc.).

Il est temps de dire en quoi consiste ce traitement. Le professsur Küssmaul est, si je ne me trompe, le premier qui l'ait appliqué et surtout vulgarisé en Allemagne (communication aux congrès des naturalistes allemands, 1867; *Deutsches Archiv für klin. Medizin*, 1869). Les premiers résultats obtenus par Küssmaul furent si marquants, que les principaux cliniciens se hâtèrent d'appliquer la nouvelle médication qui reçoit en ce moment en Allemagne l'application la plus large. Mais les procédés employés ont été plusieurs fois modifiés et simplifiés depuis. C'est ainsi que Küssmaul se servait d'une sonde œsophagienne munie d'une ouverture latérale et offrant la consistance, la raideur des sondes anglaises ordinaires; il employait aussi une pompe à main inventée par le docteur Wyman (Amérique) et qu'un praticien allemand avait d'abord appliquée à l'opération de l'empyème[1]. Ces instruments sont aujourd'hui laissés de côté; le seul dont se serve le professeur Oser consiste en un tube de caoutchouc mou ordinaire, un tube à drainage, à parois lisses, de deux mètres de long et offrant un diamètre intérieur qui varie de 10 à 12 millimètres (10 millimètres pour les femmes, 12 pour les hommes), avec une épaisseur de parois de 2 1/2 millimètres environ; les bords de l'extrémité du tube sont arrondis. A une certaine hauteur (environ 2 mètres) contre la

1. Voy. docteur Oser, *Wiener Klinik*, n° 8.

muraille de l'appartement, est fixé un vase rempli d'eau et gradué ; à la base de ce vase se trouve un ajutage auquel est attaché un tube de caoutchouc ordinaire ; et c'est absolument tout.

L'opération se compose de trois temps ; l'introduction du tube de caoutchouc à parois lisses (auquel nous laisserons son nom allemand de *schlauch*) ravers l'œsophage jusque dans l'estomac ; l'évacuation du contenu de celui-ci ; l'introduction et l'évacuation de l'eau contenue dans le vase pendu à la muraille.

Pour faire pénétrer le *schlauch* dans l'œsophage, on fait asseoir le patient, on introduit dans la bouche du malade l'index de la main gauche qui est chargé d'abaisser la base de la langue, on trempe le *schlauch* tenu de la main droite, dans un vase plein d'eau pour le rendre glissant, et on pousse l'extrémité du tube dans le pharynx ; à ce moment on dit au malade de faire des efforts de déglutition alternant avec de larges inspirations ; à chaque mouvement de déglutition l'œsophage remonte, vient à la rencontre du *schlauch*, et celui-ci pénètre davantage et finit par arriver dans l'estomac ; pour y arriver il faut introduire en moyenne 60 centim. de tube ; une marque placée sur celui-ci indique le moment où l'on doit s'arrêter ; le malade le sent d'ailleurs et l'indique spontanément ; quelquefois aussi c'est la sortie subite d'une certaine quantité de gaz par le *schlauch* qui démontre qu'on est parvenu au but. Voilà le premier temps. Saisissant alors le tube qui correspond au vase, on ouvre le robinet, on remplit d'eau le *schlauch* par son extrémité libre, de manière à laisser sortir l'air qu'il contient ; aussitôt qu'il est rempli, on enfonce la canule (dont le tube du vase est muni) dans l'extrémité libre du *schlauch*, et on laisse s'écouler dans l'estomac, par la seule pression de la différence du niveau, une quantité d'eau qui varie d'un demi-litre à un litre. Cela fait, on ferme le robinet, on enlève la canule de l'extrémité libre du *schlauch*, et on laisse tomber celle-ci en disant au patient de se tenir debout ; l'extrémité du *schlauch* qui est dans l'estomac se trouve alors à un niveau beaucoup plus élevé que l'extrémité libre qui correspond à la jambe ou à la cheville du patient ; le *schlauch* étant d'ailleurs plein d'eau, l'effet de siphon se manifeste immédiatement, et la totalité du contenu de l'estomac passe dans le vase placé à terre pour le recevoir. On renouvelle cette irrigation un certain nombre de fois ; la troisième fois, en moyenne, l'eau injectée revient parfaitement claire.

On n'imagine pas la quantité de matières décomposées, quelquefois même fétides, que l'on fait ainsi sortir de certains estomacs ; nous avons souvent vu évacuer de cette façon des fragments d'aliments non digérés, qui avaient été ingérés deux jours, trois jours et même *cinq* jours auparavant (le malade ayant par exemple pris de la viande trois jours avant l'opération, et n'en ayant plus pris depuis, on constatait dans le vase placé à terre des débris de fibres musculaires offrant quelquefois une odeur infecte). Les morceaux qu'on enlève ainsi sont souvent très gros, ce qui ne peut se produire par la pompe stomacale ordinaire ; nous reviendrons d'ailleurs sur les avantages du procédé viennois.

Les difficultés qu'offre la méthode sont l'appréhension du malade, les efforts de vomissement qui suivent l'introduction du *schlauch* (au moins les premières fois), et enfin la contraction tonique ou crampe des constricteurs du pharynx qui empêche d'une manière presque absolue l'introduction du *schlauch*, ou qui est un obstacle à son enlèvement s'il est déjà introduit.

Il faut ici, comme pour la laryngoscopie, user de persuasion et de ménagements, et tâcher d'émousser la sensibilité du pharynx. On fait très bien de pratiquer l'introduction du *schlauch* chez un autre patient, devant le malade que l'on traite pour la première fois ; l'exemple fait beaucoup pour vaincre l'appréhension ; si les efforts de vomissement sont violents, si la face se congestionne et s'il survient une salivation abondante, il vaut mieux cesser les efforts d'introduction et remettre la séance au lendemain ; cependant, ces cas-là sont rares ; ce dont le malade a peur surtout, c'est d'étouffer ; il faut donc lui dire de respirer largement, le *schlauch* étant déjà en partie dans l'œsophage, et lui montrer ainsi que sa respiration est en réalité parfaitement libre. Lorsque le *schlauch* a atteint l'estomac, et qu'il y reste un certain temps, il se produit ordinairement une salivation assez intense ; le malade doit alors entourer sa bouche d'un mouchoir ; il est rare d'ailleurs qu'on laisse le *schlauch* en place plus de deux minutes. Il est bon aussi, avant l'introduction du *schlauch*, de faire ouvrir largement les habits du malade et de s'assurer d'autre part qu'il n'existe pas d'hypertrophie très prononcée des amygdales, ou une étroitesse très marquée de l'arrière-gorge, ou enfin une tumeur quelconque dans le voisinage qui rétrécisse l'entrée du pharynx. Il est enfin de la dernière importance de s'assurer que le patient n'est pas atteint d'un anévrisme de la crosse de l'aorte, cas dans lequel l'introduction du *schlauch*, si mou qu'il soit, pourrait amener une perforation et la mort subite. Un cas bien frappant que nous citait M. Oser montre à quel point il faut être prudent lorsque l'on soupçonne une lésion de ce genre : un malade qui avait eu une pneumonie quelque temps auparavant, se plaignait de vomissements bilieux ; les matières rejetées étaient souvent teintes de sang ; il avait de fortes douleurs dans la poitrine ; l'auscultation du cœur ne montra rien d'anormal, seulement au niveau de l'aorte on percevait un bruit métallique pendant la systole. La respiration devint bientôt cornée, la voix éteinte et le passage des aliments (même des boissons) à travers l'œsophage, impossible ; au laryngoscope, aucune trace de paralysie.

Le professeur refusa de soumettre le malade à l'introduction de la sonde molle, malgré l'impossibilité dans laquelle il se trouvait d'avaler quoi que ce fût. Bien lui en prit ; le malade mourut deux jours après que la proposition du traitement avait été faite, et l'autopsie démontra l'existence d'un anévrisme de la crosse de l'aorte comprimant l'œsophage, tandis que la paroi antérieure de celui-ci était, au niveau de la compression, amincie et imbibée de sérosité sanguine ; nous pûmes examiner la pièce anatomique conservée. Il n'est pas douteux que l'introduction du *schlauch* eût été, dans ce cas, suivie d'une hémorragie foudroyante.

Outre ces contre-indications, il en est d'autres qui sont tirées du symptôme *hémorragie*, que le sang provienne du poumon ou de l'estomac lui-même; c'est dire que le traitement est contre-indiqué dans l'ulcère simple, et dans le cancer de l'estomac à une période avancée.

Pour en revenir aux cas ordinaires, les patients finissent presque toujours par supporter la présence du *schlauch* avec la plus grande facilité; bien plus, au bout de deux ou de trois séances, ils demandent ordinairement à l'introduire eux-mêmes; ils finissent par le faire avec beaucoup d'adresse et de promptitude, et l'introduction leur est de cette façon beaucoup moins pénible.

Il arrive quelquefois que, le malade étant debout, l'écoulement du liquide contenu dans l'estomac est interrompu; il faut alors dire au malade de tousser, et imprimer simultanément au *schlauch*, saisi près de la bouche, des mouvements de va-et-vient; si ces moyens ne réussissent pas, c'est que le *schlauch* est bouché par un morceau d'aliment volumineux ; il faut alors faire rasseoir le patient et injecter de nouveau une certaine quantité de liquide. Le moment le plus favorable pour procéder à ce traitement, c'est trois à quatre heures après le repas de midi; l'injection et l'évacuation d'un demi-litre de liquide environ se pratique de trois à quatre fois par séance ; enfin, les séances elles-mêmes ne doivent pas être répétées trop souvent; elles ont lieu d'ordinaire de deux à trois fois par semaine.

Quant au liquide employé, c'est ordinairement l'eau pure et froide ; on conçoit pourtant la facilité qu'il y a à pratiquer les lavages à l'aide de solutions alcalines (bicarbonate de soude ou eau de Vichy) ou acidulées (acide chlorhydrique), suivant que l'on constate une acidité ou une alcalinité trop prononcée des sécrétions muqueuses ; il est enfin très favorable de remplacer l'eau simple par une dissolution faible d'acide salicylique toutes les fois que l'on constate le moindre degré de décomposition dans les matières évacuées, ou la présence, *très commune* dans ces matières, de végétaux parasites du groupe des Algues (*sarcina ventriculi*, Goodsir ; *merismopedia ventriculi*, Robin ; *sarcinalge*, allem.) [1].

Les avantages du tube à drainage en caoutchouc mou sur la sonde œsophagienne et la pompe sont considérables et se comprennent facilement;

1. Voy. Littré et Robin, *Dictionnaire de médecine*.

ce qui a donné au professeur l'idée d'employer un tube mou pour le cathétérisme de l'estomac, c'est la sonde uréthrale de Nélaton.

1° L'introduction de ce tube à parois molles et élastiques est sans aucun danger; on ne peut craindre de blesser ni l'œsophage, ni l'estomac, parce qu'on ne possède avec cet instrument aucune puissance, on ne peut exercer aucune pression; si l'on en introduit une trop grande longueur, il se replie dans l'estomac, ou glisse horizontalement le long de la grande courbure, et ne peut, à cause de ses parois lisses, produire la moindre excoriation;

2° L'ouverture du tube est située à son extrémité, et non sur le côté; elle est aussi beaucoup plus large; il s'ensuit que l'écoulement des liquides est plus facile, et que des fragments d'aliments qui obstrueraient une sonde ordinaire passent à travers le *schlauch* sans difficulté;

3° Le *schlauch* a une durée indéfinie; on sait combien la sonde œsophagienne est rapidement hors d'usage, même quand on la conserve sans s'en servir, parce que le vernis dont elle est couverte finit par éclater;

4° L'écoulement du contenu liquide de l'estomac se produisant par la simple pression atmosphérique (effet de siphon), on ne risque pas d'aspirer la muqueuse elle-même de l'organe, comme avec la pompe;

5° L'instrument est beaucoup plus simple, plus facile à manier, et il ne coûte presque rien.

Benzol a fait sur le vivant et sur le cadavre des mensurations et des expériences d'où il résulte que la longueur de la sonde à introduire ne doit pas dépasser les 3/8 de la longueur du corps. D'après Luschka [1], la longueur moyenne de l'œsophage est de 28 centimètres, l'espace entre le cardia et le pylore de 15 centimètres, la longueur de la bouche au pharynx de 8 centimètres, et la longueur du pharynx lui-même de 5 centimètres environ; il s'ensuit que la longueur de la sonde à introduire peut être évaluée à 60 centimètres en moyenne; toutefois il est à remarquer que dans les cas de dilatation prononcée de l'estomac, ce chiffre est trop peu élevé.

Pour ce qui regarde la capacité et la situation normale de l'estomac, d'après Luschka, cette capacité est de 8 litres chez l'homme, de 5 chez la femme; son grand axe a 35 centimètres; il siège dans l'épigastre et l'hypocondre gauche et n'atteint pas l'hypocondre droit; le cardia correspond à l'espace situé entre le cinquième et le sixième cartilage costal gauche; le pylore est recouvert par le lobe gauche du foie, et on ne peut le percuter directement; il est situé entre la ligne médiane et la ligne parasternale droite. Les dimensions ordinaires de la partie de paroi de l'estomac qui touche à la paroi abdominale sont de 40 centimètres carrés;

1. Voy. *Die Anatomie, des menschlichen Bauches*, 1863.

cette partie correspond au grand cul-de-sac; c'est donc le grand cul-de-sac seul que l'on peut percuter directement.

Ces proportions et ces mesures sont toutes changées dans le cas de dilatation stomacale, et pourtant le diagnostic de cette affection n'est pas facile à établir. Les principaux moyens de diagnostic sont, outre le symptôme physique de la voussure de la région épigastrique, la palpation que recommande le professeur Bamberger; la percussion de l'estomac alternativement rempli de gaz et rempli de liquide (Piorry); c'est, enfin, l'introduction d'une bougie droite et raide par l'œsophage jusqu'au moment où l'on éprouve une certaine résistance; si on palpe alors la région abdominale, on peut sentir la pointe de l'instrument à travers la paroi du ventre, et juger du degré de dilatation d'après le niveau où cette pointe se trouve [1]; c'est ainsi que dans une expérience de ce genre, nous avons pu sentir la pointe de la sonde au-dessous de la ligne qui réunit les deux épines iliaques antérieures et supérieures. Disons tout de suite que ce procédé est assez dangereux, car nous avons ici tous les inconvénients de la sonde raide anglaise; de plus, il est quelquefois très pénible; enfin, il exagère évidemment les dimensions réelles de l'organe, et fausse l'idée qu'on doit s'en faire; aussi est-on le plus souvent obligé d'y renoncer.

C'est la percussion qui donne les meilleurs éléments de diagnostic; l'estomac étant plein de gaz, de même que le côlon transverse qui est situé au-dessous, il est évident que le premier ayant une plus grande capacité, doit donner un son tout à fait différent de celui du second, et c'est ce qui a lieu en effet; c'est ce qui se produit, si l'on veut nous permettre cette comparaison, lorsque l'on frappe alternativement sur deux tonneaux vides dont l'un offre une capacité beaucoup plus grande que l'autre; l'estomac donne à la percussion le même son jusqu'à son bord inférieur; arrivé là, si l'on descend plus bas on percute le côlon transverse qui donne aussitôt un son différent; les limites inférieures de l'estomac peuvent donc être appréciées de cette manière, et par suite son degré de dilatation. Nous avons vu le professeur déterminer de cette façon la région occupée par l'estomac avec une très grande exactitude, et c'est le procédé appliqué généralement à la clinique de Vienne. Nous avons aussi vu M. Oser faire avaler au malade des poudres gazeuses, dans le but d'obtenir un tympanisme plus prononcé; mais il est clair que nous avons encore affaire ici à une dilatation forcée de l'organe par les gaz qui se forment dans sa cavité, et que ses dimensions réelles en sont par conséquent exagérées. Enfin, si on fait avaler au patient une certaine quantité d'eau (qu'on évacue plus tard au moyen du *schlauch*), on obtient à la percussion une zone mate très nette qui fait place, plus bas, au tympanisme du côlon, et qui indique ainsi le degré de dilatation réel, non exagéré de l'estomac; le malade doit,

1. Voy. Leube, *Archiv für klin. Medizin*, XV Band, 1875.

dans ce dernier cas être percuté debout; on peut aussi, alors, rendre la fluctuation évidente.

Le principe de la méthode ne peut être discuté; l'évacuation des sécrétions morbides de l'estomac est chose indiquée par la nature elle-même, qui provoque spontanément les vomissements dans les cas de gastrite alcoolique et d'aliments non digérés. Nous n'avons pas à comparer le traitement mécanique avec l'administration des vomitifs; outre que ceux-ci ne peuvent guère être répétés, et que leur emploi exige de grands ménagements (quand ils ne sont pas contre-indiqués), la méthode vomitive ne peut prétendre à exercer les bons effets des lavages pratiqués à l'aide du tube mou; les évacuations pratiquées à l'aide de ce tube peuvent au contraire être continuées presque indéfiniment sans inconvénient pour le patient; et l'action tonifiante des lavages sur la muqueuse et sur la couche musculaire de l'estomac (dont la contractilité affaiblie est la cause directe de la dilatation) entre pour une bonne part dans les résultats si remarquables du traitement mécanique. Nous avons rencontré plusieurs praticiens qui pensaient que les cas de gastrite chronique compliqués de dilatation étaient relativement rares, et que par conséquent le traitement mécanique ne devait trouver qu'une application assez restreinte; mais il est à remarquer que les cas de gastrite chronique sans dilatation traités par la méthode donnent aussi d'excellents résultats; l'évacuation des aliments non digérés, celle des hypersécrétions muqueuses pathologiques qui sont quelquefois si abondantes, surtout dans la gastrite alcoolique, les lavages enfin de la muqueuse elle-même qui tonifient cette membrane, modifient ses sécrétions et permettent aux aliments d'arriver en contact direct avec elle: tous ces moyens si rationnels ne sont pas à dédaigner; d'ailleurs, les résultats sont là, et ils sont convaincants. Jaccoud[1] est d'avis que « de nombreuses observations ont définitivement établi l'efficacité de la méthode. » D'autre part, nous ne pensons pas que la dilatation stomacale soit chose rare; si quelques praticiens la mettent en doute, c'est qu'ils ne cherchent pas d'ordinaire à la constater chez leurs malades; nous croyons au contraire que cette lésion accompagne très ordinairement les lésions de la gastrite quand celle-ci a duré un certain temps, parce que l'hypertrophie des éléments conjonctifs et glandulaires de la muqueuse se produit surtout au voisinage du pylore, et que cette hypertrophie tend tout naturellement à rétrécir cet orifice; nous sommes dès lors placés dans les conditions de la loi physiologique de dilatation dont nous parlions plus haut.

Il y a d'ailleurs une autre cause que la sténose pylorique et l'inertie musculaire qui tend à produire la dilatation de l'estomac, au moins chez deux grandes classes de malades qui fournissent le plus grand contingent

1. Voy. *Pathol interne*, tome II, p. 264.

de gastrites chroniques; cette cause, c'est l'ingestion habituelle d'une trop grande quantité d'aliments; et ces malades, ce sont les individus de la classe aisée ou riche qu'on appelle les *gros mangeurs*, et ceux de la classe pauvre qui, au moins dans notre pays, n'ont guère les moyens de se nourrir que de pommes de terre, et en absorbent à chaque repas une énorme quantité; nous croyons donc que la méthode pourrait trouver chez nous une application très fréquente, tant dans les hôpitaux que dans la pratique civile.

Quant aux résultats, il suffirait, pour devenir partisan de ce mode de traitement, d'être témoin, comme nous l'avons été, de l'empressement des malades à revenir se soumettre à une médication relativement pénible, si on la compare à la simple administration d'une pilule ou d'une potion; dans presque tous les cas, l'appétit renaît, la digestion s'opère de nouveau facilement, et les malades reviennent à la santé (ce que l'on constate, entre autres moyens, par l'augmentation rapide de leur poids). On trouvera peut-être que l'explication des effets si salutaires d'un procédé aussi simple que l'évacuation et le lavage de l'estomac est assez difficile; mais il faut bien nous incliner devant les faits, lesquels sont si probants que les praticiens de ce pays qui l'appliquent avec succès deviennent de jour en jour plus nombreux. Nous ne pouvons mieux faire, en terminant, que de citer les paroles d'un praticien aussi éminent que M. Jaccoud: «Les faits, nous dit ce professeur, sont on ne peut plus démonstratifs, et l'augmentation de poids des malades durant le traitement ne laisse pas de doute sur la restauration effective des fonctions gastriques; depuis 1869, cette méthode est vulgarisée dans la plupart des cliniques et des hôpitaux de l'Allemagne, et l'extension de son emploi n'a fait qu'en confirmer le succès.»

SEPTIÈME LETTRE

Wurzbourg.

Je n'ai pu passer que quelques jours à Wurzbourg; j'y ai cependant observé quelques faits intéressants; permettez-moi de vous envoyer ces notes telles que je les ai écrites, c'est-à-dire en courant.

M. le professeur von Linhart applique exclusivement le pansement antiseptique d'après les seuls préceptes de Lister, sans aucune modification; ces préceptes sont tous suivis avec une grande sévérité, et les résultats sont tout naturellement en rapport avec la rigueur à laquelle on s'astreint. C'est ainsi que nous voyons appliquer le fameux mackintosch, dont le seul avantage sur la gutta-percha est, pour le dire en passant, qu'il donne, par sa couleur rose, à tout le pansement un aspect plus agréable à l'œil; pour les pulvérisations, le professeur emploie le pulvérisateur à vapeur au lieu de l'instrument à main. Nous pensons que ces deux instruments ont chacun leur place bien marquée dans la méthode antiseptique; le second est décidément préférable pendant les opérations, parce que la grande quantité de liquide qu'il contient permet de s'en servir plus longtemps sans le changer (une opération étant en général plus longue qu'un pansement), et parce qu'il est beaucoup plus facile à l'*Assistent* qui le manie de le déplacer et de suivre les divers mouvements des aides et du chirurgien, de manière à diriger constamment le jet de poussière humide sur le champ opératoire; le premier ne permet que difficilement ces déplacements, et le liquide doit y être plus souvent renouvelé; mais il convient parfaitement pour les *pansements*, parce que ceux-ci sont de peu de durée, et que l'instrument fonctionne tout seul, ce qui permet de supprimer un aide; on le place simplement sur la table de nuit du malade, on dirige le jet sur la plaie et on procède au pansement sans plus s'en occuper; le pulvérisateur à vapeur offre aussi l'avantage d'avoir un jet plus fort, plus étendu, *couvrant* mieux et en même temps ne *mouillant* pas autant. La solution d'acide phénique employée est à 5 pour 100. Le professeur met souvent en usage la solution à 1/8 de chlorure de zinc, qu'il étend avec un pinceau sur les plaies offrant à leur surface des dépôts pultacés ou des bourgeons exubérants. Le catgut est employé dans tous les cas; jamais il n'a donné lieu à Wurzbourg à une hémorragie consécutive; les bandes sont désinfectées et apprêtées comme la gaze.

Les résultats sont toujours les mêmes, non seulement au point de vue de la douleur, de la suppuration, de la réaction locale et générale, mais aussi pour ce qui regarde les autres complications des plaies, telles que la pyohémie et l'érysipèle; avant l'emploi du pansement antiseptique, les faits de deux ou trois cas de pyohémie survenant presque en même temps dans une même salle du service de M. von Linhart n'étaient pas rares[1]; depuis deux ans qu'il met en œuvre le pansement de Lister, le professeur a vu *un* cas de pyémie dans ses salles et *pas un seul cas d'érysipèle*[2]. La fièvre a manqué dans la presque totalité des cas[3]; j'ai pu vérifier, pour les cas en traitement à l'heure qu'il est, l'exactitude de cette dernière assertion. Tout ce qui sert aux pansements, le silk, la gaze, les bandes, les compresses, les linges garnissant les attelles, etc., *ne sert jamais qu'une seule fois;* le prix des pansements employés dans l'espace de quinze mois s'est élevé à la somme de 5 358 marks 53 pfennigs, le supplément de linges que l'on a acheté en plus que les autres années a coûté en un an 250 marks[4].

Pour les détails, on se sert beaucoup ici, comme à Vienne, d'instruments en caoutchouc durci; il en est ainsi des seringues qui sont remarquablement bonnes, des plats à barbe, des spéculums, des canules en général, des stylets, etc., etc. Les attelles sont en forme d'auges et en fer-blanc. Les cataplasmes de farine de lin sont inconnus; on ne se sert que de compresses trempées dans l'eau tiède et recouvertes d'une feuille de gutta-percha; on y gagne beaucoup de propreté et de facilité, on évite ainsi les décompositions qui peuvent s'opérer dans la farine de lin et engendrer des miasmes, ainsi que l'odeur fade qu'elle dégage ordinairement. La chloroformisation s'opère à l'aide d'un mélange formé de 70 parties de chloroforme et de 30 parties d'alcool. Enfin chaque lit est muni d'une boîte de bois de 15 à 20 centimètres carrés, que le malade dispose au pied de son lit et sur laquelle il appuie la plante de son pied sain, surtout lorsqu'il s'agit d'une opération de la jambe et de l'application de la traction continue; ces boîtes sont aussi très employées à Halle, à Leipzig et à Vienne.

Les *résections* sont pratiquées à Wurzbourg comme dans toute l'Allemagne; celle de l'articulation coxo-fémorale donne naturellement des résultats d'autant plus favorables que les désordres sont moins étendus, surtout du côté de l'os coxal; l'auteur que nous avons déjà cité[5] re-

1. Voy. docteur Angerer, *Die chirurg. Klinik im Julius Hospitale zu Wurzburg*, 1876.
2. Angerer, *loc. cit.*
3. Angerer, *loc. cit.*, p. 10.
4. Angerer, *loc. cit.*
5. Angerer, *loc. cit.*

marque avec raison que cette opération ne peut guère donner de résultats *complets* que dans les cas où on opère à temps; il est très malheureux que les malades ne se décident souvent à se laisser opérer que lorsque, après avoir suivi de longs et inutiles traitements, ils sont presque complètement épuisés par des désordres presque irrémédiables, des caries profondes du côté du bassin, des abcès voisins et par congestion, des suppurations diffuses s'étendant jusque dans la cavité du bassin lui-même, par la perforation du fond de la cavité cotyloïde; dans la plupart des cas, les malades supportent encore l'opération et en guérissent, parce qu'au lieu de les obliger comme naguère à faire les frais d'une suppuration abondante, l'opération diminue au contraire celle qui existe déjà, grâce au pansement; mais les parties cariées de l'os coxal qu'il est presque impossible d'enlever lorsqu'elles sont très étendues, produisent sur les côtés de la plaie guérie des fistules intarissables, et le malade finit par périr dans le marasme, souvent après avoir complètement recouvré l'usage de sa jambe.

Pour faire l'opération, le professeur, contrairement à la pratique que nous avons vu suivre jusqu'ici, n'abat, du côté du fémur, que la tête, en laissant le grand trochanter, à moins que cette apophyse ne soit elle-même atteinte; le résultat est la plupart du temps une ankylose, et, au point de vue fonctionnel, on ne peut pas les nommer très satisfaisants[1]; ne peut-on en trouver la cause, avec vraisemblance, dans le procédé qui laisse le grand trochanter en place? La distraction est appliquée aussitôt après l'opération; nous avons vu employer dans ce but un bandage de jambe en carton sur lequel on appliquait les bandes de sparadrap; ou bien celles-ci étaient attachées des deux côtés de la jambe sur une bande de flanelle roulée autour du membre, et cela à l'aide de simples épingles de sûreté; cette pratique a pour but d'éviter l'application immédiate des bandes de sparadrap sur la peau.

Dans les résections, en général, le professeur a pour habitude, chaque fois qu'il existe des fistules, de diriger sa première incision à travers celles-ci, quelle que soit la forme de l'incision obtenue, à la condition qu'elle ne blesse aucun organe important et qu'elle permette le facile accès des surfaces articulaires; c'est ainsi que nous avons vu un résultat de résection du genou où le professeur a pratiqué, à travers les fistules, une incision qui, en somme, avait la forme d'un arc de cercle dont la concavité était dirigée *en dehors;* l'accès de l'articulation a d'ailleurs été sensiblement plus difficile que par l'incision à lambeau ordinaire.

M. von Linhart a imaginé, pour pratiquer l'ostéotomie, un ciseau de forme particulière; le bord tranchant, au lieu d'être perpendiculaire à

1. Voy. Angerer, *loc. cit.*

l'axe de l'instrument, comme pour les ciseaux ordinaires, est taillé obliquement; pour se servir du ciseau, on frappe avec le maillet, non sur l'extrémité du manche, mais sur le dos même de la lame, qui est renforcée à cet endroit; ce ciseau rend de très bons services lorsqu'il s'agit d'enlever de petits coins d'os de près, et de tailler aveo une grande précision.

Le professeur traite les hydrocèles par l'incision et le drainage, dans tous les cas; les résultats sont constamment favorables. Le bandage de fracture, en général, se compose de deux attelles en carton, sans amidon, (comme à Berlin); les attelles sont coupées et courbées dans le sens convenable, puis appliquées sèches.

Nous avons pu examiner un cas très remarquable d'autoplastie du nez en totalité; le lambeau a été pris au front; afin de dessiner les ailes du nez, le professeur se sert d'un simple ressort courbé en acier, dont les deux extrémités se regardent; ces deux extrémités, aplaties et garnies de flanelle, s'appliquent des deux côtés du nez, en avant de la partie bombée des ailes, de façon à faire ressortir celles-ci et à déprimer la partie antérieure; les tubes de caoutchouc introduits comme d'ordinaire dans les narines, pour éviter leur occlusion, rendent encore la saillie de la partie postérieure des ailes du nez plus forte.

Les ulcères calleux de la jambe sont traités par une méthode assez souvent employée en France, *la circoncision;* on pratique tout autour de l'ulcère, et à un centimètre au moins de ses bords (c'est-à-dire dans des tissus sains) une profonde incision allant jusqu'à l'aponévrose et entourant l'ulcère complètement; les bords sont alors disséqués vers la partie malade sur une certaine étendue, et pour empêcher leur nouvelle adhérence aux tissus profonds, on place à demeure sous les bords disséqués une languette de linge huilé. Nous avons vu un cas extrêmement remarquable traité de cette façon et parfaitement guéri; la cicatrisation marche des bords de l'ulcère vers le centre, et elle est bientôt complète.

Le professeur pratique l'extraction de la cataracte par la kératotomie inférieure, à l'aide d'un couteau de Beer dont le bord tranchant est un peu convexe, et sans iridectomie. Les paupières fixées, l'opérateur saisit la conjonctive à l'aide d'une pince à disséquer ordinaire, et introduit le couteau à l'extrémité externe du diamètre transversal de la cornée, en avant de l'iris, le tranchant dirigé en bas; le lambeau cornéen étant fait, il abaisse la paupière supérieure et attend quelques instants; un aide maintient alors la paupière supérieure relevée, l'inférieure était maintenue par l'opérateur, et celui-ci introduit doucement l'instrument qui doit inciser la capsule cristallinienne; cette incision faite, il presse doucement sur le haut de l'œil, et fait ainsi sortir lentement le cristallin. L'opération que nous avons vu pratiquer de cette façon a marché à souhait; le pansement a consisté en un emplâtre adhésif maintenant les paupières fermées, et dans l'application de glace sur l'œil; on n'a pas employé de chloroforme.

M. von Linhart se sert souvent, pour pratiquer le cathétérisme, de la sonde de Mercier, qui consiste comme on sait en une sonde ordinaire en argent qui présente, au lieu d'une courbure simple, deux angles mousses situés le premier au tiers antérieur, le second près de l'extrémité de l'instrument; le professeur a fait subir à cette sonde une légère modification qui consiste en ce que l'angle situé près de l'extrémité est moins aigu, et l'angle du tiers antérieur au contraire plus prononcé que dans la sonde de Mercier[1].

L'opération de l'*ovariotomie* est pratiquée par M. von Linhart suivant la méthode intrapéritonéale (Busch, Veit, Olshausen, souvent Billroth, Hégar, etc.), c'est-à-dire par la ligature au catgut et l'abandon du pédicule dans la cavité abdominale.

Le professeur pratique l'opération de la taille par un procédé original qui mérite toute l'attention des chirurgiens; ce procédé est une modification à la taille latéralisée; l'incision se pratique suivant une ligne qui, partant d'un peu *en arrière* du milieu du raphé médian, se dirige directement vers l'ischion, c'est-à-dire qu'elle est beaucoup plus horizontale que dans la taille latéralisée; l'incision est continuée profondément et traverse le releveur de l'anus; lorsque le scalpel est arrivé sur le cathéter cannelé, on engage sa pointe dans la cannelure, et on l'y fait glisser; c'est le lobe gauche de la prostate qui est ainsi traversé par le bistouri; lorsque celui-ci est parvenu dans la vessie, l'opérateur le retire doucement en coupant les tissus sur la gauche. Le professeur n'emploie jamais qu'un bistouri; il est d'avis que les instruments les plus simples sont les meilleurs, et que, en thèse générale, une opération est d'autant mieux faite qu'elle a été pratiquée avec les instruments d'une simple dissection anatomique. Le lithotome, d'après lui, fait une grande incision dans la muqueuse de la vessie, et n'incise pas assez au dehors de cet organe, parce qu'on ne peut pas faire varier l'ouverture de l'instrument pendant qu'il coupe. Quant au procédé, il est basé sur ce fait que ce n'est jamais en incisant *vers* la vessie, ou en retirant son couteau qu'on blesse le rectum, mais bien au seul moment où on incise la portion membraneuse de l'urètre; en effet, chez les gens maigres surtout, le cathéter cannelé introduit dans l'urètre déprime celui-ci à un certain degré, et du même coup le rectum lui-même; il s'ensuit que le rectum forme, dans ce cas, au sommet du triangle recto-vésical, une sorte d'auge, de gouttière qui embrasse plus ou moins l'urètre, et ce fait ex-

1. Voyez un dessin de cette sonde dans von Linhart. *Compendium der chirurg. Operations lehre.* Wien, 1874.

plique la facilité avec laquelle on incise le rectum à ce moment de l'opération. Le professeur a fait pour éclaircir ce point un grand nombre d'expériences sur le cadavre, et les cas d'incision du rectum qui se sont présentés depuis, n'ont fait que confirmer le fait[1]. Il a observé de plus que les cas d'incision du rectum arrivent le plus souvent lorsque le sujet est très maigre, ou lorsque l'incision première pratiquée au périnée incline davantage vers la verticale que vers l'horizontale, autrement dit, lorsque l'incision part du milieu du raphé médian pour aboutir au milieu de la ligne ano-ischiatique. Il suit de là que les précautions indiquées par les auteurs pour ne pas blesser le rectum *après que l'incision du canal de l'urètre a été effectuée*, reposent sur une illusion (*Selbsttaüschungen*), et d'autre part qu'il peut se présenter des cas où cet accident, lors de l'incision du canal, est presque inévitable; il s'ensuit aussi, pratiquement, que la modification proposée par le professeur est très rationnelle et très recommandable, chez les sujets maigres surtout; M. von Linhart conseille aussi de faire élever le cathéter cannelé par l'aide qui le maintient, au moment où l'on va pratiquer l'incision de l'urètre. Dans ces conditions, la lésion du rectum est presque impossible, à moins d'avoir affaire à un cas exceptionnellement défavorable; depuis seize ans que le professeur fait répéter ce procédé à ses élèves, il n'est jamais arrivé à aucun d'eux d'entamer le rectum, bien qu'ils ne fussent pas prévenus du danger qu'il y avait à le faire. Quant aux vaisseaux, le seul de quelque importance qui puisse être lésé, c'est l'artère hémorroïdale moyenne, pendant la section du releveur de l'anus[2] (l'artère honteuse interne étant depuis longtemps hors de cause); mais l'hémorragie dans ce cas est facilement arrêtée par le simple tamponnement ou l'injection d'eau glacée.

Lorsque la pierre est extraite, on injecte de l'eau dans la vessie et par la plaie; le malade n'est pas porté dans son lit tant que cette eau, revenant de la vessie, est colorée par du sang; on injecte de l'eau simple, de l'eau phéniquée ou une solution de permanganate. Quant au pansement, il est nul; si le périnée est épais, le professeur introduit une sonde molle dans la vessie, pour prévenir les infiltrations; dans ce dernier cas aussi le professeur se sert d'un bistouri un peu plus long que les bistouris ordinaires.

On connaît l'uréthrotome préconisé par M. von Linhart; il consiste en une sonde métallique de calibre ordinaire, à très petite courbure et à extrémité amincie; au centre de cette sonde passe une lame tranchante qui a le même diamètre que le corps de la sonde, et qui fait naturellement saillie des deux côtés de l'extrémité amincie de la sonde quand on

1. Voir le dessin dans von Linhart, *Compendium, etc.*, fig. 488 et 489.
2. Voyez von Linhart, *Compendium*, p. 977.

pousse la lame jusqu'au bout; il s'ensuit que le point rétréci que l'on se propose de franchir est coupé de deux côtés à la fois, au lieu d'un seul comme avec l'uréthrotome de Maisonneuve; l'instrument du professeur est un des plus employés en Allemagne.

II. — Les injections sous-cutanées constituent le traitement *exclusif* de la syphilis au grand hôpital de Wurzbourg; M. le professeur von Rinecker a essayé comparativement les injections de calomel, de sublimé, d'albuminate et de peptonate de mercure; les premières lui ont donné beaucoup d'abcès; les secondes, de la douleur assez fréquemment; les troisièmes réalisaient un immense progrès sur les précédentes; mais la préparation du médicament était difficile; les dernières sont presque parfaites; depuis neuf mois, le professeur a eu *deux* abcès qui doivent être attribués à la malpropreté de la canule. M. von Rinecker a fait ressortir devant nous les immenses avantages de cette méthode de traitement; en la comparant à la méthode par frictions, il nous a fait remarquer combien les injections sont préférables au point de vue de la propreté, du dosage du mercure absorbé, de la facilité avec laquelle le malade peut suivre le traitement sans qu'aucun de ses proches se doute de l'affection dont il est atteint; il insiste enfin et surtout sur l'immense avantage qu'il y a à pouvoir administrer l'agent spécifique en respectant les fonctions digestives et assimilatrices du malade, fonctions dont dépend en grande partie sa guérison. Quant aux préparations mercurielles administrées à l'intérieur, on ne les emploie jamais à Wurzbourg. Le professeur est d'avis qu'aucun traitement ne prévient la récidive; bien plus, il est convaincu que toutes les syphilis récidivent *fatalement;* cela a été le cas pour tous les malades qu'il a pu suivre pendant un temps suffisant.

Le nombre des injections pratiquées avec le peptonate de mercure est de vingt à vingt-cinq; elles sont, de l'aveu de la plupart des malades, presque complètement indolores; la petite tumeur produite par l'injection disparaît très rapidement dans la plupart des cas; s'il se forme consécutivement une induration, elle est presque toujours indolore, même à la pression.

Le peptonate se prépare à Wurzbourg même, suivant la méthode indiquée par Bamberger, et à l'aide de peptones qu'on fait venir de Londres; cette préparation est très facile, elle est faite par les pharmaciens de l'hôpital. Le traitement n'est jamais institué aussitôt qu'on constate l'induration du chancre; on attend toujours l'apparition bien et dûment constatée des symptômes secondaires, tels que la roséole et les pléiades ganglionnaires; alors seulement on procède aux injections qui sont quotidiennes; le traitement iodé suit immédiatement, d'après la prescription ci-dessous que le professeur recommande spécialement, si bien que le séjour des malades à l'hôpital est d'environ six semaines.

R. Kal. jodat
Sem. cacao ab
Oleo liberat. Ana 10,0
Gumi tragacanth q. s.
Ut f. s. a. pil. n° 100.
Consp. — D. à prendre en 10 jours.

Les résultats sont extrêmement satisfaisants ; un certain degré d'inflammation gengivale se montre quelquefois, particulièrement chez les femmes, mais elle va rarement jusqu'à la salivation. Le professeur considère la syphilis comme un empoisonnement, dont les symptômes peuvent et doivent nécessairement finir par l'expulsion du poison hors de l'organisme ; or les facultés de résistance au poison, de désassimilation, d'excrétion d'un individu, étant, de même que ses facultés d'assimilation, en raison directe de sa bonne constitution et de sa bonne digestion, il s'ensuit que tous les efforts du médecin doivent tendre à augmenter ces facultés, et que l'administration d'un médicament pratiquée de manière à les altérer est un non-sens, facilite la production des effets désastreux du poison, et va directement à l'encontre du but à obtenir ; tant qu'un syphilitique reste faible et mal nourri, il restera syphilitique et ne guérira pas, parce que l'organisme est impuissant à expulser le poison. La thérapeutique syphilitique a totalement changé sous ce rapport ; et au lieu de faire observer la diète au malade, de le faire fortement transpirer, de chercher en un mot à l'affaiblir, tous nos efforts doivent être dirigés vers la conservation et l'augmentation des forces digestives. Pour constater par des chiffres les résultats obtenus sous ce rapport, le professeur fait toujours peser les malades au moment où le traitement est commencé, et une seconde fois à leur sortie de l'hôpital ; dans ce but, un petit tableau, consacré à chaque malade, est divisé en colonnes verticales dans lesquelles on enregistre successivement le nom, les symptômes principaux, le nombre des injections sous-cutanées, la date à laquelle elles ont été pratiquées, la quantité totale de sel mercurique injectée, les suites locales (douleur au point injecté, induration produite, époque de sa disparition), les suites générales (stomatite), l'époque de la disparition des symptômes, la température, enfin le poids du corps à l'entrée et à la sortie du malade.

Tel est le résumé de la conversation que nous avons eue avec l'homme particulièrement sympathique qu'on appelle le conseiller de Rinecker.

Parmi les cas intéressants que nous avons pu voir dans le service du professeur, il en est un bien remarquable. Le malade en question, homme d'une cinquantaine d'années, d'une constitution moyenne, a eu, *il y a trente ans*, un chancre induré ; les symptômes locaux ont rapidement disparu, les symptômes généraux ne se sont jamais montrés, et depuis ce temps le malade n'a plus jamais offert de lésions du même genre; il s'est marié, sa femme est restée et est encore parfaitement saine; il a eu *neuf* enfants, dont deux sont morts de maladies accidentelles, et dont les sept restants sont vigoureux et bien portants. Aujourd'hui, sans avoir jamais offert de symptômes secondaires, sans avoir eu un second chancre ou une seconde affection quelconque de ses organes génitaux, le même individu offre au haut du tibia une tumeur qui, vérification faite, s'est trouvée être une gomme syphilitique bien caractérisée. Le mystérieux poison, le sphinx à tant de faces est resté latent pendant plus de trente ans, pour se réveiller tout à coup et déceler sa présence par un de ses symptômes les plus patents et les plus redoutables. Voilà bien de ces cas qui défient toute théorie, et qui jettent le trouble dans toutes celles qu'on a imaginées jusqu'ici pour expliquer les propriétés et les effets du caméléon-syphilis. Le professeur, au surplus, est un uniciste parfaitement convaincu.

M. von Rinecker pratique souvent des injections dans la vessie à l'aide d'un appareil qui permet de supprimer la sonde; cet appareil est composé d'un tube de caoutchouc mou, à l'un des bouts duquel s'ajuste un entonnoir en verre ordinaire, et à l'autre bout une petite canule analogue à celle des petites seringues à injections en verre; cette canule étant introduite dans le méat urinaire, on verse le liquide à injecter dans l'entonnoir, et on élève celui-ci; la seule pression du liquide le fait pénétrer dans la vessie. L'avantage de ne pas devoir sonder est très notable; cette méthode est employée à la fin des uréthrites, lorsqu'il reste au niveau de la portion membraneuse ou prostatique de l'urètre un point douloureux; le professeur recommande dans ces cas de ne pas employer de sonde, ni surtout de cautérisation *loco dolenti;* le liquide injecté est une solution de chlorate de potasse, ou de bromure, ou même d'eau fraîche. Il est arrivé cependant que cette méthode n'a pas réussi; si haut qu'on élevât l'entonnoir, il était impossible de faire pénétrer la moindre quantité de liquide; il est à supposer qu'il existe alors dans le canal uréthral des valvules qui se développent d'autant mieux que la colonne liquide est plus forte, et empêchent ainsi la pénétration de la solution. Cette méthode a été, je pense, préconisée d'abord par le professeur Zeissl, de Vienne, dans le service duquel nous l'avons vu appliquer plusieurs fois.

III. — Je ne puis résister, avant de quitter définitivement l'Allemagne, à l'envie de vous faire part d'un curieux cas d'hystérie dont j'ai été témoin dans une des cliniques de ce pays : une fille se présente avec le bras gauche fortement œdématié; le gonflement va jusqu'à l'aisselle, il offre 31 centimètres de circonférence au milieu du bras; d'après le dire de la malade, cet état dure depuis longtemps, et s'est produit peu à peu. Tout au haut du bras, on remarque une dépression circulaire rougeâtre dont la malade déclare ne pas connaître l'origine. Des frictions, le massage, des douches, l'électricité furent successivement essayés, mais en vain. Le professeur crut avoir affaire à un commencement d'éléphantiasis. Comme la malade se plaignait beaucoup, et insistait pour qu'on la soulageât de quelque manière que ce fût, le professeur se décida à pratiquer la ligature de l'artère axillaire, sans cependant ajouter grande foi à l'efficacité de ce moyen, préconisé par divers auteurs[1]. La malade se prêta avec une sorte d'empressement à l'opération. L'artère fut liée avec un fil de catgut, et l'incision immédiatement réunie par quelques points de suture. La plaie guérit par première intention; le lendemain de l'opération, la tuméfaction du bras avait notablement diminué; la circonférence n'était plus que de 28 centimètres. Mais le surlendemain, le membre avait repris son volume primitif. Cela parut si étrange que le professeur fit surveiller la malade, et on la surprit un matin qui dénouait un cordon qu'elle avait fortement serré au haut de son bras pendant la nuit; elle avoua alors que c'était elle-même qui avait produit de cette façon le gonflement de son membre, sans vouloir s'expliquer sur le but qu'elle poursuivait en ce faisant.

« Certainement, messieurs, nous dit le professeur avec son excellente bonhomie, j'avoue très volontiers que c'est ma faute; j'aurais dû me douter de cette singulière supercherie; mais le cas est vraiment si étrange, que je crois que tout le monde y aurait été pris. Cette femme semblait si sincère, elle paraissait d'ailleurs si parfaitement raisonnable, et le cas en lui-même ressemblait tant à un commencement d'éléphantiasis, que l'idée que tous ces phénomènes étaient dus uniquement à une imagination fantasque et déréglée ne m'est pas même venue à l'esprit; deux choses auraient dû me mettre sur la voie du diagnostic: c'est d'abord cette bande rouge à la base du bras, à laquelle je n'ai pas prêté une attention suffisante; c'est ensuite que la malade, en demandant qu'on la soulageât, insistait surtout pour que ce fût une *opération;* j'attribuais cette insistance à ce qu'elle disait avoir usé déjà de tous les moyens possibles, sauf celui-là; en réalité, elle n'avait usé de rien, et c'était une opération qu'il lui fallait; fort heureusement, cette opération ne lui a fait aucun mal, et si elle pouvait contribuer à la guérir de son hystérie, je serais fort satisfait de l'avoir entreprise; malheureusement, je crois que ce n'est pas précisément le cas. »

Voici un second phénomène du même genre dont nous avons été témoin dans un autre hôpital : une femme de vingt ans se plaint de douleurs atroces causées par une aiguille qu'elle prétend s'être enfoncée

1. Voy. sur cette opération et ses résultats généraux dans l'éléphantiasis, la *Gazette médicale de Paris, in Journ. de médecine de Brux.*, juin 1874.

tout entière dans le sein; elle accuse un redoublement de douleurs quand on presse sur un certain point, toujours le même; on n'observe *loco dolenti* ni gonflement, ni rougeur, ni inflammation; le professeur pratique une incision, et va profondément et hardiment à travers les tissus, sans rien trouver; la malade, à qui on a annoncé l'inutilité des recherches, déclare le lendemain sentir la pointe de l'aiguille à un autre point très précis; nouvelles recherches, nouvel insuccès; une troisième fois, annonce de douleurs aiguës à un troisième point, toujours dans le sein; cette fois le professeur se munit à l'avance d'une aiguille, couvre les yeux de la malade, pratique une troisième incision, et montre victorieusement à la malade l'aiguille qu'il vient de retirer de derrière le revers de son habit; la malade est transportée de joie : « Voyez-vous que je disais vrai! » Guérison des plaies par première intention, et disparition complète des douleurs. A trompeur, trompeur et demi; ici l'hystérie a été guérie, au moins temporairement.

IV. — Permettez-moi de résumer brièvement les principaux faits dont j'ai été témoin dans les cliniques allemandes; le fait principal, celui qui domine tous les autres, c'est que *tous* les chirurgiens allemands, sans exception, appliquent exclusivement le pansement antiseptique de Lister, avec ou sans modifications portant soit sur l'agent antiseptique (Thiersch, Hégar), soit sur la manière plus ou moins économique de l'employer; je n'ai pas besoin de faire ressortir l'importance de ce fait; elle est telle qu'on peut à juste titre considérer la méthode comme définitivement établie dans ce pays, et prédire au grand principe de l'asepticisme un avenir assuré. Un second fait, qui découle du premier, c'est que les opérations en général, et les résections d'articulation en particulier, sont pratiquées avec des succès inconnus jusqu'à ce jour, et que ces dernières tendent à entrer de plus en plus dans la pratique chirurgicale.

La méthode des injections sous-cutanées fait des progrès lents, mais sûrs; voici trois des plus importantes cliniques de syphilis qui en font, pour le traitement de cette affection, un usage presque exclusif; combien y a-t-il de ces cliniques qui les emploient, que je n'ai pu visiter, c'est ce que je ne saurais dire; on peut cependant affirmer que les avantages de cette méthode lui assurent un emploi de plus en plus étendu, et que, comme le dit le professeur Neumann, « si elle ne peut être substituée d'une manière absolue aux autres modes de traitement de la syphilis, elle est appelée à les remplacer dans l'immense majorité des cas. »

L'emploi du chloroforme est général en Allemagne; grâce aux précautions que l'on sait prendre aujourd'hui, on ne pratique pas la plus petite opération un peu douloureuse, on n'assiste plus même à un accouchement simple, mais laborieux, sans mettre en œuvre l'anesthésie, soit locale, soit générale; ce fait répond à un des devoirs les plus stricts du médecin, à savoir d'épargner la douleur aux malades toutes les fois qu'il le peut [1].

L'ovariotomie se pratique le plus communément par la méthode intra-péritonéale; ici encore le pronostic de l'opération a été singulièrement modifié par le fait du pansement phéniqué qui empêche le développement de la péritonite dans presque tous les cas.

Pour ce qui regarde les affections des organes internes, la tendance à substituer l'emploi des agents physiques aux agents de la matière médicale devient de plus en plus marquée dans ce pays; comme le dit Tobold, le larynx se traite comme un organe externe, superficiel, d'après les règles ordinaires de la chirurgie; les affections chroniques des poumons se traitent aussi mécaniquement, à l'aide des moyens que met à notre portée la nouvelle médication pneumatique; il en est de même enfin des maladies de la vessie et de celles qui affectent chroniquement les parois stomacales, par la méthode de l'évacuation artificielle du contenu altéré de ces organes et leur lavage consécutif à l'aide de solutions appropriées.

Je n'ai pas à revenir sur le développement que prennent les établissements d'instruction publique, par tout le territoire, sur les sommes immenses qu'on leur consacre, et sur les magnifiques résultats pratiques de l'émulation qui règne à ce point de vue entre toutes les villes universitaires allemandes; si je ne vous en ai parlé qu'incidemment, c'est que l'étude de ces questions m'eût entraîné trop loin hors des bornes que je m'étais tracées, en vous demandant la permission de vous envoyer ces lettres, déjà trop longues.

Permettez-moi de mentionner, pour finir, quelques petits détails généraux: Je n'ai pas vu se servir une seule fois de cataplasmes de farine de lin; ils sont toujours remplacés, soit par le cataplasme Lelièvre, soit dans la majorité des cas par de simples compresses trempées dans l'eau chaude et recouvertes d'une étoffe imperméable.

Les malades des hôpitaux ont la liberté de fumer chaque fois que le chef de service n'y voit pas d'inconvénient; la visite des parents se fait *tous les jours*, à des heures réglées; enfin, les malades sont soignés, non par des sœurs, mais simplement par des infirmiers et des infirmières laïques qui s'acquittent fort bien de leurs fonctions; il en est ainsi à Vienne, à Halle, à Leipzig, à Wurzbourg et à Berlin.

1. Voy. Schrœder, *Lehrbüch der Gebürtshulfe.*

HUITIÈME LETTRE

Londres.

Les salles de malades dans les hôpitaux anglais sont de tous points remarquables; la première impression, quand on y pénètre, c'est qu'on s'est évidemment trompé de porte : ce n'est pas une salle de malades, c'est un salon; la présence des lits alignés vous rassure; la salle est large et spacieuse, très éclairée et surtout très gaie; des fleurs et des plantes ornementales partout, souvent disposées dans des vases de luxe; de magnifiques gravures (en général des reproductions de tableaux contemporains), des photographies de grande dimension ornent les murailles qui sont en stuc rose; le parquet est en chêne soigneusement ciré; des inscriptions encadrées avec luxe rappellent aux malades quelques paroles d'encouragement ordinairement tirées de la Bible; il n'y a pas jusqu'à un piano qui ne soit là dans quelques salles; les paravents sont gentiment décorés, des fauteuils commodes sont disposés de tous côtés, tandis que des feux *ouverts* contribuent pendant l'hiver à égayer l'appartement. Les waterclosets, toujours entretenus dans un état de propreté extrême, sont séparés des salles par un corridor et par un cabinet où se tient le personnel de garde. Les lits sont formés d'un *plan* élastique et d'un seul matelas, sans rideaux; une galerie ouverte et des jardins sont à la disposition des malades; ceux d'entre eux qui peuvent se lever prennent leurs repas dans la salle même, assis à une table toujours pourvue de linge blanc; en un mot tout le confort du *home* anglais est réuni là, autant que le comporte une salle d'hôpital. Ne croyez-vous pas que ces dispositions ont sur le moral des malades une influence bien utile au point de vue de leur guérison? Nos voisins pensent ainsi, et se trouvent fort bien de leur manière de faire; c'est surtout le magnifique hôpital Saint-Thomas qui est remarquable pour son excellente organisation; cet établissement, qui vient d'être construit, a coûté plus de cinq cent mille livres (douze millions cinq cent mille francs), et jouit à lui seul d'un revenu annuel de près d'un million de francs. L'admiration augmente quand on apprend que ces sommes sont uniquement dues à des *contributions volontaires* (comme cela se trouve inscrit d'ailleurs au frontispice de tous les hôpitaux de Londres). Est-il croyable que, à côté de ces grands efforts de charité, tels qu'on ne les rencontre qu'en Angleterre, on observe des faits comme ceux-ci : quarante-trois personnes sont mortes de faim à Londres pendant l'année 1876. La plupart des journaux rapportent ce fait avec indignation ; d'autres tâchent d'en amoindrir la portée en déclarant que beaucoup de ces personnes sont des enfants de trois à six mois ; ils sont toutefois forcés d'admettre que la plupart sont des adultes morts *par manque de nourriture*, dont on trouve les corps couchés dans la rue ou dans l'embrasure d'une porte. Voilà des faits qu'on n'observe, je crois, qu'à Londres, et il faut que ce soit la ville la plus riche du monde qui présente cet affreux spectacle.

Rien n'égale le calme, le sang-froid réellement imperturbable avec lequel opèrent les chirurgiens anglais en général ; cela frappe tout d'abord comme une chose inaccoutumée, qu'on voit rarement ailleurs, surtout poussée au point où elle l'est, et observée aussi généralement. Aucun accident imprévu ne leur fait faire un mouvement de surprise, ni dire une seule parole de plus qu'il ne faut ; on n'entend jamais un mot d'impatience, on ne voit jamais un mouvement précipité ; ceci n'exclut pas une entière liberté d'allures, ni même le mot plaisant quand l'occasion s'en présente. Cette qualité, car c'en est une bien réelle, s'observe chez tous comme une chose qui leur est naturelle ; et de fait, en y réfléchissant, on s'aperçoit qu'ils ne font qu'appliquer ici l'impassibilité qui est la note dominante du caractère anglais, et qui leur procure *dans l'espèce* des avantages précieux.

Londres est la ville du monde où l'on voit appliquer les pansements les plus divers ; nous sommes loin de l'uniformité qu'on observe en Allemagne ; on peut dire que tous les procédés sont mis en œuvre tous les jours, souvent combinés et modifiés à l'infini ; deux choses sont communes à tous les pansements que l'on pratique ici : c'est qu'on n'y voit jamais employer le moindre bout de charpie, et que toutes les pièces appliquées sur une plaie sont toujours *neuves*, et ne servent qu'une fois. Ce dernier point suffit déjà pour expliquer pourquoi on obtient de beaux succès avec les pansements les plus différents. Ce ne serait pas assez toutefois que les pièces fussent neuves ; il faut aussi qu'elles soient exemptes des germes qui produisent la suppuration, la fièvre, et toutes les complications des plaies ; aussi ne séjournent-elles jamais dans les salles de malades, comme cela s'observe dans tant d'hôpitaux du continent. Il suffit tout naturellement que les lois de l'asepticisme soient strictement observées pour qu'on en obtienne tous les bénéfices, et chacun sait que l'acide phénique n'est pas un élément absolument indispensable pour obtenir la réunion d'une plaie par première intention. Cependant, on n'enlèvera pas à cet agent le mérite de constituer une précaution sinon nécessaire, au moins très efficace, et même la plus efficace que nous connaissions ; les chirurgiens anglais le comprennent si bien, qu'ils mettent presque toujours l'acide phénique en œuvre d'une façon quelconque, quel que soit d'ailleurs le pansement appliqué ; pour l'un ce sera uniquement les pulvérisations qui seront pratiquées très soigneusement pendant l'opération ; pour l'autre ce sera exclusivement le lavage à grande eau phéniquée, après que l'opération a été faite, et au moment d'appliquer les couches parfaitement blanches et neuves de *lint* (étoffe cotonneuse qui remplace la charpie) ; pour d'autres ce sera un mélange d'huile phéniquée et de térébenthine directement appliqué sur la plaie ; d'autres enfin emploieront à la fois les pulvérisations et les lavages à l'eau phéniquée, sans observer toutefois les précautions si minutieuses et si multipliées qu'exige l'application sévère et devenue classique du pansement antiseptique. Vous le voyez, l'œuvre de Lister fait son chemin, malgré toutes les oppositions, malgré toutes les *habitudes prises ;* et je ne doute pas que lorsque ce grand chirurgien sera venu à Londres même appliquer sa méthode en qualité de professeur, cette méthode ne prenne bientôt en Angleterre l'extension qu'elle a déjà conquise en Allemagne.

Le malade est toujours apporté sur la table à opération (qui est la même qu'en Allemagne), au moyen d'une simple bande de toile, large d'un mètre environ et longue de deux, sur laquelle le malade est couché ; aux deux bords les plus longs de la toile se trouvent deux larges ourlets par lesquels les infirmiers de service passent deux bâtons solides ; l'écartement parallèle de ces bâtons est maintenu à la tête et aux pieds par une barre de fer terminée à ses deux extrémités par un anneau à travers lequel passe le bâton. Le malade étant ainsi apporté et déposé sur la table, les porteurs retirent leurs bâtons des ourlets, en même temps que les barres de fer, et le sujet se trouve couché sur les coussins de la table, la toile restant en place ; un morceau de toile cirée est glissé sous le membre à opérer, et les plis en sont disposés de manière à diriger les liquides vers un récipient quelconque, placé à terre et plein de son. L'opération terminée, les bâtons sont repoussés dans les ourlets, et le malade est enlevé commodément sans qu'on ait dû le déplacer, le soulever une seule fois ou enlever quoi que ce soit de dessous lui.

La torsion des artères est pratiquée comme méthode générale d'hémostase, par tous les chirurgiens de Londres ; et par torsion nous entendons que la pince qui a saisi l'artère est roulée entre les doigts jusqu'à ce que l'extrémité du vaisseau qu'elle tient soit détachée ; c'est ainsi que nous avons vu pratiquer l'extraction d'une tumeur adénique du sein, plusieurs ablations du sein entier, et *une amputation de cuisse* sans une seule ligature ; dans ce dernier cas, l'artère fémorale tordue s'est comportée comme les plus petits vaisseaux, et n'a pas donné une goutte de sang (la bande d'Esmarch est ordinairement appliquée quand il s'agit d'un membre). Nous sommes cependant forcé d'ajouter que nous avons vu plusieurs cas où la torsion des artères s'est, au contraire, montrée absolument insuffisante, et où on a dû, postérieurement, avoir recours à des ligatures pour arrêter l'écoulement du sang ; il en a été ainsi, entre autres, pour plusieurs amputations de Syme (opération dans laquelle les artères à tordre ne sont pas bien grosses), pour l'ablation d'une tumeur telangiectasique de la face, et pour une amputation de la verge où la torsion des vaisseaux, pratiquée à plusieurs reprises différentes, n'a pas empêché une hémorrhagie notable de se déclarer, hémorrhagie qui n'a pu être arrêtée que par de fortes ligatures en fils de soie ou en catgut.

Nous voyons très souvent narcotiser les malades au moyen de l'éther sulfurique pur, et nous devons avouer que les faits dont nous avons été témoin, ne nous ont pas rendu partisan de ce moyen d'obtenir l'anesthésie; l'insensibilité n'est complète qu'au bout d'un temps relativement long ; et lorsqu'elle a été obtenue, les malades sont ordinairement encore agités, ils ont la face fortement congestionnée, et respirent surtout très mal pendant toute l'opération ; bien souvent on est obligé de recourir au chloroforme pour calmer l'agitation du patient, après avoir employé l'éther au début ; et la respiration subitement tranquille et égale du malade contraste alors avec le tableau pénible qu'on avait d'abord sous les yeux. L'éther ne réussit bien que chez les jeunes femmes et les enfants ; encore l'anesthésie cesse-t-elle quelquefois au moment où l'on retire l'appareil de dessus le visage du patient ; celui-ci présente très souvent, au bout de quelques minutes d'éthérisation, une coloration violette intense des lèvres et du visage qui indique un degré d'asphyxie très avancé, et dont on peut s'effrayer à bon droit. Indépendamment de ces inconvénients, les appareils destinés à obtenir la narcose par l'éther sont, relativement aussi, fort compliqués ; ils consistent d'ordinaire en une sorte de masque qui communique avec une vessie de caoutchouc à travers le récipient à éther ; ceci a pour but de contenir les vapeurs d'éther volatilisé par l'haleine du malade. Nous avons vu employer au Guy's Hospital, un appareil fort ingénieux sans doute, mais beaucoup plus compliqué encore, qui permet de faire respirer au sujet, alternativement ou simultanément à volonté, du protoxyde d'azote, des vapeurs d'éther sulfurique, et de l'air ; la narcose est d'ailleurs très rapidement obtenue à l'aide de cet appareil ; mais nous doutons qu'il reçoive jamais une application très étendue, parce que, outre la complication qu'offre son maniement, il faut nécessairement encore avoir à sa disposition un appareil fournissant du gaz hilariant, ou un récipient plein de ce gaz comprimé ; il s'en suit que cet appareil n'est pas *pratique* dans l'acception ordinaire de ce mot.

Parmi les nombreux cas intéressants que j'ai pu voir, il en est quelques-uns dont je veux rapidement faire mention.

Un jeune homme de 16 ans a reçu une balle de revolver dans l'angle interne de l'orbite *droite ;* la balle n'a pas touché le globe oculaire, et a pénétré à une profondeur de 5 à 6 centimètres, en se dirigeant obliquement de droite à gauche et d'avant en arrière. La plaie s'est guérie et la balle est restée en place. Au début, le malade offrait un certain degré d'abaissement des facultés intellectuelles; ce symptôme s'est amendé peu à peu et aujourd'hui il a complètement disparu; mais il y a deux autres phénomènes qui ont persisté sans changement: le sujet ne distingue plus les objets de l'œil *gauche*, tandis que les fonctions de l'œil droit sont normales; l'œil gauche ne distingue plus que la lumière de l'obscurité, et cela encore dans des conditions spéciales: il perçoit l'ombre de un ou de deux doigts lorsqu'ils sont placés en dehors, l'œil étant dirigé directement en avant; cet organe paraît d'ailleurs parfaitement sain. Le second symptôme s'observe du côté de l'odorat: le malade a perdu absolument la perception d'une odeur quelconque. Si l'on cherche à s'expliquer comment ces phénomènes se sont produits, on est conduit à penser que la balle, après avoir traversé obliquement l'éthmoïde, a, d'abord, rasé la lame criblée de cet os, ce qui a détruit toutes les branches du nerf olfactif; puis elle s'est logée contre le nerf optique gauche, où elle est restée; elle comprime ce nerf (ce qui explique les phénomènes oculaires), et a fracturé une lamelle du sphénoïde qui, à son tour, a exercé sur le cerveau un certain degré de compression; le lobe cérébral s'est peu à peu habitué à cette compression, et l'esquille s'est consolidée dans sa position nouvelle. Il est, en tout cas, très remarquable de voir ce corps étranger rester logé dans les os de la face sans produire d'autres désordres que ceux qu'il a occasionnés lors de sa pénétration.

Voici un anévrisme du creux poplité, chez un homme vigoureux, de 35 ans environ. Le professeur a, d'abord, essayé le traitement par la bande d'Esmarch qu'il a laissée en place pendant une heure un quart; la bande était appliquée à la base de la cuisse; au bout de ce temps, on n'a constaté aucun changement dans la consistance de la tumeur; la bande a, alors, été retirée, et on a procédé au traitement par le tourniquet; cet instrument a été appliqué pendant huit heures consécutives, alternativement sur la fémorale dans le triangle de Scarpa, et sur la même artère vers le milieu de son trajet; le tourniquet a été changé de place toutes les deux heures; au bout des huit heures, on a pu constater une consolidation notable de la tumeur, ce qui a permis d'enlever l'instrument. Pendant l'application de celui-ci, on a eu soin d'entourer la jambe tout entière d'une épaisse couche d'ouate; grâce à cette précaution, on n'a constaté aucun refroidissement du membre.

Un cas assez étrange s'est présenté dernièrement chez M. Hutchinson: un vieux marin qui a, dit-il, passé quarante-huit ans en mer, offre, disposées symétriquement de deux côtés du corps, des tumeurs multiples, de nature fibreuse, peu adhérentes à la peau et aux os; on les observe, placées les unes à la suite des autres, en chapelet, tout le long des deux cubitus à la partie postérieure des avant-bras, le long des tibias à la face antérieure des deux jambes; deux ou trois de ces tumeurs sont disposées dans les plis des fesses de chaque côté; enfin une seule, plus volumineuse que les autres, est placée directement sur l'extrémité du coccyx. Ces tumeurs ont en général le volume d'une grosse noix; elles sont dures, très isolées, parfaitement circonscrites et indépendantes les unes des autres; la peau qui les recouvre n'offre aucun changement. Ces tumeurs ont commencé à apparaître, il y a une dizaine d'années: la première s'est montrée au coude gauche: un chirurgien l'a extraite alors, mais elle s'est reproduite depuis, à la même place. Le patient n'est pas atteint d'arthrite déformante, il a une assez bonne santé, les tumeurs qu'il offre sont absolument indolores, elles se sont montrées successivement et symétriquement sans causer la moindre douleur.

On ne peut que former des conjectures sur la singularité de ces tumeurs et sur la cause qui les a produites; c'est le premier cas de ce genre que M. Hutchinson ait vu. Quant au traitement, indépendamment de la multiplicité des plaies qu'occasionnerait l'extraction de ces tumeurs, cette circonstance que la première opération a été suivie de récidive sur place n'est pas faite pour engager à essayer l'extirpation de nouveau; aussi le professeur a-t-il renoncé à aucune tentative de ce genre.

Un homme de 35 à 40 ans, très bien portant d'ailleurs, présentait depuis longtemps une constipation habituelle; celle-ci devint de plus en plus difficile à vaincre, et il arriva un jour où le malade ne put plus aller à la selle, malgré l'administration de purgatifs énergiques et répétés; le ventre commença à se ballonner; c'est dans cet état que le malade se présente à l'hôpital. Il n'y a de douleur nulle part, ni spontanément, n à la pression; le ballonnement du ventre est prononcé; d'autre part, le malade offre une hernie inguinale gauche; mais cette hernie est parfaitement réductible, le malade la fait sortir et rentrer à volonté, enfin elle n'est aucunement douloureuse. On prescrit un peu d'opium, et on attend. Des vomissements se produisent, et les matières présentent bientôt l'odeur fécaloïde; le cathétérisme du rectum ne donne aucun résultat, l'absence absolue de douleurs persiste. *Now we must do, or die.* (Maintenant il faut agir, ou mourir). Le professeur, M. Bryant, déclare ne pouvoir accuser la hernie d'étranglement: elle est trop facilement réductible, trop indolore, elle n'offre d'ailleurs pas de tuméfaction alors que le ballonnement du ventre en général est très prononcé; dans de pareilles conditions le professeur a le choix entre la laparo-entérotomie, ou la laparotomie simple suivie de la recherche, avec la main introduite dans la cavité abdominale, après la bride, la torsion, l'invagination, ou la cause inconnue de l'arrêt des matières. S'étant décidé pour l'entérotomie, la seconde opération étant estimée trop chanceuse au point de vue du but à atteindre[1], le professeur se demande sur quelle partie du tube intestinal

1. C'est aussi l'opinion de von Linhart. — Voy. *Compendium der chirurgischen Operationslehre*, p. 858.

il va la pratiquer; il remarque qu'il ne faut pas chercher à ouvrir le côlon, car l'étranglement siège plus haut, puisque la hernie qui est composée d'une anse de l'intestin grêle, n'est pas tuméfiée. Il faut donc ouvrir l'intestin grêle, et sur un point situé plus haut que l'anse formant la hernie. Le professeur pratique son incision à droite (la hernie étant à gauche), à deux travers de doigt du ligament de Poupart, et parallèlement à ce ligament; il incise les muscles sur une sonde cannelée; arrivé sur le péritoine, il y pratique une boutonnière qui donne issue à une quantité assez notable de sérosité; l'opérateur donne à l'incision du péritoine une longueur égale à celle de la peau; aussitôt il se présente au niveau de la plaie une grande quantité d'anses intestinales météorisées, et parmi elles s'en trouve une présentant une coloration d'un noir-bleu intense; c'était justement ce que l'on demandait. Avant d'ouvrir cette anse, M. Bryant la fixe à la plaie abdominale au moyen de quatre sutures en fils de soie; deux de ces sutures fixent l'anse intestinale à la lèvre supérieure de la plaie, les deux autres à la lèvre inférieure; cela fait, l'opérateur muni d'une aiguille enfilée d'un fil d'argent, traverse avec cette aiguille, en allant de bas en haut, perpendiculairement au grand axe de la plaie, et successivement : la lèvre inférieure de la plaie, l'anse intestinale en son milieu, puis la lèvre supérieure de la plaie. Ce fil d'argent en place (sans être noué), l'opérateur ouvre largement l'anse intestinale; il s'échappe aussitôt une grande quantité de gaz et de matières fécales liquides; l'opérateur s'empresse d'aller chercher, au milieu de l'anse intestinale ouverte, l'anse du fil d'argent qui la traverse; il coupe cette anse de fil et obtient ainsi deux nouvelles sutures des bords de la plaie intestinale aux bords de la plaie de l'abdomen; il tord ces fils et obtient ainsi une fistule intestinale largement béante, sans que la moindre parcelle de matière ait pénétré dans la cavité du péritoine.

Le professeur a donc suivi presque point par point les indications données au sujet de cette opération par Nélaton qui l'a, si je ne me trompe, préconisée le premier. Le seul danger qu'elle offre, d'après Linhart, c'est de couper l'artère épigastrique, ce qu'il est facile d'éviter en incisant lentement.

Quant aux suites, j'ai le regret de ne pouvoir vous les donner, cette intéressante opération ayant été pratiquée à la fin de mon séjour ici.

Un cas intéressant de fistule osseuse est venu confirmer l'opinion de Follin, qui insiste sur la réserve qu'il est bon de garder dans le pronostic de l'opération, lorsqu'il s'agit d'aller à la recherche, soit d'un séquestre, soit d'un abcès osseux : un homme présente vers le tiers supérieur du tibia une fistule datant de longtemps et allant jusqu'à l'os; le professeur incise la peau, écarte les bords de l'incision, soulève le périoste avec la rugine et trépane l'os; il se sert d'une tréphine à main, à l'aide de laquelle il enlève très nettement et très facilement une rondelle d'os; puis il se met à la recherche d'un séquestre ou d'un abcès, avec les pinces, l'élévatorium, la gouge et le maillet, etc., et finalement ne trouve rien. Il nous déclara que les cas de ce genre ne sont pas rares, et qu'en croyant tomber sur un séquestre et l'extraire, il arrive souvent qu'on n'en trouve pas la moindre trace; aussi faut-il avoir soin de ne pas promettre à son malade, avant l'opération, qu'on extraira quelque chose.

II. — L'emploi du clamp et la méthode intrapéritonéale se disputent la préférence pour les *ovariotomies* au *Samaritan-Hospital;* M. Spencer-Wells applique ordinairement le clamp; MM. Thornton et Bantock emploient très souvent la ligature du pédicule et son abandon dans la cavité abdominale; mais ils appliquent toujours, dans ces cas, le tube de Keath, ce qui constitue une sorte de drainage de la cavité. Ce tube est en verre, de 1 centimètre de diamètre environ sur toute son étendue, et d'une longueur de 7 à 8 centimètres; près d'une des extrémités de ce tube les parois sont percées de trous fins; autour de l'autre se trouve un rebord qui sert à le fixer aux bords de la plaie abdominale; ce tube est disposé verticalement, l'extrémité percée de trous étant introduite au fond de la cavité péritonéale, le rebord de l'autre extrémité est maintenu au niveau de la plaie; nous verrons plus loin comment l'évacuation des liquides contenus dans la cavité abdominale s'effectue à l'aide de ce tube.

Les ligatures ne se font ni avec du catgut, ni avec de la soie tressée, mais au moyen de fils appelés *silk-worm-gut;* ces fils sont obtenus en étirant l'appareil glandulaire sécréteur du ver à soie ordinaire, et en le laissant sécher, ainsi étiré; ce sont exactement les mêmes fils dont se servent les amateurs de pêche, pour leurs lignes, et on les préfère pour la même raison, à savoir pour la propriété qu'ils possèdent de ne pas se gonfler au contact des liquides, parce qu'ils ne les absorbent pas; de plus, en leur qualité de matière animale non manufacturée, ils se résorbent plus facilement que les fils de soie tressée, aussi facilement que les fils de catgut de Lister.

M. Spencer-Wells opère dans une chambre en général peu spacieuse, où on a fait du feu, quoique nous soyons en été; mais la température de cette chambre est très supportable. Le sujet est entièrement vêtu de laine; pour éviter tout mouvement intempestif de sa part, les jambes sont fixées par une sangle de laine qui entoure à la fois les genoux et la table; les mains sont aussi fixées à la table par des manchettes bouclées. La narcotisation se pratique avec l'appareil de Yuncker, au moyen du bichlorure de méthylène; à côté de la tête de la malade se trouvent un verre contenant du cognac additionné d'eau qu'on lui fait prendre par cuillerées pendant l'opération, et une cuvette qui sert en cas de vomissements. (Disons en passant que le bichlorure de méthylène nous a semblé produire des vomissements aussi souvent que le chloroforme). Le bas du corps de la malade est recouvert d'une toile cirée fendue au niveau du ventre, et les bords de cette fente adhèrent à la peau au moyen de sparadrap, pour empêcher les liquides de pénétrer sous la toile. Sur une table à côté de l'opérateur se trouvent deux bistouris, dont un boutonné, une paire de ciseaux coudés, le trocart de Spencer-Wells, des pinces presse-artères, la pince de Nélaton, le clamp (nouveau modèle), des aiguilles droites enfilées, un porte-aiguille, du coton imbibé de perchlorure de fer et séché, enfin des éponges, ordinairement au nombre de douze, que l'on compte avec beaucoup de soin, une première fois avant l'opération, une seconde fois au moment de fermer les points de suture.

L'opérateur se place debout à la droite de la malade[1]; à gauche, l'aide principal qui épongera, saisira les artères qui donnent, et fera au besoin les ligatures; à gauche aussi, deux infirmières qui passent les éponges et les cuvettes, et sont chargées de relaver ces ustensiles dans de l'eau phéniquée tiède pendant le cours de l'opération. Sous la table, un grand récipient de un mètre cube environ, en fer-blanc, destiné à recevoir le contenu du kyste. Nous avons aussi vu employer dans le même but un simple bain de siège.

Après ces quelques généralités, permettez-moi de vous envoyer, comme je l'ai fait précédemment, la relation de quelques-uns des cas les plus intéressants auxquels j'ai pu assister, en la transcrivant telle que je l'ai écrite aussitôt l'opération terminée. Les commémoratifs n'ayant en général offert aucune particularité, je les laisserai de côté.

1. Cas opéré par M. Spencer-Wells.

Tout étant disposé comme il vient d'être dit, l'opérateur pratique sur la ligne blanche, une incision de 10 à 12 centimètres; quelques vaisseaux cutanés qui donnent sont saisis avec les pinces presse-artères; le péritoine est incisé avec un bistouri boutonné. Parvenu au kyste, le professeur introduit sa main entre la tumeur et la paroi abdominale, et ne constate aucune adhérence. Saisissant alors le trocart, il l'introduit dans la tumeur d'un coup sec; mais le liquide coule bientôt entre l'instrument et la paroi du kyste, si bien qu'il retire le trocart, agrandit avec des ciseaux l'ouverture faite à la tumeur, et laisse couler le liquide sur la toile cirée et de là dans le récipient sous la table. Il introduit sa main dans la poche — unique — du kyste, et en extrait le contenu à moitié solide et les pseudo-membranes qui s'y trouvent; il saisit alors la poche avec les pinces de Nélaton et l'attire doucement au dehors; il constate qu'une large adhérence existe entre l'épiploon et le kyste; il déchire ces adhérences

1. C'est ainsi qu'opèrent MM. Kœberlé, Olshausen et Billroth; M. Veit se place à gauche; MM. Péan et Busch opèrent assis entre les jambes du sujet.

avec la main, ce qui produit du côté de l'épiploon une hémorrhagie en nappe, peu prononcée; faisant maintenir cette membrane au dehors par son aide, il extrait complètement le kyste, constate un pédicule assez long et mince, applique le clamp et retranche la tumeur avec les ciseaux; revenant alors à l'épiploon, il l'attire plus complètement au dehors, l'étale sur la paroi abdominale, et cherche d'abord à tordre les petits vaisseaux qui donnent; ce moyen ne suffisant pas, il pose quelques ligatures (en *silk-worm-gut*), mais s'aperçoit bientôt que cette portion de l'épiploon est rouge, boursouflée, et que l'hémorrhagie, faible mais continue, persiste; il se décide alors à séparer la membrane malade en deux portions (en choisissant un endroit dépourvu de vaisseaux), lie ces deux portions à leur base, et les retranche à coups de ciseaux. Des éponges sont alors introduites dans la cavité abdominale, et l'opérateur s'occupe de pratiquer les sutures; il les fait avec des fils de soie dont chacun est enfilé d'une aiguille droite à chaque extrémité; les sutures sont à points séparés, très rapprochées les unes des autres; elles comprennent le péritoine et la peau de chaque côté, mais *pas les muscles*. Pour faciliter le placement de ces sutures, l'opérateur fait élever l'angle supérieur de la plaie par un doigt de l'aide introduit en forme de crochet. Il réunit les fils avant de les nouer, retire les éponges de l'abdomen, s'occupe de la toilette du péritoine, et ferme les sutures en maintenant le pédicule à l'angle inférieur de la plaie; sur la section du pédicule (qui est toujours maintenue par le clamp), il applique un peu de coton perchloruré. La toile cirée est alors enlevée, la peau du ventre lavée, et le pansement consiste à appliquer sur la plaie quelques couches de *lint* qui sont maintenues par de larges bandes de sparadrap; l'abdomen est entouré d'un bandage de corps en laine, et la malade transportée dans son lit.

2. Cas opéré par M. Thornton.

Dès l'incision du péritoine, il s'écoule une grande quantité de liquide ascitique; d'autre part, aucune tumeur ne vient se montrer au niveau de la plaie; plongeant la main dans la cavité abdominale, l'opérateur s'aperçoit qu'il a affaire à une dégénérescence d'un des ovaires pareille à celle du cas du professeur Busch (ovaire de poule avec de nombreuses végétations polypeuses; voir lettre de Bonn); de plus, la production pathologique n'a pour ainsi dire pas de pédicule; le cas se présente donc comme très défavorable. L'opérateur saisit la tumeur avec une longue pince à griffes; mais les végétations, peu résistantes, se déchirent en partie sous la traction de la pince, ce qui produit immédiatement une hémorrhagie assez notable; vu l'absence de pédicule, on se trouvait dans l'impossibilité d'attirer la tumeur au dehors; il fallut donc bien se résoudre à aller ligaturer la tumeur au fond de la cavité abdominale, ce qui, dans des conditions aussi détestables, ne se fit pas sans une très grande difficulté. L'opérateur parvient cependant, au prix des plus grands efforts, à placer deux ligatures sur chaque moitié de la tumeur, au moyen d'une longue aiguille recourbée en hameçon, et enfilée d'un fil double, qu'il passe au milieu de la base de la tumeur; il pose de plus une troisième ligature sur la base prise en masse. Un grand nombre d'éponges sont successivement introduites dans le ventre, et retirées pleines de sérosité, de débris de végétations, et de sang; après avoir enlevé de cette façon la plus grande partie du liquide épanché, l'opérateur laisse trois éponges (dont une grande et plate) dans la cavité abdominale, et pratique ses sutures de la plaie, *ut suprà*. Avant de lier les fils, il retire les trois éponges restées dans l'abdomen; la plus profonde est encore pleine de sang; plusieurs éponges ayant encore été introduites, il ferme enfin la plaie en appliquant à son angle inférieur un tube de Keath. Vers la fin de l'opération, la malade, qui était endormie à l'aide du bichlorure et de l'appareil de Juncker, s'est montrée très agitée; l'opérateur ayant fait administrer du chloroforme au moyen d'une simple compresse, la narcose est redevenue aussitôt profonde. L'opérateur n'a pas perdu la tête une minute au milieu de toutes ces complications, et ne s'est pas départi un seul instant de son impassibilité; c'est un Anglais!

3. Cas opéré par M. Thornton. Femme ayant eu *vingt-quatre* enfants vivants, et une fausse couche.

Incision de la peau et des muscles; arrivé sur l'aponévrose, l'opérateur fait une boutonnière, et il s'écoule immédiatement un liquide poisseux qu'il est facile de reconnaître à première vue pour du liquide kystique. L'opérateur agrandit au moyen du bistouri l'ouverture faite au kyste, y introduit la main entière, empoigne le fond et les parois latérales de la tumeur, et constate ainsi que la poche est adhérente non seulement à la paroi abdominale antérieure, mais encore à *tous* les organes environnants (adhérence totale). Dans ces conditions, le chirurgien se détermine cependant à extraire la poche; il y réussit partiellement. Il cherche d'abord à séparer, aux bords de l'incision abdominale, le paroi du kyste, du péritoine, et a toutes les peines imaginables à y parvenir, parce que ces deux membranes, très adhérentes, ne peuvent être distinguées l'une de l'autre à la vue. Après de longues et pénibles recherches tout le long des deux lèvres de l'incision, l'opérateur trouve enfin un endroit où la poche, moins adhérente, se laisse séparer du péritoine; il la saisit solidement et commence à la soumettre à des tractions. La poche étant adhérente de tous côtés, l'opérateur est obligé de séparer continuellement, ce qu'il fait en déchirant avec les mains, et souvent avec une grande violence; pour empêcher la paroi du kyste de glisser entre ses doigts, il la saisit avec la main recouverte d'un linge sec, qu'il renouvelle souvent; il entre, en déchirant ainsi, dans une seconde poche du kyste, et à ce moment il n'est pas bien certain de n'avoir pas pénétré dans l'estomac (cette crainte ne s'est heureusement pas vérifiée); les adhérences avec l'intestin et avec la vessie sont tout aussi tenaces, et inspirent les mêmes perplexités; la poche ne peut finalement être extraite que par lambeaux; dans l'impossibilité de reconnaître le pédicule au milieu de toutes ces adhérences, il est obligé d'en déchirer aussi les éléments. Le kyste extrait, l'opérateur pratique un grand nombre de torsions et de ligatures. Il enlève le sang et les débris de membranes à l'aide des éponges, en laisse quelques-unes dans la cavité abdominale, pratique ses sutures et place le tube de Keath ; il s'aperçoit alors que l'hémorrhagie n'est pas complètement arrêtée ; il fait sauter ses sutures, enlève le tube, et va de nouveau lier les vaisseaux qui donnent. Les sutures sont pratiquées une seconde fois, et le tube de Keath est définitivement mis en place. Une éponge phéniquée concave est disposée sur l'ouverture de ce tube, elle est recouverte de petits paquets de *lint;* le tout est maintenu par de larges bandes de sparadrap imbriquées, et par une ceinture de corps en laine, fixées avec des épingles.

C'est bien l'une des opérations les plus pénibles auxquelles il m'ait été donné d'assister; elle a duré deux heures environ ; le sang-froid de l'opérateur a été vraiment remarquable, et digne des plus grands éloges.

4. M. Bantock a opéré devant nous un cas presque identique au précédent, présentant les mêmes adhérences avec tous les organes voisins; l'opérateur s'est attaqué à ces adhérences avec ce que je puis appeler la même *intrépidité,* séparant et déchirant avec un sang-froid sans égal. Nous voyons donc que dans ces deux cas, les chirurgiens du Samaritan Hospital ont pris très franchement le parti d'extraire le kyste, malgré les difficultés presque insurmontables que devait présenter cette extraction ; les opinions varient beaucoup sur le parti à prendre dans les cas d'adhérences multiples ; nous avons déjà noté que les opérateurs allemands en général, lorsqu'ils se trouvent en présence d'adhérences très étendues, ne se séparant pas facilement par de légères tractions et avec le bout des doigts, conseillent de couper la poche avec des ciseaux en laissant les parties adhérentes en place ; bien plus, si l'adhérence est totale, ils se bornent à vider la tumeur en enlevant une rondelle de la paroi ou en pratiquant une simple ponction, et à fermer la plaie ; c'est ainsi que procèdent, entre autres, MM. Billroth, Olshausen, Hégar, etc. Cependant, ce qui plaide en faveur de la pratique des chirurgiens anglais, c'est que, comme nous l'avons déjà noté aussi, la terminaison des cas où se sont rencontrées des adhérences nombreuses est en général plus favorable que celle des cas de tumeurs ovariques où la texture du péritoine n'est pas altérée par ces adhérences, et où cette membrane s'est trouvée parfaitement saine[1] ; permettez-moi de ne pas

1. Voy. Hégar, *Zur Ovariotomie.* — Voy. aussi *Lettre de Vienne.*

tirer de conclusion, ma mission se bornant à l'exposé pur et simple des faits[1].

5. Cas opéré par M. Thornton.

Aussitôt après l'incision de péritoine, il s'écoule une certaine quantité de liquide ascitique ; la tumeur, qui se présente à l'ouverture, est ponctionnée avec le trocart de Spencer-Wells ; une première poche se vide lentement ; l'opérateur retire le trocart, en fait de nouveau saillir la pointe, et perce hardiment et plus profondément une seconde poche ; le liquide noirâtre et trouble s'écoule assez mal, cependant le kyste cède à une légère traction et sort à moitié plein encore de liquide ; deux corps solides et volumineux font aussi saillie dans une des poches de ce kyste ; le pédicule est long et mince ; pendant que l'opérateur est en train de l'examiner, une seconde tumeur se montre au niveau de la plaie ; elle est ponctionnée aussitôt ; le contenu, ici, est un liquide d'un vert clair et transparent, plus trois corps solides assez volumineux ; la tumeur, sans adhérences comme la première, est extraite avec la même facilité ; le pédicule de chacune des deux tumeurs est formé du ligament large et de la trompe de chaque côté ; ce sont donc les deux ovaires qui sont atteints, et ils présentent des altérations à peu près identiques. Chacun des pédicules est traversé en son milieu par un fil double qui forme une ligature sur chaque moitié ; une troisième ligature entoure la masse entière du pédicule. Les deux kystes sont alors retranchés à coups de ciseaux, les deux pédicules abandonnés dans la cavité péritonéale, et la plaie abdominale est suturée comme on l'a dit plus haut.

Plusieurs autres cas auxquels j'ai pu assister ont été parfaitement simples, sans la moindre particularité notable ; je n'en ferai donc pas mention si ce n'est pour faire remarquer que ces cas, sans complications d'aucune sorte, et *sans adhérences*, ont eu en général une terminaison moins favorable que les cas compliqués que j'ai relatés plus haut ; ceci vient encore confirmer les observations faites à ce sujet par Hégar et par Billroth.

Voici maintenant comment on procède au pansement des ovariotomies où le tube de Keath a été appliqué : l'opérateur est muni d'une petite seringue de verre ordinaire ; à l'extrémité de la canule de cette seringue se trouve fixé un tube à drainage en caoutchouc, long de 20 centim. environ. Après avoir coupé cette partie des bandes de sparadrap qui recouvrent la plaie et enlevé l'éponge creuse qui recouvre le tube de Keath, l'opérateur introduit le tube de caoutchouc jusqu'au fond du tube de Keath, et aspire au moyen de la seringue le liquide qui se trouve au fond de la cavité abdominale ; ce liquide est en général de la sérosité

1. M. Kœberlé est d'avis que les adhérences, *même générales*, ne sont pas contraires à l'extirpation, lorsqu'elles sont récentes et si les malades sont peu affaiblies. — Voy. *Bull. gén. de thérapeutique.*

rougeâtre, plus ou moins chargée de caillots de fibrine coagulée. Il remplit alors sa seringue d'une solution d'acide phénique au 40e et l'injecte dans le tube de Keath; puis il aspire de nouveau ce liquide qui revient légèrement coloré en rouge; une certaine quantité de la solution phéniquée est injectée de cette façon puis retirée, et cela à plusieurs reprises jusqu'à ce que le liquide revienne clair. Lorsque ceci est obtenu, l'opérateur remet du lint autour du tube de Keath, replace sur l'ouverture de celui-ci l'éponge phéniquée concave, et réapplique les bandes de sparadrap.

Ce pansement est pratiqué environ deux fois par jour; Keath a conseillé de le renouveler toutes les six heures; M. Thornton pense qu'un intervalle de douze heures est permis pour les cas ordinaires. Ce qui constitue l'avantage de ce mode de drainage de la cavité abdominale, c'est qu'on est certain que tout le liquide qui y est contenu, est évacué; souvent aussi quelques morceaux de fibrine coagulée ou des débris solides quelconque, sont aspirés de cette façon; leur sortie de la cavité abdominale ne peut évidemment avoir lieu par l'application simple d'un tube à drainage en caoutchouc; enfin, le liquide désinfectant est mis en contact direct avec le péritoine, à la surface duquel il est constamment renouvelé. La quantité de liquide péritonéal retirée à chaque pansement varie évidemment dans une assez grande mesure; elle est en moyenne d'une cuillerée à bouche.

Voici enfin un peu de statistique : l'année passée (1876), 55 cas d'ovariotomie ont été opérés au Samaritan Hospital (40 par M. Spencer-Wells, 15 par deux de ses assistants, MM. Bantock et Thornton); 50 de ces cas ont guéri, 5 sont morts, ce qui nous donne une mortalité de 10 pour 100; c'est le chiffre le plus bas qu'on ait jamais atteint nulle part. Si l'on compare le nombre des ovariotomies opérées dans les autres hôpitaux de Londres, on trouve pour l'hôpital Guy, 52 pour 100, et pour les trois autres grands hôpitaux, 60 pour 100 de mortalité (en comprenant tous les cas traités depuis neuf ans); les cas opérés au Samaritan Hospital pendant ces mêmes années donnent ensemble une mortalité de 24 pour 100[1].

P. S. Manchester.

Je viens d'assister aux très intéressantes discussions qui ont eu lieu au Congrès général des médecins anglais (*British medical Association*). Les journaux vous apporteront de nombreux comptes rendus de ces débats scientifiques; je veux, pour ma part, me borner à vous parler d'une leçon orale que j'ai entendue à cette occasion, et qui m'a beaucoup frappé. En dehors de cette leçon, je ne mentionnerai que deux faits gé-

1. Voy. *Thirtieth annual report for the year* 1876 *of the Samaritan free hospital*. London, 1877.

néraux qui ont leur importance : le premier, c'est que la méthode antiseptique a obtenu, si je puis m'exprimer ainsi, les honneurs du triomphe au Congrès lui-même, dans la section de chirurgie; l'autre, c'est que le seul pansement qui soit mis en œuvre au grand hôpital de Manchester, c'est le pansement phéniqué de Lister rigoureusement appliqué, et que les magnifiques résultats dont j'ai été témoin dans cet hôpital rivalisent avec ceux que j'ai pu voir en Allemagne.

M. le professeur Sayre, de New-York, a fait, devant un nombreux auditoire, la démonstration de sa méthode de traitement des incurvations rachidiennes, causées par le mal de Pott. Je regrette de ne pouvoir reproduire l'*humour américain* avec lequel cet exposé a été fait, humour dont les saillies ont produit chez ses graves auditeurs la plus franche gaieté, en même temps que la simplicité de la méthode a soulevé les plus unanimes applaudissements. Ne pouvant conserver l'humour, je tâcherai d'imiter la *clarté* de l'exposé du professeur, quoique, à vrai dire, il me soit plus difficile qu'à lui d'être clair, puisqu'il avait les pièces en main. On connaît le traitement des incurvations du rachis par la suspension, et on connaît aussi les immenses inconvénients de ce traitement, qui sont tels qu'ils ont fait abandonner la méthode elle-même. Le procédé de M. Sayre a pour effet de profiter des avantages de la suspension en en supprimant les inconvénients, et de permettre au sujet d'aller et de venir, de prendre de l'exercice en plein air (ce qui lui est particulièrement recommandé), de se comporter enfin, physiquement, comme s'il n'était pas malade. Mais avant de décrire le procédé, voyons les cas dans lesquels il est applicable, et les moyens de diagnostiquer la lésion. « Il est évident, nous disait le professeur, que, si vous avez affaire à un vieux mal de Pott, ayant produit une courbure plus ou moins prononcée du rachis, avec des stalactites osseuses de nouvelle formation réunissant les corps vertébraux affaissés, il n'est pas question de redresser cette courbure, et ce serait faire tort au malade que de vouloir l'essayer; mais c'est au début qu'il faut agir, alors que la carie a attaqué les os de telle façon qu'ils ne peuvent plus supporter le poids de la partie supérieure du corps et que l'incurvation tend à se former de ce fait; le résultat du traitement sera d'autant plus favorable qu'on aura diagnostiqué la lésion plus tôt, et c'est ce qui donne une si grande importance à un diagnostic précis et pour ainsi dire hâtif. Lorsque vous soupçonnerez une lésion de ce genre, vous observerez ordinairement chez l'enfant une respiration courte, comme hésitante, et cela tant qu'il est debout; il vous indique par là, lui-même, que les mouvements qui se oduisent physiologiquement dans sa cage thoracique par l'acte de la respiration, lui font mal, et il restreint ces mouvements autantquil le peut; dans ces conditions, couchez l'enfant sur vos genoux, le dos en haut, les bras pendant d'un côté et les jambes de l'autre ; vous verrez que, dans presque tous les cas, il fera spontanément une longue inspiration et paraîtra soulagé ; rapprochez alors vos genoux l'un de l'autre de manière à produire chez l'enfant une très légère courbure dans la colonne vertébrale : la respiration courte et hésitante se reproduira immédiatement. Si vous produisez ces phénomènes en procédant de cette façon, n'hésitez pas, quand même vous n'observeriez aucune courbure apparente du rachis : *l'enfant a un mal de Pott au début.* Si ces symptômes ne se produisent pas, appliquez vos deux mains à plat sur les deux côtés du thorax (l'enfant étant toujours dans la même position), pressez très légèrement et observez votre malade : si sa respiration redevient hésitante et anxieuse comme lorsqu'il est debout, vous pouvez encore être sûr de votre diagnostic. »

Revenons maintenant au procédé ; il est basé sur le principe qui sert de fondement au traitement américain de toute lésion chronique suppurante des os, que ces lésions siègent aux os des membres (coxalgie, tumeur blanche du genou), ou aux os du thorax ; et ce principe, c'est le repos le plus absolu, *mais accompagné de l'extension et de la contre-extension qui suppriment les contractions musculaires réflexes, celles-ci étant à la fois les agents de la douleur, et ceux de la déformation.* Le problème se réduit donc à empêcher les contractions de se produire et à mettre la lésion dans de telles conditions que, tandis qu'elle guérit, la déformation ne se produise pas. Ceci convenu, le repos et l'extension sont obtenus, pour la colonne vertébrale, par la suspension ; mais il s'agit de maintenir les effets de la suspension, sans rendre la suspension permanente. C'est justement ce qui est obtenu, et je puis dire facilement obtenu, par le procédé de M. Sayre ; c'était, en effet, le but du professeur en faisant sa démonstration, à savoir, comme il l'a dit expressément, de mettre chacun de ses auditeurs à même d'appliquer son procédé, aussitôt qu'il l'aurait vu faire une fois ; je puis ajouter que ce but a été pleinement atteint.

Pour appliquer le procédé de M. Sayre, il faut avoir à sa disposition un gilet en tricot élastique adapté à la taille du sujet, un agent de suspension et des bandes plâtrées. Le gilet peut se trouver partout ; il ne ne doit former aucun pli, une fois en place, et il doit être sans manches ; quant à l'agent de suspension, il se compose de trois bâtons longs de deux mètres environ, réunis à une de leurs extrémités et écartés à l'autre, de manière à former un trépied ; au point de réunion est suspendue, entre les trois bâtons, une poulie à laquelle est à son tour suspendue par son milieu une tige de fer horizontale et courbée, de manière à présenter sa concavité en bas ; ceci représente à peu près un porte-habit ordinaire qui serait librement suspendu entre les trois bâtons ; aux deux extrémités de cette tige de fer se trouvent accrochées deux brassières de cuir destinées à être passées sous les aisselles du malade ; et au milieu de la tige, un collier de cuir qui s'attache sous le menton et l'occiput ; ceci étant, on comprend de quelle façon on peut suspendre un sujet par la tête et les bras, en tirant la corde de la poulie et en allongeant ou en raccourcissant les courroies de telle façon que le poids du corps, qui pend verticalement entre les trois bâtons du trépied, soit également supporté par les aisselles et par le cou. Voilà l'extension produite, la contre-extension étant faite par le poids du corps du sujet. Mais on comprend aussi que cette suspension ne pourrait être supportée longtemps, ne fût-ce qu'une heure; il s'agit maintenant de conserver à la colonne vertébrale la ligne droite, ou au moins la ligne redressée dans laquelle elle est forcément maintenue de cette façon; c'est ce qui est obtenu grâce aux bandes plâtrées; le sujet a d'abord revêtu son gilet avant d'être suspendu, et les bords inférieurs de ce gilet, qui doivent dépasser le pubis en avant et atteindre le coccyx en arrière, sont fixés avec des épingles au pantalon abaissé du patient, de manière à maintenir le gilet bien tendu.

Le malade étant en suspension, des bandes plâtrées et mouillées sont enroulées horizontalement autour du tronc, formant ainsi un véritable corset qui embrasse les os iliaques et tout le thorax jusqu'aux aisselles; une première couche de bandes étant ainsi appliquées, le chirurgien applique verticalement le long du thorax quatre plaques d'étain, deux en arrière et deux en avant; ces plaques sont longues de 20 centimètres environ et larges de 2; elles sont maintenues à leur tour par une seconde couche de bandes plâtrées appliquées comme les premières. Ceci fait, le chirurgien soulève le patient par les aisselles tandis qu'un aide débarrasse le sujet des liens qui l'attachent à l'appareil à suspension; cet aide saisit ensuite les pieds, le chirurgien soutenant toujours les épaules, et le patient est ainsi transporté sur un matelas dur ou mieux un matelas à air, bien horizontal, sur lequel il reste étendu sur le dos jusqu'à ce que son corset plâtré soit bien sec; les bords inférieurs du gilet, qui dépassent le corset, sont alors rabattus sur le bord inférieur de celui-ci; les épaulières du gilet sont coupées et rabattues de même sur le bord supérieur du corset; si le patient est gêné sous les aisselles, il est facile de découper à cette place une échancrure convenable.

Je ne sais si j'aurai réussi à bien faire comprendre que ce corset ou bandage thoracique plâtré, appliqué dans ces conditions, maintient la colonne vertébrale dans la position où elle se trouvait pendant la suspension. Le corset étant sec, il est facile de le couper en avant par une incision verticale, de border ces nouveaux bords avec le gilet (coupé aussi sur la même ligne), et de donner ainsi au malade la faculté de l'enlever pour pouvoir se laver le thorax; il va sans dire que la suspension doit être employée pour remettre le corset, après que les soins de propreté ont été pris.

Le ventre offrant ordinairement après les repas une proéminence plus grande que lorsqu'on est à jeun, et cela surtout à la région épigastrique, le professeur a l'habitude de disposer sur cette région, avant l'application des bandes plâtrées, une feuille d'ouate comprise entre deux compresses de flanelle ; la présence de cette ouate, que l'on enlève définitivement aussitôt que le bandage est sec, détermine dans le corset la formation d'une concavité qui laisse à l'estomac toute latitude pour se dilater normalement. On agit d'une façon analogue pour les seins, lorsqu'il s'agit de sujets féminins adolescents.

Pour constater physiquement le redressement de la colonne vertébrale, on peut prendre la taille du sujet avant et après l'application du bandage ; on peut aussi, avant toute manœuvre, appliquer le long de la courbure anormale du rachis une bande d'étain qui se moule sur celle-ci ; et en l'appliquant ainsi courbée, latéralement sur une feuille de papier, suivre son contour avec un crayon ; on reproduit ainsi très exactement sur le papier la courbure rachidienne existant chez le sujet ; on procède de même au bout d'un certain temps de traitement, et la différence des deux courbures se constate aisément et avec une grande rigueur. Le professeur a enfin l'habitude de mesurer la capacité respiratoire du malade avant et après l'application du corset, à l'aide d'un spiromètre : « Vous serez étonnés, nous disait-il, de l'énorme différence que vous constaterez dans presque tous les cas, dans l'ampliation de la cage thoracique. Vous entendrez aussi presque toujours le sujet exprimer son soulagement, le bien-être qu'il éprouve ; en effet, il ne souffre plus, et il a acquis la faculté de faire des inspirations profondes et libres, en un mot, normales. »

Un procédé que M. Sayre conseille parfois d'appliquer dans les cas de courbure *latérale* du rachis, c'est la suspension temporaire effectuée par le sujet lui-même qui, après avoir tiré la corde de la poulie, ses bras étant élevés, fait quelques inspirations profondes dans cette position, et se laisse redescendre aussitôt.

Il est inutile d'établir une comparaison entre le corset de M. Sayre, et les corsets en fer et en cuir que l'on a conseillés jusqu'ici, faute de mieux ; tous les chirurgiens sont au fait des inconvénients de ces corsets qui sont tels que les appareils sont souvent inapplicables et restent dans presque tous les cas sans aucun effet ; le principe par lequel ils agissent est d'ailleurs détestable ; ils agissent par pression exercée directement sur le point anormalement courbé de la colonne, et le professeur nous a démontré à l'aide d'un ingénieux appareil combien ces pressions sont inutiles ; on peut s'estimer heureux quand elles ne sont pas nuisibles.

NEUVIÈME LETTRE

Édimbourg.

« Nous aurons assisté à la conception et à la naissance d'une Chirurgie ouvelle, fille de la Science et de l'Art, qui ne sera pas une des moindres merveilles de ce siècle..... » SÉDILLOT.

J'ai été reçu avec une grande amabilité par le sympathique auteur du pansement antiseptique. Je n'ai pas à revenir sur les détails, bien connus, du pansement de M. Lister; permettez-moi cependant de vous faire part de quelques particularités que j'ai notées dans l'application de ce pansement par son auteur lui-même; vous voudrez bien me pardonner les répétitions dans lesquelles je devrai nécessairement tomber.

M. Lister se sert de la gaze et des bandes phéniquées, du protective et du mackintosch; il attache une grande importance aux pulvérisations. Il va sans dire que les instruments nécessaires à une opération trempent tous dans la solution phéniquée, après qu'on s'est assuré qu'ils sont parfaitement propres, par exemple que les dents d'une pince à disséquer ne contiennent pas de matière desséchée dans leurs intervalles, etc. De plus, le professeur place toujours à sa portée, ordinairement sur la couverture couvrant le malade, une compresse phéniquée sur laquelle il dépose ses instruments pendant le cours d'une opération. Lorsque celle-ci est terminée, les vaisseaux sont tous ligaturés au catgut avec grand soin (le professeur pratique très peu la torsion), la plaie est lavée à grande eau phéniquée, et les sutures, à points séparés, sont faites avec des fils de soie blanche préparés avec un mélange de cire et d'acide phénique. Les drains sont alors mis en place à l'aide de la petite pince commode et élégante appelée *sinus-forceps ;* M. Lister se sert de préférence de tubes de caoutchouc rouge; ces tubes ne contiennent pas de soufre libre comme cela arrive quelquefois pour les tubes gris qui tachent alors le protective en noir; en outre, les tubes de caoutchouc rouge sont plus élastiques. Le drain pénètre toujours très avant dans la plaie, jusqu'à l'os lorsqu'il s'agit d'une amputation; il est coupé à ras de la plaie de manière que la lumière en soit toujours béante; enfin il est muni à son extrémité externe d'un fil que l'on dispose négligemment sur l'un ou l'autre côté du moignon. Sur la plaie, on applique un morceau de protective lavé dans la solution phéniquée, puis au-dessus une compresse de gaze phéniquée *qui a été en outre trempée dans la solution au moment de s'en servir;* en effet le professeur nous faisait remarquer que les couches de gaze phéniquée sèches doivent être considérées comme absolument inefficaces pour la protection immédiate, ou, si l'on veut, momentanée, de la plaie, contre les germes qui pourraient s'y introduire pendant qu'elle est encore découverte. « Supposons, nous disait le professeur, que pendant les derniers soins donnés à la plaie, l'infirmier de service ou notre aide a placé, près de nous, sur un meuble, les compresses de gaze sèche que nous devons employer ; ce meuble est couvert d'une certaine quantité de poussière, et cette poussière renferme des germes ; si dans ces conditions nous appliquons sur la plaie la face des compresses qui a porté sur le meuble, rien n'empêchera les germes ainsi apportés de pénétrer dans l'intérieur de la plaie avant d'avoir été tués, et d'y provoquer la formation du pus ; en enlevant le pansement les jours suivants, nous serons d'autant plus étonnés de trouver nos pièces de gaze pleines de pus, que nous aurons cru avoir tout fait pour empêcher le pus de se produire. L'application d'une compresse de gaze trempée dans la solution phéniquée au moment de s'en servir, avant l'emploi de la gaze sèche, empêche absolument ces conditions de se présenter ; et de plus elle entretient sous le pansement un certain degré d'humidité qui est très favorable ; c'est pour la même raison que le protective est de même lavé dans la solution phéniquée avant d'être appliqué sur la plaie. » On sait que la gaze dont se sert M. Lister est à mailles très larges, et que les fils qui la constituent sont très fins ; ceci a pour résultat que l'étoffe est extrêmement légère, qu'elle absorbe très facilement les liquides, et qu'elle coûte bon marché vu la petite quantité de matière textile qu'elle exige pour sa fabrication. Les couches de gaze sèche ayant été appliquées sur la compresse humide, le mackintosch est disposé entre les dernières couches et enveloppe tout le pansement ; c'est alors seulement que les pulvérisations cessent. Le tout est fixé à l'aide des bandes phéniquées qui sont serrées avec une certaine fermeté, pour rendre le pansement réellement, mais modérément compressif. Les pièces enveloppent le membre très haut au-dessus de la région où l'on a opéré ; si c'est au pied, le pansement atteint le genou ; si c'est à la jambe ou à la cuisse, le pansement va jusqu'au bassin.

Lorsqu'il s'agit d'un membre amputé, et même en thèse générale, le membre opéré est disposé sur des coussins, de manière que son extrémité libre soit toujours plus élevée que sa base ; ceci a pour but de diminuer l'afflux sanguin vers la plaie et de forcer en même temps les liquides excrétés, le sang, la sérosité, etc. (ce que les Anglais appellent d'un seul mot, *discharge*), à s'écouler vers la base du membre en dehors du pansement, sans séjourner dans son intérieur; il s'ensuit qu'en inspectant la face inférieure du membre, là où le pansement finit, le chirurgien peut facilement se rendre compte de la quantité de matière sécrétée et de l'opportunité de changer ou de ne pas changer le pansement appliqué la veille ou l'un des jours précédents.

L'anesthésie est exclusivement pratiquée à l'aide du chloroforme, et cet agent est administré au moyen d'une simple compresse, suivant la pratique de Sédillot. Les plus petits enfants sont chloroformisés comme les adultes.

Le pulvérisateur qu'emploie M. Lister, pendant une opération aussi bien que pendant un pansement, est le pulvérisateur à vapeur; l'instrument est ordinairement disposé sur un meuble à portée, où il fonctionne seul, sans le moindre dérangement. La lampe qui fait bouillir l'eau est une lampe à alcool française; le professeur a apporté à la mèche une modification qui a pour but d'éteindre ou de rallumer à volonté une *partie* de la flamme, au moyen d'un petit mécanisme fort ingénieux; ceci permet de fermer le robinet du récipient à eau, sans danger d'explosion pendant les intervalles des pansements successifs, la petite flamme qui brûle alors ne servant qu'à entretenir le degré de température auquel l'eau est parvenue; à chaque nouveau pansement on rend à la flamme toute sa largeur, et l'ébullition recommence presque instantanément; le jet de vapeur qui sort de la petite bouilloire affecte une coloration bleuâtre lorsqu'il a atteint le degré de force voulu. Nous avons déjà noté l'avantage considérable que procure l'emploi d'un pulvérisateur à vapeur, avantage qui consiste en ce qu'il supprime un aide. Les pulvérisations n'attaquent l'épiderme des mains de l'opérateur que lorsque la solution a été faite avec de l'acide phénique impur: il reste dans ce cas, d'après M. Lister, de petites particules d'acide imparfaitement dissoutes, qui venant en contact avec un tissu, le cautérisent; il suffit donc de se servir d'*acide cristallisé pur* pour éviter ce désagrément dont personne, ni assistants, ni élèves, ne se plaint à Édimbourg.

On a aussi accusé les pulvérisations d'obscurcir le champ de l'opération; ceci se présente souvent, mais il faut éloigner l'instrument de façon que le jet de poussière liquide arrive moins condensé et plus étendu; c'est encore un avantage du pulvérisateur à vapeur de donner un nuage plus transparent, et en même temps de mouiller moins.

Pour ce qui concerne l'hémostase ou l'arrêt momentané de la circulation pendant une opération, le professeur n'emploie pas la bande temporaire d'Esmarch; il se borne à élever le membre et à le maintenir pendant quelques instants dans une position verticale; M. Lister est d'avis que le vide qui se produit mécaniquement ainsi dans les vaisseaux veineux appelle, par action nerveuse, un vide semblable dans les artères, et qu'il suffit alors de serrer la base du bras ou de la cuisse maintenue dans cette position au moyen d'un tube ou d'une bande élastique *à demeure*, pour avoir un membre presque complètement exsangue; nous avons pu vérifier l'exactitude de ce point dans plusieurs occasions. Cette façon de procéder, appliquée par le professeur longtemps avant l'invention de la bande d'Esmarch, est très simple; elle offre aussi l'avantage de garantir contre les dangereux refoulements de produits putrides ou septiques dans les veines, comme cela peut se produire avec la bande temporaire, dans tous les cas où il s'agit d'un membre atteint d'une lésion suppurante chronique quelconque.

Les attelles qu'emploie M. Lister sont constituées par des plaques de feutre mélangé de résine; on découpe dans ces plaques les morceaux de dimensions voulues pour faire les attelles, et on les trempe dans l'eau chaude pour les ramollir et leur donner la forme appropriée. D'autres fois ce sont de petites lattes de bois mince collées les unes à côté des autres sur un morceau de peau de chevreau (certains dessous de plats que l'on voit souvent sur les tables à manger donnent une idée exacte de ce que sont ces attelles; on les découpe très facilement avec un canif.) Nous avons aussi vu employer en guise d'attelle pour soutenir l'avant-bras et la main, une planchette de bois blanc; à l'extrémité qui correspond à la main se trouve collé un morceau de liège épais qui affecte une forme bombée pour remplir le creux de la main, et permettre de laisser à celle-ci la position qui lui est naturelle lorsqu'elle est au repos, au lieu de la fixer dans l'extension comme on le fait d'ordinaire. Quand il s'agit d'un bandage inamovible, c'est le bandage plâtré qui est préféré.

Le professeur se loue beaucoup des bandes *élastiques* pour maintenir un pansement difficile, ou lorsque les pièces doivent rester longtemps sans être renouvelées; les bandes de coton ou de gaze finissent toujours par s'allonger et par s'enrouler, quoi qu'on fasse, lorsque le bandage est resté quelque temps en place; les bandes élastiques, modérément serrées, le maintiennent au contraire parfaitement, et on retrouve au bout de plusieurs jours le pansement intact.

Le premier pansement d'un opéré est toujours enlevé le lendemain de l'opération, et le professeur a insisté devant nous sur les précautions minutieuses, mais nécessaires, qui doivent être prises dans l'enlèvement d'un pansement: pendant qu'on coupe les bandes qui le retiennent, il est utile qu'un aide, ou le malade lui-même, applique la main à plat sur le pansement, lorsqu'il est dans des conditions à pouvoir se détacher tout seul; les bandes coupées, les pulvérisations sont mises en œuvre, et le jet de poussière doit être dirigé directement dans l'angle que formera le pansement avec la peau, au moment où l'on soulèvera l'un de ses bords pour l'enlever; le chirurgien a devant lui une cuvette remplie de la solution phéniquée, et contenant un peu de gaze ou des tampons d'ouate, plus une paire de ciseaux et le sinus-forceps; il essuie la plaie et les environs au moyen de la gaze mouillée, et visite avec soin les tubes à drainage; s'ils sont trop longs, il les retire, il en retranche une partie de l'extrémité interne avec les ciseaux, les lave dans la solution et les remet en place; le professeur n'emploie ordinairement ni arrosage de la plaie, ni injection dans les drains; il peut tout naturellement se présenter des exceptions à cette règle.

Lorsque M. Lister a opéré dans une région primitivement atteinte de suppuration (comme par exemple dans les cas de résection de la hanche atteinte d'arthrite scrofuleuse, etc.), le professeur a soin de badigeonner les parties fongueuses qu'il ne peut enlever, ou les parties cariées des os qu'il ne peut exciser, à l'aide d'une solution de chlorure de zinc; ceci a pour but d'éteindre le processus suppuratif chronique, en détruisant les parties qui en sont atteintes et qu'on ne peut enlever, et d'obtenir ainsi une plaie nette qui permette la production de tissus nouveaux sans pus, et la réunion par première intention; toutefois, comme je l'ai déjà noté, il est difficile, même par un pansement antiseptique rigoureusement appliqué, de faire disparaître la suppuration dans des parties qui en sont primitivement atteintes, et le but est obtenu *souvent*, mais *pas toujours*.

La traction continue est appliquée dans tous les cas de lésion osseuse ou articulaire de la cuisse; pour produire la contre-extension, M. Lister ne se sert pas de lacs ou de bandes passées dans l'aîne ou sous l'aisselle; il se borne à élever le pied du lit sur deux billots hauts de 20 centim. environ, placés sous les deux supports; de cette façon le corps tout entier du malade est constamment sollicité à descendre vers la tête du lit, ce qui agit directement en sens contraire du poids attaché à sa jambe; la contre-extension est ainsi obtenue avec la plus grande facilité, et sans la moindre gêne pour le patient.

Lorsqu'il s'agit d'une plaie guérie, le professeur s'assure, avec beaucoup de soin, avant de permettre l'enlèvement définitif du pansement, que la cicatrisation est parfaite, que pas le moindre bourgeon charnu, pas la moindre fistule n'existe encore; il se servira même d'une sonde filiforme, de la tête d'une aiguille pour examiner la plaie à ce point de vue dans toutes ses parties; et à ce propos, M. Lister nous faisait voir combien l'attention du chirurgien doit être constamment en éveil pour éviter qu'une imprudence ne vienne réduire à néant tous ses soins passés; une aiguille semble être, à première vue, un objet bien innocent, bien peu septique; mais cette aiguille a un trou, et ce trou peut loger de quoi produire la suppuration dans la plaie la plus étendue; c'est avec des quantités aussi minimes de matière septique que le professeur a pu produire dans le lait et dans le sang des fermentations diverses, en divisant les bactéries de plus en plus, de manière à finir par isoler leurs différentes espèces, obtenant ainsi, dans un vase de lait, la fermentation lactique ; dans un second vase de lait, la fermentation butyrique ; dans un troisième, la fermentation putride ; si les matières septiques sont, au contraire, réunies, ce sera, dans le lait, le ferment lactique qui aura le pas, anéantissant l'action des autres ferments par sa présence. Ces curieuses expériences démontrent, de plus, que le ferment des plaies, de quelque espèce qu'il soit, ou la bactérie, ou le micrococcus, comme on voudra le nommer, n'est pas une matière soluble dans l'eau, mais bien un être défini dans la série zoologique ou botanique, étant d'une espèce particulière ou de telle autre, et possédant ses propriétés bien déterminées et différentes de celles de ses congénères. Sans parler des expériences célèbres de Pasteur, qui servent de base à tout le traitement antiseptique, ceci est encore confirmé par les observations de Bouchardat, qui a démontré que l'acide phénique n'a d'action que sur les ferments *organisés vivants*, sa puissance sur les ferments organiques étant parfaitement nulle[1].

« Il y a du reste ici, nous disait M. Lister, une confusion qui est regrettable à plusieurs points de vue. On désigne sous le nom de *fermentation* deux choses bien différentes, à savoir les décompositions ou les altérations qui se produisent dans les liquides sous l'influence d'animaux ou de végétaux *organisés*, et aussi les changements qui s'opèrent dans certains liquides sous l'influence d'agents nullement vivants, de matières *organiques*, telles que la diastase, l'amygdaline, etc. ; on se contente, pour les distinguer, de donner aux derniers phénomènes le nom de fermentations *chimiques* ou *diastasiques*. Il serait bien préférable de réserver le mot de fermentation pour le premier genre de phénomènes, qui se distinguent principalement des seconds en ce que l'agent de décomposition se multiplie au sein même de la fermentation qu'il produit, et en ce que cet agent peut être atteint et détruit à l'aide de certains corps en présence desquels il ne peut pas vivre. »

C'est là l'objet de la méthode antiseptique, c'est là aussi ce qui fait sa difficulté. Il ne suffit pas, en effet, que nous soyons en possession d'un pulvérisateur et de gaze phéniquée, pour obtenir tous les effets de la méthode ; il faut encore que nous employions ces agents de manière à en tirer tout le profit possible, autrement dit *que nous sachions nous en servir*. Nous avons rencontré beaucoup de confrères, en France, en Angleterre et en Belgique, qui nous ont dit : « Qu'est-ce après tout que cette méthode ? Elle consiste tout simplement à faire aller un pulvérisateur pendant qu'on applique sur une plaie des pièces dites antiseptiques ; ce ne doit pas être bien difficile. » Sans doute, ce n'est pas difficile ; mais qu'on nous passe une comparaison qui est connue, mais qui

1. Voy. Bouchardat, *Bulletin gén. de thérap.* — Le même, supplément à l'*Annuaire de thérap.* pour 1846.

nous paraît exacte, ici, en tous points : Que faut-il faire pour peindre un portrait? Il suffit de prendre une toile, des pinceaux et des couleurs, et de frotter sur la toile avec les pinceaux ; cela non plus n'est pas difficile; eh ! bien, l'application de la méthode antiseptique offre une difficulté du même genre, et elle constitue à elle seule un art tout entier. Les insuccès que l'on raconte (j'allais dire que l'on publie) tous les jours viennent justement prouver la justesse de cette appréciation, ou, si l'on veut, le bien fondé de cette prétention; ces insuccès prouvent en même temps l'exactitude de la théorie sur laquelle la méthode est fondée ; en effet, si on a trouvé nécessaires certaines précautions basées sur des idées théoriques, et qu'en négligeant ces précautions minutieuses vous ne réussissiez pas, il n'y a, comme nous disait M. Lister, qu'une conclusion à tirer de là, à savoir que la théorie est juste et que les lois qui en découlent doivent être respectées si on veut l'appliquer avec fruit.

Le professeur ajoutait à ce propos : « Nos soins, nos efforts, tranchons le mot, notre anxiété, Messieurs, sont faciles à comprendre ; nous ne sommes pas dans la position de ceux qui ne croient pas à l'efficacité de la méthode dans tous les cas, et qui, lorsqu'ils obtiennent du pus sous un pansement antiseptique, s'en consolent en disant que cela tient à la constitution du malade, ou à toute autre cause problématique ; au contraire, *nous savons que chaque fois que nous avons opéré dans des tissus sains, si nous avons de la suppuration, c'est notre faute*. Voilà ce qui nous rend si précis, si minutieux, voilà ce qui nous fait prendre tant de précautions que quelques-uns trouvent peut-être puériles ou *de mise en scène*, comme on l'a dit, et qui nous paraissent, à nous, indispensables.»

On s'est beaucoup récrié contre la complication du pansement antiseptique ; sans doute il faut que le chirurgien sache l'appliquer, il faut que les aides, que les infirmiers eux-mêmes aient été *dressés* de manière à accomplir leurs fonctions sans commettre de faute ; mais n'en est-il pas de même pour toute chose nouvelle qu'on doit apprendre? Les précautions minutieuses dont nous venons de parler sont aussi faciles à observer qu'à négliger, quand on en a pris l'habitude; une fois cette habitude prise, l'application d'un pansement antiseptique est en réalité faite avec une grande simplicité, et même une grande rapidité ; les pansements d'une dizaine de malades se font en moins d'une heure ; ce qui rend l'enlèvement d'un pansement rapide, c'est d'abord qu'on *coupe* les bandes puisqu'elles ne servent qu'une fois ; c'est ensuite que les pièces du pansement ne sont jamais trouvées adhérentes à la plaie, grâce à l'humidité qu'elles contiennent, de sorte qu'elles tombent ordinairement d'elles-mêmes une fois les bandes coupées ; enfin c'est qu'il n'y a pas ici de ces grandes quantités de pus à recueillir, ni de plaie à nettoyer et à débarrasser avec une pince de débris de charpie ou d'ouate, ou de détritus quelconque ; au contraire, on agit d'autant mieux qu'on touche moins à la plaie : la surface de celle-ci est simplement essuyée, les drains visités; et il n'y a plus qu'à appliquer les pièces de pansement nouvelles, ce qui exige fort peu de temps.

« Nous avons trois causes de suppuration en chirurgie antiseptique, nous disait M. Lister dans une de ses intéressantes leçons ; la suppuration de cause interne ou inflammatoire qui est antérieure à l'intervention chirurgicale, par exemple celle d'un abcès ou d'une arthrite scrofuleuse ; la suppuration de cause externe, mais purement mécanique, comme celle qui est causée par des sutures trop serrées, réunissant des tissus trop tendus, ou lorsque le drainage n'est pas bien établi et permet la rétention permanente d'une grande quantité de sérosité sous les lambeaux ; celle-ci, nous pouvons facilement l'éviter, et c'est une des causes de suppuration que le chirurgien a le plus à surveiller en faisant son pansement ; il y a enfin la suppuration qui provient de l'irritation causée par le contact immédiat et permanent de l'agent antiseptique avec la plaie ; on pourrait appeler ce genre de suppuration, *suppuration antiseptique*, quoique ces deux mots semblent devoir s'exclure ; c'est pour l'éviter que l'on intercepte entre les pièces phéniquées et la plaie, un tissu neutre, le *protective ;* et ici encore c'est à vous de veiller à ce que ce *protecteur* de la plaie reste toujours en contact immédiat avec elle, et ne vienne pas à glisser sous le pansement de manière à laisser la plaie exposée à l'irritant antiseptique.

» Quant à la suppuration septique, c'est-à-dire celle qu'on a nommée suppuration de bonne nature, *pus physiologique* (!), et qu'on s'efforçait même de produire dans une plaie en y introduisant de la charpie cératée, etc., nous savons qu'elle ne se produit jamais sous un pansement phéniqué bien fait, et c'est le but de la méthode d'éviter son apparition. »

Dans tous les cas de plaie superficielle, le professeur ne se sert pas d'acide phénique, mais applique un pansement à l'*acide borique;* ce pansement consiste en un fragment de protective, une petite compresse de lint boraté humide par dessus, le tout entouré de lint boraté sec. On le voit, ce pansement est analogue au pansement phéniqué, sauf la toile imperméable qu'il est dans ce cas inutile d'appliquer. Le lint boraté contient de petits cristaux d'acide borique, de la même façon que l'ouate salicylique contient des cristaux d'acide salicylique, et il est fabriqué par le même procédé. La compresse de lint boraté humide, c'est-à-dire préalablement trempée dans une solution d'acide borique, a de même pour but de prévenir le dessèchement du pansement, et son adhérence à la plaie. Si celle-ci siège sur le thorax latéralement ou sur l'épaule, au lieu d'entourer de bandes tout le corps du patient pour fixer le pansement, le professeur se sert, non de sparadrap, mais de collodion qui fait adhérer à la peau les bords de la dernière compresse recouvrant tout le pansement. Lorsque le pansement doit rester longtemps en place,

Lister ajoute aux éléments ordinaires du pansement phéniqué, une véritable crème faite avec de l'acide salicylique humecté d'eau ; il enduit de cette crème le protective appliqué sur la plaie, et la première compresse de gaze phéniquée humide appliquée par-dessus le protective ; on utilise ainsi la *fixité* de l'acide salicylique pour un pansement de longue durée.

Le drainage au catgut, préconisé comme nous l'avons déjà vu par le docteur Chiene, un des assistants du professeur Lister, est employé pour les plaies de petite étendue, lorsqu'il est probable que les liquides sécrétés (*discharge*) seront peu abondants. Nous avons vu aussi se servir en guise de drains, de *crins de cheval* préalablement bien dégraissés et phéniqués ; on applique de dix à quinze crins placés en faisceau, et on en enléve quelques-uns à mesure que les sécrétions diminuent ; ils ne sont employés que lorsque leurs deux extrémités peuvent se placer en dehors de la plaie. Nous avons noté que les sutures se font ordinairement avec des fils de soie phéniqués ; le professeur se sert quelquefois de fils d'argent, seulement il ne les tord pas, mais forme avec les deux extrémités un *nœud simple*, et coupe les deux bouts aussi près que possible du nœud ; ceci a pour but d'empêcher les extrémités du fil d'argent de s'entortiller dans le bandage, comme cela se présente lorsqu'on les tord ; les sutures d'argent ainsi *nouées* tiennent très solidement. Le professeur pratique assez souvent ses sutures avec les mêmes crins dont il se sert quelquefois pour le drainage ; cette fois, c'est un nœud *double* que l'on pratique comme pour les sutures en soie ordinaires. Enfin, lorsque les lèvres de la plaie sont très écartées comme cela peut arriver dans une amputation du sein, par exemple, on aide beaucoup à leur réunion facile et au relâchement des sutures pratiquées près des bords, en traversant les deux lambeaux, à deux ou trois travers de doigt de ces bords, par un fil ou plusieurs fils d'argent dont les extrémités sont fixées à l'aide d'une plaque ronde de plomb, percée d'un trou ; ce procédé facilite singulièrement la réunion complète d'une plaie qu'on aurait cru tout d'abord devoir panser à plat ; il permet aussi le resserrement ou le relâchement des sutures suivant le degré d'adhérence contractée par les lambeaux de peau avec les tissus profonds.

Les lits des hôpitaux d'Edimbourg sont, comme ceux de tous les hôpitaux anglais, des lits en fer sur lesquels se trouvent, non pas un sommier, mais un *plan* élastique, et un seul matelas : bien plus, à la Maternité de cette ville, le lit est exclusivement constitué par le plan élastique (formé d'un fin treillage en fil d'acier) *sans aucun matelas* [1] ; on dispose sur le treillage, qui est très souple, deux couvertures de laine entre les-

1. Ce treillage porte le nom de *Diagonal wire woven mattrass; patent, Graham and Graven, Engineers, Manchester.*

quelles se trouve une toile cirée ; des draps blancs et le nombre nécessaire de couvertures de dessus constituent le lit tout entier; pour donner à une accouchée un lit parfaitement frais, il suffit de changer les couvertures qui sont d'ailleurs très souvent lavées et renouvelées.

II. — Voici maintenant quelques opérations dont j'ai pu voir l'exécution, ou les résultats; je tiens à vous prévenir que ces résultats, dont je vais avoir l'honneur de vous entretenir, ne sont pas des cas exceptionnels que j'aurais soigneusement choisis parmi d'autres moins favorables ; tous ceux qui ont eu la bonne fortune de visiter les salles de M. Lister (et ils sont nombreux), savent que les résultats sont presque toujours les mêmes, et qu'ils se traduisent par ces trois phénomènes; absence de suppuration, absence de fièvre, réunion des plaies par première intention ; forcé de choisir entre des cas à peu près identiques pour les résultats, j'ai naturellement pris ceux dont je n'ai pas encore eu l'occasion de vous parler dans mes précédentes lettres.

M. Lister pratique la *résection de l'articulation de la hanche* par un procédé spécial dû au docteur Sayre (New-York). Ce procédé consiste à pratiquer une incision concave en avant qui suit d'abord le bord postérieur du grand trochanter, puis se dirige perpendiculairement au fémur, croise cet os au niveau du petit trochanter, et vient aboutir à un centimètre en avant de l'os; l'auteur recommande d'enfoncer immédiatement le bistouri jusqu'au sourcil cotyloïdien, et de pratiquer ainsi la section des tissus profonds en même temps que celle de la peau, et cela sur toute l'étendue de l'incision; l'hémorrhagie est peu abondante; dans le cas que nous avons vu, deux petits vaisseaux ont été liés; on est souvent surpris de la profondeur à laquelle le bistouri pénètre ; mais comme il doit nécessairement rencontrer l'os iliaque lorsqu'il est dirigé perpendiculairement à la peau, il ne faut pas craindre de l'enfoncer hardiment ; l'incision faite, l'opérateur prend un bistouri concave qui lui sert à circonscrire l'os au-dessus du petit trochanter, et à inciser du même coup le périoste sur toute sa circonférence ; le lambeau formé par l'incision est alors relevé, et l'opérateur détache en même temps le périoste avec beaucoup de soin; la tête du fémur étant luxée, l'os est scié au niveau du petit trochanter, et le reste de l'opération se pratique comme de coutume. Les rétracteurs qu'emploie M. Lister sont constitués par de simples lames de cuivre que l'on façonne au moment de s'en servir. Le pansement est fait sans attelle, et la traction continue appliquée immédiatement de la manière que nous avons décrite plus haut. Pour faciliter les pansements ultérieurs, on couche le malade sur plusieurs petits matelas placés les uns à côté des autres; on enlève celui qui se trouve sous la fesse correspondante, ce qui permet d'examiner et de soigner la plaie sans aucune gêne pour le chirurgien, et sans déplacement pour le malade.

La *résection de l'épaule* est faite par une incision qui descend perpendiculairement de l'extrémité de l'apophyse coracoïde, un peu vers le côté externe de cette apophyse; elle se trouve donc placée plus en avant que par le procédé ordinaire. Pour enlever les parties cariées de la cavité glénoïde, le professeur se sert de la cuiller tranchante, comme cela se pratique en Allemagne.

Pour pratiquer la *résection du coude*, le professeur préfère, en général, le procédé en H, c'est-à-dire deux incisions longitudinales réunies par une incision transverse pratiquée au niveau de l'olécrâne; il y trouve plus de facilité pour la dénudation des os, en même temps que la longueur des incisions est naturellement moindre que celle de Park; le rétablissement au moins partiel des mouvements s'opère dans l'immense majorité des cas, surtout si l'on fait subir de temps à autre des mouvements passifs à l'article, aussitôt que les tissus de nouvelle formation commencent à se montrer, c'est-à-dire bien avant que les drains aient été retirés. Le docteur Chiene a proposé, dans le but d'éviter absolument l'ankylose, de fixer le bras dans l'extension pendant le jour et dans la flexion pendant la nuit, presque aussitôt après l'opération; nous avons vu un résultat très favorable, qui a suivi cette façon de procéder; seule la supination laissait à désirer.

Voici une opération devant laquelle reculent bon nombre de chirurgiens, et que Velpeau allait jusqu'à blâmer sévèrement, c'est l'*extirpation du corps thyroïde hypertrophié* pratiquée par M. Lister ces jours derniers. Il s'agit d'un goître exophtalmique; l'exophtalmie est très peu prononcée; en revanche, les deux autres symptômes de la maladie *étaient* très marqués : les palpitations affectaient péniblement la malade; le pouls, précipité et très irrégulier, donnait en moyenne 120 pulsations à la minute; enfin l'hypertrophie de la glande thyroïde était prononcée au point de gêner mécaniquement la respiration et de constituer un danger permanent d'asphyxie. Ce fut même ce danger qui détermina le professeur à extirper la tumeur. M. Lister fit une incision médiane s'étendant de l'os hyoïde à la fourchette sternale; ayant disséqué la peau de dessus la tumeur, il ligatura en masse les vaisseaux aux quatre coins de la glande (procédé de Green); il trouva alors la tumeur très adhérente aux cartilages sur la ligne médiane, ce que l'examen antérieur n'avait pas fait prévoir, et ce qui augmenta singulièrement la difficulté de l'extraction; de plus, il se trouva que les ligatures, qui avaient été très énergiquement serrées, s'étaient relâchées, ce qui produisit une hémorrhagie secondaire, rapidement arrêtée d'ailleurs. La plaie fut réunie sur toute son étendue par des points de suture, et deux drains de Chassaignac furent parallèlement placés à son angle inférieur, c'est-à-dire près du sternum.

Une des difficultés de l'entreprise, c'était le pansement; en effet, les mouvements si fréquents du larynx et du cou rendent l'application d'un pansement, et son immobilisation, très difficiles; les bandes élastiques furent d'un très grand secours; on recommanda naturellement à la malade de ne pas parler et de ne pas mouvoir la tête, ce dernier acte lui étant d'ailleurs rendu presque impossible par les bandes de caoutchouc. Le pansement fut renouvelé quotidiennement, sauf une fois, où on le laissa deux jours en place; les sutures furent enlevées le quatrième jour, la peau fut trouvée partout adhérente profondément, et la plaie complètement réunie, sauf l'unique passage des drains; les sécrétions furent très peu notables, à peine nécessitèrent-elles le lavage des drains, ce qui qui fut fait d'ailleurs à chaque pansement; un peu de rougeur se montra sur un des points de la ligne médiane, et fit croire à la formation d'un abcès, mais elle disparut sans laisser de trace; voilà pour les résultats locaux; les résultats généraux sont encore plus remarquables : nous sommes au huitième jour de l'opération, le pouls est graduellement descendu de 120 à 100, à 90, et offre maintenant 72 pulsations à la minute, chiffre auquel il se maintient; il est régulier, et les palpitations ne se sont plus montrées; la respiration est devenue complètement libre; la coloration jaune des conjonctives a disparu, le teint du visage est excellent et la température est à 99° (37°5 centigr.); la malade à bon appétit et elle déclare se trouver bien.

Quelle que soit l'étrangeté de ce résultat (quand on se souvient de la théorie ou des théories du goître exophtalmique), nous sommes obligés de nous incliner devant les faits; et si cet heureux et inespéré succès persiste tel quel dans ses phénomènes généraux, il est certain qu'on sera en droit d'espérer la guérison de l'affection générale par le moyen de l'extirpation du goître.

Encore un cas de *section de tendon extenseur*, analogue à celui que je vous rapportais de Berlin : une femme reçoit un coup porté sur le dos de la main droite avec un fragment de bouteille; la plaie, oblique, longue de 4 centim., siège sur le côté interne de la face dorsale du métacarpe; le petit doigt est dans la flexion constante, des efforts d'extension ne parviennent pas à le relever; le bout inférieur du tendon de l'extenseur commun et de celui de l'extenseur propre du petit doigt sont visibles dans la plaie; les bouts supérieurs sont rétractés; les pulvérisations étant mises en œuvre et la plaie lavée à l'eau phéniquée, le professeur débride la plaie vers le haut, et, dirigé par une traînée de caillots sanguins, il trouve les deux bouts supérieurs à 2 centim. plus haut que la section; il réunit les quatre extrémités des deux tendons divisés au moyen d'un très fin fil de catgut placé sur chacun d'eux, ferme la plaie partout au moyen de points de suture, et établit un drainage au moyen de fils de catgut placés en faisceau; le petit doigt est maintenu dans l'extension forcée au moyen d'une attelle, et un pansement antiseptique est minutieusement appliqué; ceci se passait le lundi; le mardi, le pansement fut renouvelé, il contenait une assez grande quantité de sérosité rougeâtre; le pansement renouvelé fut laissé en place jusqu'au vendredi; ce jour-là, le professeur enleva non seulement le pansement, mais le petit appareil qui maintenait le cinquième doigt dans l'extension forcée; nous pûmes alors vérifier que ce doigt se maintenait spontanément, parallèlement aux autres placés droit, et que des efforts d'extension étaient déjà à même de le relever davantage, c'est-à-dire de le mettre dans l'extension forcée; d'autre part, la plaie était réunie partout sauf le passage du drain, et le pansement, qui contenait exclusivement un peu de sérosité, était complètement inodore. C'est le second cas de ce genre dont j'ai l'heureuse chance d'être témoin; de phénomènes nerveux (Follin), pas l'ombre, non plus que d'élévation de la température; la femme interrogée se déclare parfaitement bien. Que l'on se reporte aux faits de suppuration abondante, de fusion du pus le long des tendons de l'avant-bras, aux appréhensions exprimées par les auteurs pour les cas de ce genre, et l'on ne pourra qu'être de nouveau convaincu de la puissance du pansement antiseptique.

Pour redresser les *pieds bots varus* ou *valgus*, immédiatement après avoir pratiqué la ténotomie, nous avons vu M. Lister appliquer un bandage particulier, dont les éléments peuvent se trouver partout, et qui est fort recommandé par M. Sayre[1]. Encore une fois, la description de ces procédés, surtout sans dessin, est très difficile, de sorte qu'ils paraissent toujours compliqués à la lecture; et ce n'est pas un des moindres avantages de *voir faire* au lieu de *lire*, que de pouvoir immédiatement juger si un procédé est simple et pratique, ou s'il est réellement peu applicable dans les circonstances où se trouve d'ordinaire un chirurgien traitant dans sa clientèle civile. Je pense que l'appareil de M. Sayre appartient à la première catégorie; aussi vais-je essayer de le décrire du mieux que je pourrai.

Les éléments sont une planchette de bois mince (un fragment de boîte à cigares remplit parfaitement le but), trois bandes de sparadrap ordinaire, et deux bandes de coton roulées. Nous supposons que la ténotomie vient d'être faite, et que le pied de l'enfant est muni de son pansement antiseptique, ou même simplement entouré d'ouate; on prend une première bande de sparadrap large de 5 centim., et si on a affaire à un pied *varus*, on fait avec la bande autour du cou-de-pied un tour complet de dedans en dehors, c'est-à-dire dans le sens contraire à la déviation, de manière à terminer *en dehors;* on applique alors l'extrémité de la bande sur le côté externe de la jambe jusqu'au genou, en la tendant de façon à attirer la plante du pied et à la rendre horizontale (si on a af-

1. Voy. *Lectures on orthopedic surgery and diseases of joints*, by M. Sayre. New-York, 1876.

faire à un pied *valgus*, on enroulera la bande en sens contraire, c'est-à-dire de dehors en dedans, de manière à terminer *en dedans*, et on appliquera l'extrémité de la bande le long de la face *interne* de la jambe); cette bande de sparadrap adhère donc, pour le premier cas, au côté externe de la jambe ; pour la fixer définitivement, on la maintient au moyen d'une bande de coton roulée par-dessus. Voilà le premier point. On prend ensuite la planchette à laquelle on donne la largeur de la plante du pied de l'enfant, et une longueur un peu supérieure à celle du même pied; cela fait, on prend une deuxième bande de sparadrap, de la même largeur que la planchette, on en applique une extrémité sur l'extrémité antérieure de la planchette, et on en recouvre successivement la face supérieure, l'extrémité postérieure et la face inférieure de la planchette, en terminant par où on a commencé, c'est-à-dire par son extrémité antérieure, et en laissant flotter une longueur de bande de sparadrap égale à la longueur de la jambe de l'enfant ; on fait ainsi adhérer très solidement le sparadrap à la planchette (si l'on veut prendre un morceau de carton et une bande de papier, et appliquer mot pour mot cette description plus ou moins embrouillée, on verra que la chose est très simple); on applique alors la face supérieure de la planchette ainsi recouverte de sparadrap contre la plante du pied de l'enfant, on fixe son extrémité postérieure par une troisième bande de sparadrap qui entoure la cheville et le talon; saisissant alors la bande flottante de sparadrap à l'extrémité antérieure du pied, on la relève et on en fait adhérer l'extrémité au genou et à la face antérieure de la jambe, de manière à relever la pointe du pied, on fixe de même cette extrémité par une bande de coton roulée autour de la jambe ; on verra alors que le résultat sera celui-ci : la bande de sparadrap primitivement flottante sera tendue entre la pointe du pied et le genou, comme la corde d'un arc dont le bois serait représenté par le pied et la jambe; le pied se trouvera maintenu droit, la pointe en avant, et la plante sera fixée directement en dessous, et horizontale. Le but sera donc obtenu. En pratiquant ce procédé une ou deux fois, on sera à même de l'appliquer tout de suite avec une grande facilité, sans description.

Lorsqu'il s'agit de remédier à une *fracture non réunie* (fausse articulation), le professeur pratique une incision jusqu'aux os, et les réunit tantôt avec un fil d'argent, tantôt par la méthode de Dieffenbach ; nous avons vu dans ce dernier cas M. Lister substituer aux broches en ivoire, des broches de fer, qu'il introduit obliquement dans les extrémités des deux fragments après les avoir préalablement perforées à l'aide d'une vrille[1] ; ces broches de fer sont *carrées*, de sorte que, lorsqu'elles sont introduites dans le trou rond fait par la vrille, elles laissent entre elles et

1. Voyez la pratique analogue de Thiersch dans *Lettre de Leipzig*.

l'os de petits conduits par lesquels la sérosité peut s'épancher au dehors. Les sécrétions étant d'ailleurs très minimes (comme nous avons pu nous en assurer), le professeur laisse le pansement de cinq à huit jours en place, et c'est un des cas dans lesquels il emploie la crème d'acide salicylique dont nous parlons plus haut. M. Lister a observé, pour les cas d'ostéotomie en général, le même fait que le professeur Volkmann, à savoir que le pansement antiseptique agit, peut-on dire, *trop* efficacement, et que la réaction même locale est tellement minime qu'elle ne permet pas la soudure des deux extrémités osseuses; aussi faut-il se relâcher, jusqu'à un certain point, de la sévérité du pansement; la présence d'un corps étranger tel qu'un fil d'argent ou une broche en fer aide, à cette condition, à entretenir le degré de réaction voulue.

Voici une façon originale de traiter les *abcès rétro-pharyngiens;* lorsque ces abcès proviennent d'une carie des vertèbres cervicales, si on les incise du côté du pharynx, il est impossible de traiter l'affection antiseptiquement, et elle suit alors son cours ordinairement fatal; c'est même ce qui a fait conseiller, comme on sait, de ne pas ouvrir les abcès par congestion en général. Mais on sait aussi que lorsque ces lésions peuvent être traitées antiseptiquement, leur pronostic change du tout au tout; nous avons pu voir ici deux cas d'abcès par congestion de l'aine, avec carie des vertèbres dorsales, dont la suppuration après l'ouverture de l'abcès *s'est complètement tarie*, et la plaie extérieure fermée; afin de ne pas réveiller le processus ulcératif éteint dans les vertèbres primitivement malades, le professeur a soin, même après la guérison complète de l'abcès, de maintenir ses malades pendant un certain temps dans l'immobilité la plus grande possible; ce qui peut d'ailleurs légitimement faire croire à la guérison définitive, c'est l'aspect extérieur de ces malades qui est excellent, leur appétit qui est bon, et *leur embonpoint qui augmente;* qu'on se rappelle les phénomènes qui suivent l'ouverture d'un abcès par congestion traité par la méthode ordinaire, même par l'aspiration sous-cutanée ! Mais revenons aux abcès rétro-pharyngiens; c'est pour pouvoir faire bénéficier ces lésions du pansement antiseptique que le docteur Chiene a eu dernièrement l'idée de donner issue au pus, non par le pharynx, mais par une incision extérieure pratiquée sur le côté du cou, derrière le muscle sterno-mastoïdien; l'opération a parfaitement réussi, elle a été pratiquée du côté droit; l'abcès s'est vidé ainsi par une ouverture extérieure sans incision dans le pharynx; un drainage convenable a été établi au moyen d'un tube de Chassaignac, et toutes les précautions de l'*asepticisme* ont été observées avec soin; l'opération a été pratiquée le 30 avril; le pansement a été renouvelé tous les trois ou quatre jours; le malade qui est un jeune garçon d'une dizaine d'années, n'a pas présenté la moindre élévation de température (son tableau indique 98, 98,5, 98,2, c'est-à-dire 37, 37,3,

37,1, etc., sans plus de variation); il accomplit toutes ses fonctions normalement; à la date du 12 août, la carie vertébrale est arrivée à complète guérison, la suppuration est tarie, et il ne reste plus qu'une petite plaie superficielle. Cette opération, qui semblera peut-être audacieuse, et qui a été pratiquée pour la première fois à notre connaissance, oserait-on la tenter sans pansement antiseptique? Nous ne le pensons pas.

Comme cas curieux, nous avons pu examiner un homme dont les tendons des *deux triceps fémoraux* se sont déchirés, l'un à la suite d'un violent effort, et le second, circonstance vraiment remarquable, par la chute d'une pièce de bois, ayant porté juste au-dessus de la rotule, pendant la tension des muscles de la cuisse. Il en résulte un aspect des plus singuliers; les deux rotules sont libres par le haut, de sorte qu'on peut introduire trois doigts sur leur face *postérieure*, en déprimant la peau et le cul-de-sac supérieur de la synoviale du genou; il va sans dire que le sujet est incapable de se servir de ses jambes. Cette lésion, qui est rare, (on peut se demander si ce n'est pas la première fois qu'elle se présente aux deux jambes chez le même individu) est malheureusement irrémédiable; comme quelques brides latérales des fibres tendineuses du vaste externe et du vaste interne existent encore à l'une des jambes du patient, M. Lister a essayé de les réunir de manière à constituer un semblant de tendon, sans toutefois espérer grand'chose au point de vue fonctionnel.

Nous avons vu un beau résultat de veines variqueuses de la jambe traitées par une injection intra-veineuse d'acide phénique presque pur, la cuisse ayant été au préalable serrée fortement par une bande élastique. Les lignes tracées le long des deux côtés des veines ainsi traitées, montrent que le volume de ces veines a diminué d'un tiers; de plus elles offrent au toucher, sur toute l'étendue de leur trajet, une résistance qui indique que leur contenu s'est durci, et qu'elles sont devenues imperméables; aucun phénomène inflammatoire ne s'est déclaré. Le professeur se propose d'exercer le même traitement sur les autres vaisseaux malades, chez le même sujet.

M. le professeur Lister traite les rétrécissements *élastiques* de l'urèthre, que l'on parvient bien à dilater, mais qui récidivent constamment parce que leurs parois rétractiles reviennent toujours sur elles-mêmes, par l'uréthrotomie externe faite sur un conducteur introduit dans le canal; on sait que ce qui caractérise ces rétrécissements, c'est qu'ils permettent l'introduction de la sonde, mais qu'ils se contractent immédiatement après la sortie de l'instrument, et que le malade est incapable d'émettre spontanément la moindre goutte d'urine. Le livre de M. Thompson, dont la lecture est si attachante grâce à la manière dont le sujet est exposé [1],

1. Voy. H. Thompson, *Clinical lectures on diseases of the urinary organs*. London 1876.

est particulièrement intéressant lorsqu'il traite du genre de rétrécissements dont nous parlons ; la manière de venir à bout de ces rétrécissements, nous dit cet éminent professeur, a été de tout temps le tourment du chirurgien, et on peut dire que *tout* a été introduit dans le canal de l'urèthre pour vaincre la difficulté : « Certes l'estomac humain a été mis de tout temps par les médecins à une rude épreuve, et les choses les plus abominables y ont été introduites dans le but de guérir ; mais si vous consultez les auteurs anciens, et même quelques auteurs modernes, vous trouverez que le canal de l'urèthre n'a pas été moins maltraité, *et ce n'est pas peu dire ;* pour guérir les rétrécissements élastiques, on a d'abord essayé du mercure, ce qui ne pouvait manquer ; puis du vert-de-gris, de la sabine, de la potasse caustique et du nitrate d'argent, les sels de tous les métaux possibles ; enfin tout ce qu'on pouvait imaginer devoir être irritant et éminemment désagréable a été employé pour guérir ces malheureux rétrécissements. » Et M. Thompson saisit cette occasion pour nous dire que, selon lui, tout irritant chimique appliqué à un rétrécissement quelconque, constitue un mode de traitement peu recommandable, jamais nécessaire, et souvent préjudiciable (*injurious*).

Pour en revenir à l'uréthrotomie externe, M. Lister la pratique après avoir introduit dans le canal un cathéter dont la moitié antérieure offre un diamètre très petit ; la moitié postérieure de l'instrument possède un diamètre ordinaire, et le point de jonction des deux moitiés présente ainsi un arrêt brusque produit par la rencontre des deux diamètres ; le point rétréci de l'urèthre glisse sur la moitié antérieure du cathéter, mais l'instrument ne pénètre plus aussitôt que le rétrécissement a atteint la seconde moitié plus large ; ce cathéter porte, si je ne me trompe, le nom de Syme, et il est construit dans le but d'empêcher le point rétréci de remonter en glissant le long de l'instrument, lorsqu'on voudra le couper. En effet, il est, comme nous le faisait remarquer M. Lister, de la dernière importance de fendre le rétrécissement sur toute son étendue ; si la moindre fibre élastique échappe à la section, elle continue à fonctionner comme précédemment, et le rétrécissement persiste, diminué seulement quant à son étendue.

Toutefois certains rétrécissements élastiques sont si lâches qu'ils permettent l'introduction même de la partie la plus épaisse du cathéter de Syme ; cet instrument ne peut alors être employé ; le cas dont nous avons été témoin était un exemple de l'espèce ; voyant que le cathéter passait tout entier, le professeur se servit d'une sonde métallique de beaucoup plus gros calibre, qu'il fit pénétrer jusqu'au point rétréci et maintenir dans cette position, toujours dans le but d'être à même de reconnaître, lors de la section du canal, toute l'étendue du rétrécissement. Mais telle est la singulière élasticité de cette espèce de *stricture,* que pendant la section de la peau et des tissus sur le raphé médian, la sonde passa brusquement à travers le point rétréci jusque dans la vessie ; force fut donc bien de diviser le canal sur ce conducteur improvisé, ce que l'opérateur pratiqua assez haut pour être sûr de sectionner le rétrécissement tout entier. Le pansement consista simplement en un badigeonnage de la plaie au chlorure de zinc, dans le but d'éviter l'absorption de l'urine, et une sonde molle fut fixée à demeure dans le canal.

Le mode de fixation d'une sonde à demeure a beaucoup varié, et on peut dire que chaque chirurgien a son procédé spécial ; M. Thompson fait remarquer que le *desideratum* serait de permettre au malade l'entière liberté de ses mouvements, sans que ces mouvements pussent influencer en rien la position de la sonde ; il propose, dans ce but, d'attacher la sonde avec des fils qui entourent d'abord le corps de la verge et vont se lier aux poils du pubis. Quant à M. Lister, il entoure la taille du sujet avec un cordon; un second cordon s'attache au premier vers le milieu du dos, passe entre les fesses, puis à gauche des bourses et se noue au même premier cordon en avant du pubis; on procède de même avec un autre cordon qui passe à droite des bourses ; on prend alors un fil ordinaire en chanvre, on en noue le milieu à un œillet double fait avec un fil d'argent qui entoure la sonde mise en place, et on en attache les deux extrémités au cordon qui a passé entre les fesses et qui passe du côté gauche des bourses ; on en fait autant avec un second fil pour le cordon qui passe du côté droit ; ce procédé paraîtra compliqué à la description, en réalité il est très simple, très facile à appliquer quand on l'a vu une fois, et surtout il maintient parfaitement la sonde en place. Ce qui permet souvent à la sonde de sortir du canal, c'est la mollesse du pénis qui se courbe facilement ; on le rend aisément rigide d'après la méthode de M. Lister qui consiste à boucher la sonde mise en place, avec un bouchon fait d'un épais fil métallique, long de 3 à 4 centim. ; ce fil est droit, et il est entouré à une de ses extrémités d'un morceau de sparadrap qui lui permet de remplir la lumière de la sonde; enfin, pour empêcher celle-ci de pénétrer trop avant dans le canal, on en entoure l'extrémité avec une petite bande placée immédiatement sous l'œillet qui sert à attacher les fils de chanvre ; on sait d'ailleurs que la sonde doit être maintenue de façon à arriver juste au col de la vessie sans le dépasser ; elle peut rester dix jours en place, à moins que le malade n'ait des frissons, ou qu'il se trouve par trop incommodé.

Pour ce qui concerne les rétrécissements ordinaires, M. Lister les traite par la dilatation graduelle ; il se sert dans ce but de bougies en étain qui ont avec les bougies Béniqué une grande analogie ; seulement elles sont terminées par une partie rétrécie et une olive dont le diamètre est de trois numéros plus petit que le diamètre du corps de la bougie. Ici encore, le livre de M. Thompson est éminemment pittoresque et instructif : « Lorsque vous vous proposerez de sonder un malade, ayez bien soin,

Messieurs, d'oublier tout ce que vous savez de l'anatomie de la région que vous allez traverser; un instrument rigide est tout particulièrement dangereux entre les mains d'un anatomiste; il dira: le canal est dirigé de telle façon, il faut donc que je pousse mon instrument de ce côté; il poussera, et il fera (c'est bien le cas de le dire) *fausse route;* comme si la forme et la direction de l'urèthre ne variaient pas autant que la forme du nez ou de tout autre organe. On a dit: il faut pour sonder un malade, connaître l'anatomie de la région, et diriger l'instrument suivant ses données: c'est la raison qu'on a invoquée pour se servir uniquement de sondes rigides; pour moi, je viens de vous dire que je préconise au contraire les sondes molles; et je puis ajouter que je plains le malade sondé avec un instrument rigide par un chirurgien *fort en anatomie.* »

M. Thompson fait observer en même temps qu'il est loin de vouloir rabaisser l'importance de l'anatomie, mais que dans ce cas spécial cette science n'a rien à voir; l'acte de passer une sonde n'est pas un *exercice anatomique*, ni qui puisse être dirigé par la connaissance de la région; il doit être au contraire exclusivement dirigé *par une appréciation intelligente des sensations communiquées à l'extrémité de l'instrument,* et par l'expérience de la pratique.

III. — Quelques mots enfin sur les *suites* de ces opérations, considérées d'une manière générale; je n'ai pas manqué, comme vous le pensez bien, d'assister quotidiennement aux pansements pratiqués par M. Lister lui-même; pour les phénomènes généraux, je n'ai qu'à répéter; ce que je vous écrivais de Halle: les malades ont une excellente figure les températures n'excèdent pas 100° Fahren. (38°5 centigr.), et ce chiffre là est rare; n'étant pas abattus par la fièvre, les opérés ont bon appétit, bon sommeil, ils exécutent avec promptitude et sans douleur les mouvements que nécessitent leurs pansements ou les soins donnés à leurs lits. Voici encore un exemple des phénomènes observés; je prendrai une amputation du sein entier, cancéreux, avec extirpation des ganglions de l'aisselle, pratiquée devant nous chez une femme de 50 ans environ; le second jour le pansement contient une assez grande quantité de sérosité rougeâtre; le troisième jour les sécrétions sont minimes; le quatrième jour la peau est partout adhérente, et la plaie réunie par première intention sur toute son étendue, sauf le passage des drains; on enlève les deux longues sutures à bouton métallique, et la plupart des sutures à points séparés; pendant tout ce temps la femme a bien dormi, elle n'a pas cessé de manger, son pouls est resté normal, et sa température qui n'a pas dépassé 100° (38° cent.) est en ce moment à 99° (37°5). On peut dire qu'elle a été opérée, mais on ne peut pas dire qu'elle ait été malade; il n'y a pas eu de pus un seul moment, et les sécrétions ont toujours été parfaitement inodores. J'ai observé des phénomènes analologues pour les autres opérations que j'ai pu suivre, entre autres pour une amputation de la jambe à laquelle M. Lister a eu la bonté de me faire assister en ville, pour une résection partielle de l'articulation du coude qui a recouvré, non seulement la flexion et l'extension, mais encore la supination et la pronation normales de l'avant-bras; pour une amputation de Syme qui s'est réunie partout par première intention malgré l'hémorrhagie assez abondante qui s'est produite dans la plaie quelques heures après l'opération. Encore une fois, il est impossible de dire que ces opérés-là soient malades; ils ont une affection toute locale qui marche à la guérison avec une rapidité incomparable. En présence de pareils faits, qui révolutionnent toute la pratique de la chirurgie, on ne peut qu'exprimer son admiration, et pour les faits eux-mêmes, et pour l'illustre chirurgien à la science et à la persévérance duquel ils sont dus. Cette admiration est partagée, ai-je besoin de le dire, par tous les élèves de M. Lister; j'ai eu l'honneur d'assister à la dernière leçon clinique faite par le professeur à l'Université d'Edimbourg, et j'ai été témoin des acclamations qui l'ont salué de la part de tous les élèves de l'Université réunis pour lui dire adieu; j'ai pu juger ainsi de la sympathie universelle et des regrets profonds qu'il laisse ici en partant pour Londres Ces regrets sont bien légitimes, car le départ du professeur constitue une perte sensible pour la grande Université écossaise. Mais l'illustre chirurgien a fait son œuvre ici, et c'est un devoir pour lui de la continuer à Londres; il faut qu'il fasse mentir le proverbe qui a été vrai pour lui jusqu'à ce jour, et qui dit que: « Nul n'est prophète en son pays. »

Ajoutons encore que, selon la remarque que nous faisait le docteur Bishop, la pratique de la chirurgie est devenue, grâce au pansement antiseptique, la chose du monde la moins triste et la plus aimable; au lieu de devoir se faire une figure longue avant d'aller trouver des êtres souffrants et fiévreux, on fait ses pansements tout en plaisantant avec des hommes qui ont de l'espérance plein le cœur, parce qu'ils ne souffrent pas, parce qu'ils ont bon appétit et qu'ils dorment bien; c'est dans la pratique civile surtout que ces choses-là se remarquent et s'accusent, comme j'ai encore pu en juger ici, grâce à l'obligeance de M. Bishop; aussi ai-je déjà eu l'occasion à Halle de vous noter ce fait remarquable, cette conséquence inattendue de la pratique de l'asepticisme.

Pour terminer, quelques chiffres que j'emprunte au rapport officiel [1]: M. Lister a fait pendant l'année 1875-1876, dix-neuf amputations de Syme, sans un mort; vingt-trois amputations de doigts, sans un mort; *trente-deux* résections du coude, avec *un* mort; six résections du poignet, sans un mort; *quatorze* résections du genou, avec *trois* morts (résultat

1. *Reports regarding the affairs of the Royal Infirmary of Edinburgh, from* 1st *october* 1875 *to* 1st *october* 1876. Edinburgh, 1877.

extrêmement remarquable); dix résections de la cheville ou du calcanéum seul, sans un mort; il a pratiqué *quarante-deux* amputations du sein avec *un* mort; trente-neuf extractions de séquestres avec un mort. Ces résultats sont incomparables; cependant j'avoue très franchement qu'ici j'ai *choisi;* pour être impartial, je dois ajouter que les amputations du bras donnent un résultat moins favorable, trois morts sur sept opérations, tandis que les amputations de l'avant-bras donnent *six* guérisons sur *six* amputations; de même pour les amputations de la cuisse, onze morts sur vingt-quatre amputés; mais ces derniers chiffres n'atténuent en rien la valeur des premiers; tout autre pansement que le pansement antiseptique a-t-il jamais donné des résultats comparables à ceux qu'indiquent ces premiers chiffres, et à si peu de prix pour les patients? Voilà la question telle qu'elle doit se poser; la réponse est dans toutes les bouches.

L'ensemble des faits dont nous avons été témoin depuis deux ans, nous mène forcément à cette conclusion bien digne de remarque, que le résultat final d'une opération dépend en minime partie de la façon dont l'opération a été pratiquée, en très grande partie de la manière dont la plaie est traitée pendant sa guérison; ceci nous mène à cette autre proposition, que l'art chirurgical ne consiste pas seulement à savoir manier un bistouri avec adresse et en temps et lieux, mais encore à pratiquer un pansement antiseptique avec tous les soins et toute la *minutie* désirables; on peut même affirmer que, comme les soins donnés pendant les pansements sont infiniment plus importants, au point de vue du résultat, que l'art avec lequel l'opération a été faite, le chirurgien qui sera à même d'appliquer ces soins avec toute la rigueur nécessaire pourra n'être qu'un opérateur médiocrement adroit et élégant, et aura des résultats incomparablement meilleurs que celui qui se bornerait à pouvoir exécuter l'opération elle-même avec l'art le plus consommé.

FIN

PARIS — IMPRIMERIE E. MARTINET, RUE MIGNON, 2

www.ingramcontent.com/pod-product-compliance
Ingram Content Group UK Ltd.
Pitfield, Milton Keynes, MK11 3LW, UK
UKHW020316230726
13925UKWH00002B/440

9 782019 251604